MEMORIX

Sönke Müller

Notfallmedizin

4. aktualisierte und erweiterte Auflage

Hippokrates Verlag

Anschrift des Verfassers:
Dr. med. Sönke Müller
Fischersberg 26
69245 Bammental
E-mail: DrSoenke.Mueller@topmail.de
Internet: www.memorix-notfallmedizin.de

Die Deutsche Bibliothek – CIP-Einheitsaufnahme:
Müller, Sönke:
Notfallmedizin / von Sönke Müller. – 4., aktualisierte und erw. Aufl. – Stuttgart ;
Hippokrates, 1999
    (Memorix)
    ISBN 3-7773-1409-9

1.–3. Auflage Chapman & Hall, Weinheim 1995
4. Auflage Hippokrates Verlag, Stuttgart 1999

Wichtiger Hinweis: Wie jede Wissenschaft ist die Medizin ständigen Entwicklungen unterworfen. Forschung und klinische Erfahrung erweitern unsere Erkenntnisse, insbesondere was Behandlung und medikamentöse Therapie anbelangt. Soweit in diesem Werk eine Dosierung oder eine Applikation erwähnt wird, darf der Leser zwar darauf vertrauen, daß Autoren, Herausgeber und Verlag große Sorgfalt darauf verwandt haben, daß diese Angabe dem Wissensstand bei Fertigstellung des Werkes entspricht.

Für Angaben über Dosierungsanweisungen und Applikationsformen kann vom Verlag jedoch keine Gewähr übernommen werden. Jeder Benutzer ist angehalten, durch sorgfältige Prüfung und gegebenenfalls nach Konsultation eines Spezialisten festzustellen, ob die dort gegebene Empfehlung für Dosierungen oder die Beachtung von Kontraindikationen gegenüber der Angabe in diesem Buch abweicht. Eine solche Prüfung ist besonders wichtig bei selten verwendeten Präparaten oder solchen, die neu auf den Markt gebracht worden sind. Jede Dosierung oder Applikation erfolgt auf eigene Gefahr des Benutzers. Autoren und Verlag appellieren an jeden Benutzer, ihm etwa auffallende Ungenauigkeiten dem Verlag mitzuteilen.

Geschützte Warennamen (Warenzeichen) werden nicht besonders kenntlich gemacht. Aus dem Fehlen eines solchen Hinweises kann also nicht geschlossen werden, daß es sich um einen freien Warennamen handele.

ISBN 3-7773-1409-9
© Chapman & Hall, Weinheim 1995; Hippokrates Verlag GmbH, Stuttgart 1999

Printed in Germany 1999
Satz: Hagedorn Kommunikation, 68519 Viernheim
Druck und Bindung: Druckhaus Beltz, D-69502 Hemsbach

Vorwort zur 4. Auflage

Die Notfallmedizin ist und bleibt eine Ausnahme in dem großen Feld der verschiedenen Disziplinen innerhalb der Medizin. Obwohl sie sich aufgrund ihrer Differenziertheit eigentlich längst zu einem eigenen Fachgebiet entwickelt hat und dies sich auch in zunehmend strengeren Qualitäts(an)forderungen in den Rettungsdienstgesetzen niederschlägt, wird sie doch von jedem Mediziner – vom Zahnarzt, über jeden niedergelassenen Arzt bis hin zu jedem Klinikarzt auf Station – gleichermaßen in gewissem Umfang als ständig präsent und beherrschbar gefordert. Gleiches gilt selbstverständlich für das Rettungsdienstpersonal, dem einerseits im Sinne von Notkompetenzen enorme Verantwortungen aufgeladen wird, dem andererseits aber ebenfalls trotz ständiger Forderungen nach Qualitätsmanagement, Einhaltung von Hilfsfristen etc. oft keine adäquaten abgesicherten Rechte auf Fort- und Weiterbildung gewährt werden.

Das nun in seiner 4. erweiterten und aktualisierten Auflage vor Ihnen liegende Memorix Notfallmedizin soll Ihnen allen dabei helfen, vor Ort solide, hilfreiche und somit erfolgreiche Arbeit zu leisten. Das Buch hat sein bewährtes äußeres Format trotz deutlicher Seitenvermehrung beibehalten können, seine – trotz zahlreicher „Kopierversuche" der Konkurrenz – unübertreffbare Übersichtlichkeit wurde konsequent beibehalten.

„Aus der Praxis für die Praxis", dieses Motto gilt auch für die aktuelle Auflage, fließen doch die praktische Erfahrung eines täglich „an der Front" arbeitenden niedergelassenen Arztes, Notarztes und Leitenden Notarztes in Form realitätsnaher Notfallmedizin kontinuierlich in das Buch ein.

In der Hoffnung, daß auch die 4. Auflage des Memorix Notfallmedizin möglichst vielen Lesern in Ihrer schweren Verantwortung für den Notfallpatienten hilfreich zur Seite steht und uns alle dabei unterstützen kann, für das Wohl der uns anvertrauten Menschen zu arbeiten, freue ich mich auf möglichst viele Anregungen, Kritiken und Tips ihrerseits, die ich weiterhin gerne dazu verwenden werde, das Buch aktuell und kompetent zu gestalten.

Bammental, im Juli 1999   Sönke Müller

Inhalt

Allgemeine Notfallmaßnahmen

Erweiterte Notfallmaßnahmen

Spezielle Notfälle

Notfälle während Schwangerschaft und Geburt

Notfälle im Säuglings- und Kindesalter

Notfallmedikamente

Ausstattungsempfehlungen

Organisationen und Adressen

Ergänzungen

Algorithmen

Sachregister   427

Medikamentenregister   433

Retten und Lagern

Rautek-Griff

Der Rautek-Griff dient zur Rettung von Patienten, sowohl aus sitzender als auch aus liegender Position

Technik

a) Beim **sitzenden** Patienten greift der Helfer vom Rücken des Patienten her mit beiden Armen unter den Achselhöhlen hindurch.
Ein Arm des Patienten wird im Ellbogen rechtwinklig gebeugt, der Unterarm wird dann von oben her mit beiden Händen umfaßt und in Höhe des Oberbauchs gegen den Körper des Patienten gedrückt.
Der Patient kann auf diese Weise auf die Oberschenkel des Retters gezogen werden, wodurch das Gewicht günstig verlagert wird.
Zum Transport wird der Patient nach rückwärts weggezogen.
Ein weiterer Helfer kann die Beine aufnehmen.

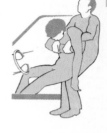

b) Beim **liegenden** Patienten begibt sich der Helfer an das Kopfende des Patienten, faßt mit beiden Händen flach unter den Hinterkopf und Nacken, hebt den Oberkörper vorsichtig an und beugt ihn nach vornüber.
Der Helfer muß den angehobenen Oberkörper mit seinem Knie stützen.
Im folgenden wird wie beim sitzenden Patienten vorgegangen.

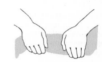

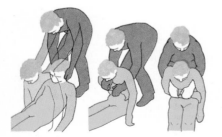

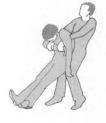

Abnehmen des Schutzhelms

Bei verunfallten Zweiradfahrern sollte ein Integralhelm
grundsätzlich abgenommen werden.
Es sollten dabei möglichst immer 2 Helfer zusammen-
arbeiten.
Leitsatz ist nach neuesten Erkenntnissen: **Immobilisation
statt aktiver Extension!**
(Demnach wird die bisher praktizierte „blinde" möglichst
kräftige Extension der HWS nicht mehr empfohlen!)

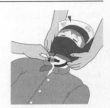

Technik
Der 1. Helfer kniet hinter dem Kopf des Patienten und
fixiert den Helm mit beiden Händen. Der 2. Helfer kniet
in Hähe des Oberkörpers des Verunfallten seitlich, öffnet
sofort das Visier des Helms, nimmt eine evtl. vorhandene
Brille ab und öffnet den Helmverschluß.

Der 2. Helfer übernimmt nun die Stabilisierung der HWS,
indem er den Unterkiefer mit der einen, das Hinterhaupt
mit der anderen Hand umfaßt und so konsequent – ggfs.
immer wieder auch durch „Nachrutschen" der Hände
während der Helmabnahme – den Hals/Kopf-Übergang
fixiert.

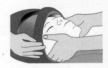

Der 1. Helfer muß nun den Helm abnehmen, indem er
sich durch das „Hineingreifen in den Helm" und das
Zusammendrücken der Wangenpolster etwas Spielraum
verschafft, um den Helm etwas auseinanderzuziehen und
zu mobilisieren. Als Hindernis beim Abnehmen des
Helms kann sich die Nase des Patienten erweisen, hier
kann der Vorderteil des Integralhelmes bei nicht ausreichender Vorsicht „hängen bleiben". Ggfs. muß der Helm
deshalb auch bis zum Überwinden der Nasenpartie kurzfristig nach vorne aufgedehnt werden!

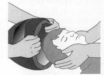

Der Helm wird vom 1. Helfer mit vorsichtigen kleinen
Bewegungen unter ständiger Fixationsmaßnahmen des
2. Helfers nach hinten abgenommen, bis schließlich der
2. Helfer den Kopf ohne Helm alleine in seinen Händen
hält.

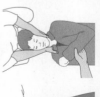

Zwecks weiterer Maßnahmen (z. B. Anlegen einer Hals-
krause, Durchführung der stabilen Seitenlage) muß die
HWS nun weiter durch den 1. Helfer nach der Bobath-
Methode („Inline-Immobilisations-Hand-
griff") immobilisiert werden: Dazu wird mit der einen
(rechten) Hand die Schulter/Schlüsselbeinregion des
Patienten fest umfaßt, der Unterarm des Helfers bildet
dann eine „Schiene", die in Ohrhöhe den Kopf des
Patienten seitwärts immobilisiert und die sich auf dem
Oberschenkel des Helfers abstützt. Durch einen kräftigen
Druck mit der Handinnenfläche auf der Gegenseite des
Kopfes fixiert der Helfer anschließend die gesamte Kopf/
HWS-Region in seinem Unterarm.

Stabile Seitenlagerung

Jeder **bewußtlose, spontan atmende** und **nichtintubierte** Patient muß in stabiler Seitenlage gelagert werden.

1

Technik
Der Helfer kniet neben dem Bewußtlosen und zwar auf der Seite, zu der er ihn herumdrehen möchte.
Das dem Helfer nahe liegende Bein wird durch Beugung im Kniegelenk aufgestellt, so daß der Fuß möglichst dicht an das Gesäß herankommt.

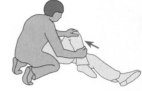

Das aufgestellte Bein kann nun durch Druck auf den Kniebereich in die Gegenrichtung als Hebel benutzt werden, um das Gesäß des Patienten soweit anzuheben, daß der dem Helfer zugewandte Arm des Patienten in ausgestreckter Position unter das Gesäß des Bewußtlosen gelegt werden kann.

Nun faßt der Helfer die Schulter und Hüftpartie der gegenüberliegenden Seite und dreht den Bewußtlosen zu sich herüber auf die Seite.

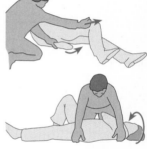

Der unten liegende Arm wird etwas nach dorsal herausgezogen und im Ellbogengelenk leicht abgewinkelt.
Der Kopf des Patienten muß im Nacken leicht überstreckt werden, der oben liegende Arm wird dann ebenfalls angewinkelt und die Hand unter die Kinnspitze des Patienten geschoben.

Das Ziel der Seitenlage ist es, daß Erbrochenes, Blut oder Schleim nach außen abfließen können, ohne daß es zu einer Aspiration kommt.
Gleichzeitig werden durch eine ausreichende Überstreckung im Nacken die oberen Atemwege freigehalten.

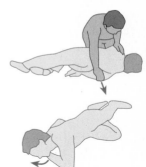

Ist eine stabile Seitenlage, z. B. aus räumlichen Gründen, nicht möglich, so muß der Patient von einem Helfer in der entsprechenden Position gehalten werden.

Lagerung bei Atemstörungen

Erkrankung	Lagerungsart	
Atemnot (z. B. Asthma bronchiale, Herzinsuffizienz)	Oberkörper hoch	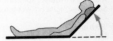
Lungenödem	Sitzende Position Herunterhängende Beine	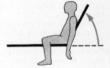
Thoraxtrauma	Oberkörper erhöht Lagerung möglichst auf die **verletzte Seite**	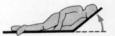

Lagerung bei Herz-Kreislauf-Störungen

(Die Empfehlungen gelten natürlich nur für den nicht bewußtlosen Patienten.)

Erkrankung	Lagerungsart	
Herzinfarkt	Oberkörper erhöht	
Kardiogener Schock	Oberkörper leicht erhöht	
Hypertone Krise	Oberkörper erhöht	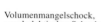
Volumenmangelschock, anaphylaktischer Schock	Hochlagerung der Beine (Autotransfusion) ggf. Kopftieflagerung	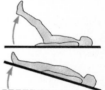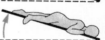
Akuter Beinarterien-verschluß	Tieflagerung der betroffenen Extremität – Bein herunter-hängen lassen (Verbesserung des arteriellen Zustroms)	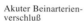
Akuter Venenverschluß	Hochlagerung der betroffenen Extremität (Erleichterung des venösen Abflusses)	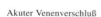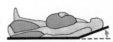

Lagerung bei Traumata
(beim nicht bewußtlosen Patienten)

Art der Verletzung	Lagerungsart	
Schädel-Hirn-Trauma	Oberkörper leicht erhöht Kopf in Mittelstellung (Ziel: Herabsetzung des Hirndrucks)	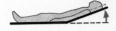
Thoraxtrauma	Oberkörper erhöht Ggf. Lagerung auf die **verletzte** Seite (dadurch bessere Belüftung des unverletzten Lungenflügels)	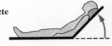
Wirbelsäulentrauma	Zunächst Belassen in der vorgefundenen Lage Umlagerung möglichst nur mit 4–5 Helfern, evtl. Schaufeltrage	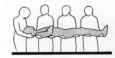
	Flachlagerung auf vorgeformter Vakuummatratze oder harter Unterlage	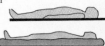
Abdominaltrauma	Rückenlage mit angezogenen Knien (Knierolle), Kopfpolster (Entspannung der Bauchdecke)	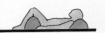
Extremitätentrauma	Ruhigstellung der betroffenen Extremität (Schienung, Vakuummatratze) Falls erforderlich Schocklagerung	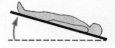

Lagerung bei gynäkologischen Notfällen/ Schwangerschaft/Geburt

Erkrankung	Lagerungsart	
Vaginale Blutung (z. B. Abort, Tumor)	Kopftieflagerung, evtl. kombiniert mit Fritsche-Lagerung (Beine gestreckt übereinanderschlagen → Blut sammelt sich zwischen den Oberschenkeln → Stärke der Blutung kann besser beurteilt werden)	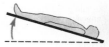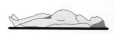
V.-cava-Kompressionssyndrom	Lagerung auf die **linke** Seite	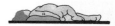
EPH-Gestose	Oberkörper hoch, evtl. linke Seite	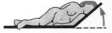
Bevorstehende Geburt	Flachlagerung oder Lagerung nach Wunsch der Schwangeren, evtl. linke Seite	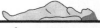
Nabelschnurvorfall	Kopftieflagerung	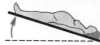
Notgeburt	Oberkörper hoch, Beine angezogen	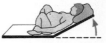

Freimachen und Freihalten der Atemwege

Überstrecken des Kopfes

Die häufigste Ursache für eine Verlegung der oberen Luftwege ist das **Zurücksinken des Zungengrunds** gegen die Rachenhinterwand. Die einfachste Methode zur Herstellung freier Atemwege ist deshalb oft das Überstrecken des Kopfes in den Nacken.

Technik
Die eine Hand des Helfers faßt den Kopf des Patienten an der Stirn, die andere unter dem Kinn.
Nun wird der Kopf nach hinten überstreckt.
In der Regel sollte nun der **Unterkiefer vorgezogen** werden. Dazu wendet man den Esmarch-Handgriff oder andere Techniken an.

Esmarch-Handgriff

Technik
Der Kopf des Patienten wird von hinten so umfaßt, daß mit den Fingern die Unterkieferwinkel auf beiden Seiten und mit dem Daumen das Kinn umschlossen werden.
Die Finger schieben dann durch Druck auf die Unterkieferknochen den Unterkiefer nach vorn, die Daumen öffnen den Mund.

Das Öffnen des Mundes erlaubt eine Inspektion des Mund-Rachen-Raums. Dieser muß entsprechend von Sekreten, Blut oder Erbrochenem gereinigt werden.

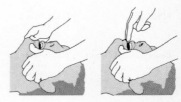

Reinigen des Mund-Rachen-Raums

Technik
Das Reinigen des Mund-Rachen-Raums erfolgt am einfachsten durch **manuelles Ausräumen oder Auswischen.**
Flüssiges Sekret kann selbstverständlich **abgesaugt** werden.
Grundsätzlich empfiehlt es sich, **künstliche Gebisse, Zahnprothesen** etc. zu entfernen!

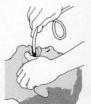

Heimlich-Handgriff

(s. auch Notfälle bei Kindern, S. 337)
Der Heimlich-Handgriff ist eine Maßnahme, die zur Entfernung von Fremdkörpern aus dem Bereich der oberen Luftwege (Bolusgeschehen) dient.

Er kommt dann zur Anwendung, wenn der Patient nicht mehr in der Lage ist, den Fremdkörper aus eigener Kraft, z. B. durch **kräftiges Husten,** herauszubefördern und wenn **kräftige Schläge** mit der flachen Hand **zwischen die Schulterblätter** des Patienten keine Lösung des Fremdkörpers bewirken!

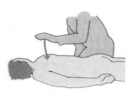
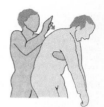

Technik
Der Heimlich-Handgriff kann sowohl beim stehenden als auch beim liegenden oder sitzenden Patienten angewandt werden.

Beim **stehenden** oder **sitzenden** Patienten umfaßt der Helfer den Patienten von hinten, indem er beide Hände im Bereich des Epigastriums übereinanderlegt und dann **mehrere kräftige Druckstöße in Richtung Zwerchfell** durchführt.

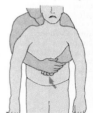

Beim **liegenden** Patienten kniet der Helfer mit gespreizten Beinen über dem Betroffenen, bringt seine übereinandergelegten Hände wieder im Epigastrium in Position und drückt senkrecht mit einem oder mehreren kräftigen Stößen in Richtung Zwerchfell.

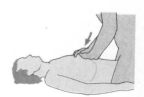

Kontraindikationen
Als relative Kontraindikationen für den Heimlich-Handgriff gelten:
– Fortgeschrittene Schwangerschaft
– Extreme Adipositas
– Säuglingsalter

Hier kann alternativ der Versuch der Bolusentfernung durch eine Druckerhöhung im Thoraxraum durch **Thoraxkompressionen** wie bei der Herzmassage gemacht werden.

Bei **Säuglingen** (s. auch Aspiration, S. 338) bietet es sich auch an, das Kind bäuchlings auf den Unterarm des Helfers in Kopftieflage zu legen, den Kopf mit der einen Hand zu stützen und mit der Handinnenfläche der anderen Hand bis zu fünfmal zwischen die Schulterblätter des Säuglings zu klopfen.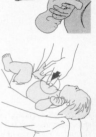

Bleibt das Manöver ohne Erfolg, muß das Kind in Rückenlage gebracht werden (Kopf wieder tiefer als Thorax!) und es werden ihm fünf Stöße gegen das Sternum verabreicht. Diese Technik ähnelt den Thoraxkompressionen bei der Herzdruckmassage, jedoch sollten die Thoraxstöße etwas schärfer und heftiger sowie einer etwas langsameren Frequenz (alle 3 Sekunden 1 Stoß) durchgeführt werden.
Nach fünf Schlägen auf den Rücken und fünf Thoraxstößen müssen der Mund-Rachen-Raum erneut überprüft und sichtbare Fremdkörper ggfs. entfernt werden.

Komplikationen
Der Heimlich-Handgriff ist kein ungefährliches Manöver, er kann zu Verletzungen im Bereich von Magen, Leber, Milz oder Aorta führen und Erbrechen auslösen.

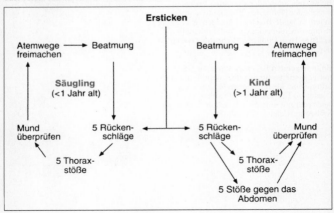

Ersticken

Atemwege freimachen → Beatmung		Beatmung ← Atemwege freimachen
Säugling (<1 Jahr alt)		**Kind** (>1 Jahr alt)
Mund überprüfen 5 Rückenschläge		5 Rückenschläge Mund überprüfen
5 Thoraxstöße		5 Thoraxstöße
		5 Stöße gegen das Abdomen

Pharyngealtuben

Pharyngealtuben sollen die Atemwege freihalten, indem sie vor allem das Zurückfallen des Zungengrunds verhindern. Verwendung heutzutage in erster Linie
a) zur Erleichterung einer Maskenbeatmung,
b) als Beißschutz nach orotrachealer Intubation.

Sie können oral als Oropharyngealtuben oder nasal als Nasopharyngealtuben eingeführt werden.

Oropharyngealtubus

Hier kommt vor allem der Guedel-Tubus zum Einsatz.

Richtwerte für Guedel-Tuben: Länge ≈ Entfernung Mundwinkel → Ohrläppchen	
Altersstufe	Tubusgröße
Frühgeborene	000
Säuglinge	00
Kleinkinder	0
Kinder	1
Jugendliche	2
Erwachsene (Frau)	3
Erwachsene (Mann)	4
Erwachsene (groß)	5

Guedel-Tubus

Technik
Der Tubus wird in den Mund eingeführt, wobei die **pharyngeale Öffnung** zunächst **zum Gaumen zeigt.**
Der Tubus wird in dieser Lage dann rachenwärts geschoben und dabei **um 180° gedreht.**
Der Zungengrund muß dabei durch die Drehbewegung nach vorn gedrängt werden.
Die **richtige Größenwahl** ist Voraussetzung für die exakte Lage des Tubus.

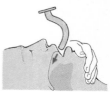

Ein **zu kurzer Tubus** kann dazu führen, daß sich der Zungengrund zwischen Tubusöffnung und Kehlkopf schiebt.

Ein **zu langer Tubus** kann Würgen und Brechreiz hervorrufen.

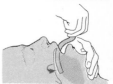

Tubus korrekt: Tubus zu kurz: Tubus zu lang:

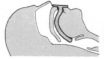

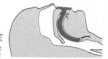

Nasopharyngealtubus

Hier kommt in erster Linie der Wendl-Tubus zur Anwendung.

Richtwerte für Wendl-Tuben	
Altersstufe	Tubusgröße
Kinder	20–24
Jugendliche	26
Erwachsene (Frau)	28
Erwachsene (Mann)	30
Erwachsene (groß)	32

Technik
Der Tubus wird – wenn möglich nach vorheriger
Anfeuchtung – langsam mit leicht drehenden
Bewegungen über ein Nasenloch eingeführt und
unter Kontrolle des Atemgeräuschs vorgeschoben.

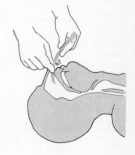

Die Vorteile der Nasopharyngealtuben liegen in
der Vermeidung von Zahnschäden und in der
geringeren Auslösung von reflektorischen Würge-
reizen.

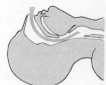

Blutstillung

Zur Vermeidung eines Volumenmangelschocks müssen bei entsprechenden
Verletzungen baldmöglichst **Maßnahmen zur Blutstillung** ergriffen werden.

Art der Verletzung	Maßnahme
Oberflächliche, leicht blutende Wunde Stärkere venöse Blutung Arterielle Blutung	Einfacher Schutzverband Hochlagerung der betroffenen Extremität Druckverband Abdrücken Abbinden

Grundsätzlich kann versucht werden, jede Blutung durch **direkte manuelle
Kompression** (Dauer mindestens 3–5 min oder besser bis zur definitiven Versorgung,
z. B. durch einen 2. Helfer) zu verringern oder zu stoppen.

Druckverband

Die Wunde wird zunächst mit Verbandmaterial
(z. B. Kompressen) bedeckt.
Darauf wird ein **Druckpolster,** z. B. ein nicht
abgewickeltes Verbandspäckchen, gelegt und
mit einer weiteren Mullbinde **unter Druck
angewickelt.**
Blutet die Wunde weiter, so wird auf den
1. Druckverband ein **2. Druckverband** mit
stärkerem Zug aufgewickelt.
Als effektiver Druckverband läßt sich auch
einfach ein Notfallstauer verwenden, vorteilhaft dabei ist die Variationsmöglichkeit der
Druckverhältnisse.

Ein einmal angelegter Druckverband sollte
normalerweise am Unfallort nicht mehr
entfernt werden!

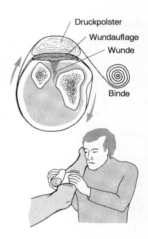

Druckpolster
Wundauflage
Wunde

Binde

BLUTSTILLUNG

Abdrücken

Mittels digitaler Kompression an typischen Druckpunkten lassen sich arterielle Blutungen reduzieren bzw. stoppen. Die **typischen Druckpunkte** sind in der nebenstehenden Abbildung dargestellt.

Arterielle Blutungen anderer Lokalisationen können zwar mit Spezialgriffen gestoppt werden (Aorta abdominalis, A. temporalis, A. carotis u. a.), diese Griffe sind jedoch schwer merkbar und technisch schwieriger.

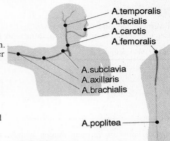

A.temporalis
A.facialis
A.carotis
A.femoralis
A.subclavia
A.axillaris
A.brachialis
A.poplitea

Es ist deshalb grundsätzlich einfacher, **arterielle Blutungen an Rumpf und Kopf** durch **direkten Druck auf die Blutungsstelle** zu stillen.

Abbinden

Diese Maßnahme sollte nur bei anderweitig nicht stillbaren arteriellen Blutungen an den Extremitäten angewendet werden.
Entschließt man sich zum Abbinden, so muß dies technisch ausreichend erfolgen, viel zu oft wird durch eine „zögerliche" Abbindung nur eine **Stauung** erzeugt, die die Blutung noch verstärkt. Anderseits können zu stark einschneidende Abbindungen zu **Weichteil- und Nervenquetschungen** führen.

Technik
Die sicherste Methode ist die Abbindung mittels einer Blutdruckmanschette, wobei der Manschettendruck den gemessenen **systolischen Blutdruck um 20–50 mm Hg überschreiten sollte.**

+20–50 mm Hg

Ist diese Methode nicht möglich, so eignet sich ein Dreiecktuch, das nicht zu schmal ($\geq$ 4 cm) gefaltet wird.
Dieses wird oberhalb der Blutung in der Mitte von Oberarm oder Oberschenkel um die betroffene Extremität gelegt, kräftig angezogen und dann verknotet.

Am **Oberschenkel** empfiehlt es sich, einen **Stab als Knebel** in den Knoten des Dreiecktuchs zu schieben und so lange zu drehen, bis die Blutung steht.

Ein **intermittierendes Abbinden** ist bei den bei uns gegebenen relativ kurzen Transportzeiten nicht erforderlich.

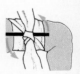

Venenpunktion

Bei praktisch jedem Notfallpatienten ist eine **intravenöse Infusion** indiziert.

Dabei erfolgt der venöse Zugang in erster Linie über Plastikverweilkanülen und erst in zweiter Linie über perkutan eingeführte Gefäßkatheter.

Die **typischen Zugangswege** für die intravenöse Infusion sind in der untenstehenden Abbildung dargestellt.

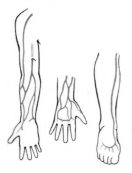 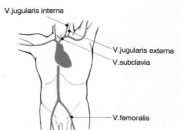

Periphere Venenwege

Der **periphere venöse Zugang** erfolgt am einfachsten über die Punktion einer Armvene.
Dabei stehen die **Venen der Ellenbeuge** (z. B. V. basilica) sowie die **Venen des Vorderarms und des Handrückens** zur Verfügung.

Bei der Verwendung von **Plastikverweilkanülen** gilt der Grundsatz, den venösen Zugang **möglichst weit peripher** (also beginnend mit den Handrückenvenen) zu legen, so daß die Kubitalvenen für die Plazierung zentraler Katheter geschont werden. Weiterhin sollte grundsätzlich die **größtmögliche Verweilkanüle** gewählt werden, wobei es aber gilt, lieber einen sicheren kleinen Zugang zu erhalten, als möglicherweise eine Vene mit zu großer Kanüle zu perforieren.

Plastikverweilkanülen stehen von verschiedenen Firmen zur Verfügung, die bekanntesten sind die Braunülen und die Vygonülen.

Die Plastikverweilkanülen unterscheiden sich in Länge und Lumen und dadurch in ihrem **maximalen** Durchfluß.

Untenstehende Tabelle gibt einen **Überblick über die verschiedenen Plastikverweilkanülen:**

Farbe	Größe [Gauge]	Außen- durchmesser [mm]	Durchfluß [ml/min]	
			Wäßrige Lösung	Blut
Blau	22	0,8	31	18
Rosa	20	1,0	54	31
Grün	18	1,2	80	45
Weiß	17	1,4	125	76
Grau	16	1,7	180	118
Braun	14	2,0	270	172

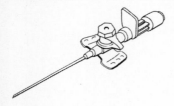

Technik der Venenpunktion mit Plastikverweilkanülen

Die Plastikverweilkanülen bestehen aus einer Metallkanüle, über die eine Plastikhülse gezogen ist (Katheter mit Innenkanüle).

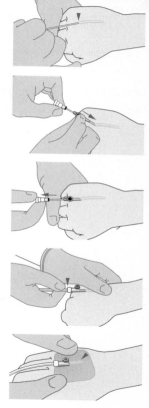

Bei der Punktion von Venen wird zunächst nur die Spitze der Metallkanüle in das Gefäß eingeführt (bei erfolgreicher Punktion muß Blut im Kanülenkopf sichtbar werden) und dann nur so weit vorgeschoben, daß auch der Plastikanteil sicher in der Vene liegt.

Dann wird die Metallkanüle **unter gleichzeitigem Vorschieben der Plastikhülse** zurückgezogen.
Die Gefahr der Venenperforation durch die Plastikhülse ist äußerst gering.

Geringe Widerstände können durch Venenklappen hervorgerufen werden und mit sanftem Druck oder besser durch gleichzeitiges Einspritzen z. B. von Kochsalzlösung überwunden werden.
Stärkere Widerstände deuten eher auf eine Fehllage bzw. Perforation hin.

Die Kanüle muß **sorgfältig fixiert** werden – am besten durch ein Zügelpflaster und ein eingeschnittenes breiteres braunes Pflaster bzw. durch ein spezielles Kanülenpflaster.

Anwendung von Flügelinfusionsbestecken

Nur in Ausnahmefällen (schlechte Venenverhältnisse, Säuglinge, Kleinkinder) sollten
Flügelinfusionsbestecke (z. B. Butterfly, Venofix) zum Einsatz kommen.

Vorteile:
– Es können kleine Venen (auch im Fußbereich, bei Säuglingen am Kopf) punktiert
  werden.
– Die Flügel lassen sich gut an die Haut anlegen. Dadurch ist eine einfache, sichere
  Fixation möglich.

Nachteile:
– Durch die Metallkanüle besteht eine erhöhte Perforationsgefahr.
– Die Lumina sind begrenzt, eine rasche Infusion größerer Mengen ist nicht möglich.

Übersicht über die gängigen Metallverweilkanülen

Farbe	Größe [Gauge]	Außen- durchmesser [mm]	Durchfluß [ml/min]
Orange	25	0,5	2,5
Blau	23	0,65	7
Grün	21	0,8	17
Creme	19	1,1	50

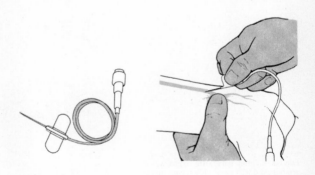

Zentrale Venenwege

Als zentrale Venenkatheter werden die
Katheter bezeichnet, deren Spitze intra-
thorakal in einer **großen, klappenlosen,
herznahen Vene** liegt.
Idealerweise liegt ein derartiger Weg
vorhofnah in der **V. cava superior.**

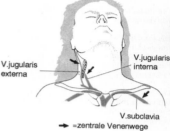

Das Legen eines zentralvenösen Wegs
kann entweder von peripher oder über
die **V. subclavia, die V. jugularis
externa** bzw. die **V. jugularis interna**
erfolgen.

Je weiter peripher die Punktion durchgeführt wird, desto weniger ist mit
schwerwiegenden Komplikationen, wie z. B.
Pneumothorax oder Hämatothorax, zu rechnen.

V.jugularis externa

V.jugularis interna

V.subclavia

➡ =zentrale Venenwege

Andererseits wird man sich gerade in den Notfallsituationen für schwierigere Punktionsstellen entscheiden müssen, wo durch entsprechend schlechte periphervenöse
Verhältnisse (Volumenmangel, Adipositas) kein anderer Weg möglich ist.

Grundsätzlich bietet der zentrale Weg folgende Vor- und Nachteile:

Vorteile:
– Schonung der Venenwand durch Lage in einem großlumigen Gefäß
– Höhere Durchflußrate – schnellere Infusionen
– Schnellerer Wirkungseintritt von z. B. direkt kardial wirksamen Medikamenten
– Messung des zentralen Venendrucks möglich (im Notarztwagen nicht von
  Bedeutung)

Nachteile:
– Insgesamt höhere Komplikationsrate: Verletzungen und Blutungen aus benachbarten
  Venen und Arterien, Pneumothorax (V. subclavia)
– Schwierigere Punktionstechnik

V.-subclavia-Katheter

Besonders beim Patienten im Schock, bei dem die Punktion einer peripheren Vene
nicht möglich ist, bietet sich der Zugang über die V. subclavia an, da diese Vene **durch
ihre Anheftung am Periost der 1. Rippe und der Klavikula nicht kollabieren kann.**

In der Regel wird der risikoärmere **infraklavikuläre** Zugang dem supraklavikulären
Weg vorgezogen.

Technik
Die Punktion erfolgt in der Regel von rechts.

VENÖSER ZUGANG

Der Kopf des Patienten wird leicht
nach links gedreht.

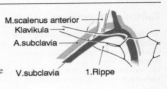

Die Punktionsstelle liegt im Bereich der
Klavikulamitte oder etwas medial davon.

Die Punktion wird zunächst mit einer Spritze
(mindestens 10 ml) mit einer langen Nadel
vorgenommen.
Falls erforderlich, enthält diese Spritze das
Lokalanästhetikum.

Die Nadel wird **direkt am Unterrand der
Klavikula flach in Richtung Oberrand des
Sternoklavikulargelenks der Gegenseite**
vorgeschoben.

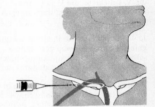

Nach ca. 2–7 cm müßte die V. subclavia
erreicht sein (problemlose Aspiration von
Blut möglich).
Die Stichrichtung, in der man erfolgreich
punktiert hat, sollte man sich merken. Am
besten markiert man sie sich durch einen
Fingernagelabdruck.

Die lange Nadel wird wieder entfernt, es
erfolgt die Punktion der Subklavia mit der
Kanüle des Venenkathetersets – an derselben
Stelle wie zuvor und in der vorher markier-
ten Richtung.
**Auch hierbei muß eine Spritze auf die
Punktionsnadel aufgesetzt sein,** da sonst die
Gefahr einer Luftembolie besteht. Gelingt es
auch nach der Punktion problemlos Blut zu
aspirieren, so kann der Plastikteil der Kanüle
geringfügig vorgeschoben und der Metallteil
zurückgezogen werden.

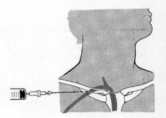

Zur **Vermeidung einer Luftaspiration in das Venensystem** muß die Kanüle sofort
nach Entfernung des Metallteils bis zum Einführen des Venenkatheters mit dem
Daumen **zugehalten werden.**
Bei richtiger Lage der Plastikkanüle müßte jetzt ein glattes Einführen des Katheters
möglich sein.

Nach jeder Manipulation im Subklaviabereich **Auskultation der Lunge** zum
Ausschluß eines Pneumothorax!

20

V.-jugularis-externa-Katheter

Im Bereich der V. jugularis bietet sich in erster Linie die **V. jugularis externa** zur Punktion an.

Technik
Der Patient wird am besten in **Kopftieflage** gebracht. Wo dies nicht möglich ist, muß die Vene oberhalb der Klavikula **komprimiert** werden.
In jedem Fall sollte die Vene gut sichtbar werden!
Der Kopf des Patienten wird leicht zur Gegenseite gedreht und am besten durch einen weiteren Helfer fixiert.

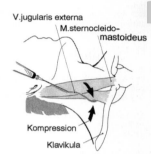

V.jugularis externa
M.sternocleido-
mastoideus

Kompression
Klavikula

Die Punktion erfolgt von **kranial,** und zwar **oberhalb der Klavikula** etwa **in der Mitte des M. sternocleidomastoideus.**

Nach der Punktion übliches Vorgehen.

Die V. jugularis externa bietet sich auch an, um Plastikverweilkanülen (Braunülen etc.) zu legen!

V.-jugularis-interna-Katheter

Der Zugang über die **V. jugularis interna** ist schwieriger und sollte dem Geübten vorbehalten bleiben.

Technik
Die **Punktionsstelle** befindet sich an der Kreuzungsstelle zwischen V. jugularis externa und M. sternocleidomastoideus.

Die Punktion erfolgt **von kranial** und in **einem Winkel von ca. 45° zur Vertikalebene in Richtung auf den klavikulären Ansatz des M. sternocleidomastoideus.**
Die A. carotis communis muß dabei ca. 0,5–1 cm **medial** der Einstichstelle tastbar sein und mit den Fingern der freien Hand leicht abgedrängt werden.
In einer Tiefe von ca. 3–5 cm müßte dann die V. jugularis interna getroffen werden.

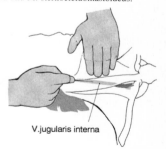

V.jugularis interna

V.-femoralis-Katheter

Die Punktion der V. femoralis stellt eine Alternative dar, wenn andere Venenwege nicht oder nur sehr schwer zugängig sind.
Sie ist somit bei schweren Verletzungen im Oberkörperbereich sowie bei Kindern indiziert.
Das Auffinden der Vene ist aufgrund der klaren topographischen Beziehung zu der auch im Schockzustand fast immer tastbaren A. femoralis relativ einfach – die Vene liegt medial der Arterie.
Die V. femoralis ist auch in schweren Schocksituationen infolge ihrer anatomischen Fixation immer offen, ein Kollabieren ist nicht möglich.

Technik

Die A. femoralis wird mit den Fingern der nicht punktierenden Hand unterhalb des Leistenbands von lateral her getastet.

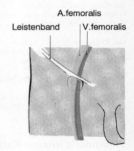

A.femoralis
Leistenband   V.femoralis

Mit der anderen Hand wird dann 1–2 cm medial der A. femoralis die Punktion parallel zu dieser durchgeführt.

Die Vene wird in 2–4 cm Tiefe erreicht.

Sobald es möglich ist, venöses Blut zu aspirieren, versucht man, sich der Verlaufsrichtung der V. femoralis anzupassen, indem man die Nadel etwas nach medial und nach unten einschwenkt.

Intraluminale Lage durch mühelose Blutaspiration kontrollieren!

Anschließend kann die Kunststoffkanüle in das Lumen vorgeschoben und die Stahlkanüle entfernt werden.

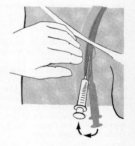

Beatmung

Die Indikation zur Beatmung eines Notfallpatienten wird heute weit gestellt. Im Gegensatz zu früher wird nicht nur der Patient mit Atemstillstand, sondern auch der Patient mit Ateminsuffizienz oder mit bestimmten Erkrankungsarten (z. B. ausgeprägtes Lungenödem, Schädel-Hirn-Trauma) frühzeitig beatmet.

Sobald eine suffiziente Atmung durch einfache Maßnahmen (Freimachen und Freihalten der Atemwege) nicht mehr gewährleistet ist, muß beatmet werden.

Die Beatmung kann dabei ohne oder mit Hilfsmittel erfolgen.

Ohne Hilfsmittel:

> Mund zu Mund
> Mund zu Nase

Mit Hilfsmittel:

> Mund zu Hilfsmittel
> Atembeutel zu Mund/Nase
> Atembeutel zu Tubus
> Beatmungsgerät zu Tubus

Als einfachste Form der Beatmung, die ohne jedes Hilfsmittel und in jeder Situation durchführbar ist, bietet sich die **Atemspende** in Form der **Mund-zu-Nase-Beatmung** an.
Wenn immer möglich, sollte jedoch die **endotracheale Intubation** durchgeführt werden, die aber neben dem notwendigen Instrumentarium eine ausreichende Erfahrung voraussetzt.

Atemfrequenz und Atemzugvolumen

Atemfrequenz und Atemzugvolumen sind alters- und größenabhängig. Einen Anhalt über die entsprechenden Daten gibt die folgende Übersicht:

Altersstufe	Atemfrequenz/min	Atemzugvolumen [ml]
Neugeborene	40–50	20– 35
Säuglinge	30–40	40– 100
Kleinkinder	20–30	150– 200
Schulkinder	16–20	300– 400
Jugendliche	14–16	300– 500
Erwachsene	10–14	500–1000

Als **Richtgröße für das Atemzugvolumen** gilt die Faustregel:

Kinder:

$$\text{Atemzugvolumen (ml)} = \text{KG (kg)} \cdot 10$$

Erwachsene:

$$\text{Atemzugvolumen (ml)} = \text{KG (kg)} \cdot 10\text{–}15$$

Die Wahl eines **zu großen Atemzugvolumens** läßt einen zu hohen Druck im Nasen-Rachen-Raum des Patienten entstehen.
Dadurch gelangt ein Teil des insufflierten Volumens über den Ösophagus in den Magen.
Ein luftgefüllter Magen aber erhöht zum einen die **Regurgitations- und damit auch die Aspirationsgefahr,** zum anderen führt er über einen **Zwerchfellhochstand** zu einer Behinderung der Lungendehnung.

Ein **zu kleines Atemzugvolumen** kann den erforderlichen Austausch von Sauerstoff und Kohlendioxid nicht sicherstellen.

Eine **zu hohe Beatmungsfrequenz** kann den Helfer rasch ermüden lassen oder (bei der Beatmung durch Atemspende) ihn selbst in eine **Hyperventilationstetanie** bringen.

Mund-zu-Nase-Beatmung

Die Mund-zu-Nase-Beatmung ist die **Methode der Wahl** bei der Atemspende. Sie ist der Mund-zu-Mund-Beatmung vorzuziehen, da sie folgende Vorteile bietet:

– Die Atemwege des Patienten lassen sich bei geschlossenem Mund und angehobenem Unterkiefer sicherer freihalten.
– Der Helfer kann seinen Mund leichter und sicherer über der Nase des Patienten aufsetzen und abdichten.
– Der Insufflationsdruck wird durch den Weg durch die Nasenhöhlen reduziert, die Gefahr der Aufblähung des Magens und eine dadurch resultierende Regurgitation ist deutlich verringert.

2

Technik
Der Helfer kniet seitlich neben dem Kopf des Patienten.
Die eine Hand faßt den Kopf des Patienten an der **Stirn-Haar-Grenze,** die andere **unter dem Kinn.**

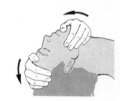

Der Kopf des Patienten wird **überstreckt,** der Unterkiefer vorgezogen, der Mund durch Druck mit dem Daumen auf den Bereich zwischen Unterlippe und Kinnspitze geschlossen.

Der Helfer atmet nun ein, öffnet seinen Mund und setzt ihn über den Nasenöffnungen so auf, daß seine Lippen rund um die Nase des Patienten fest abschließen.

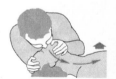

Die Ausatemluft wird eingeblasen, als Erfolgskontrolle sollte dabei beobachtet werden, ob sich der Thorax hebt.

Anschließend wird der Mund wieder abgehoben und mittels einer leichten Seitwärtsdrehung zum Thorax des Patienten hin Luft geholt.

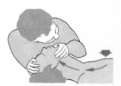

Merke:
Dem Alter und der Größe des Patienten entsprechend muß versucht werden, Atemfrequenz und Atemzugvolumen den Erfordernissen anzupassen. Wichtige Anhaltspunkte sind dabei das Heben und Senken des Thorax sowie der spürbare Atemwegswiderstand beim Beatmeten.
Der Atemwegswiderstand sollte insbesondere bei Säuglingen und Kleinkindern in keinem Fall mit Gewalt überwunden werden!
Statt dessen sollte lieber kontrolliert werden, ob die Atemwege wirklich frei sind und ob der Kopf ausreichend überstreckt ist!

Mund-zu-Mund-Beatmung

Diese Form der Atemspende sollte nur dann zur Anwendung kommen, wenn eine
Mund-zu-Nase-Beatmung, z. B. infolge von Nasenverletzungen oder einer Verlegung
der Nasenwege, nicht möglich ist.

Technik
Der Helfer kniet seitlich neben dem Patienten.

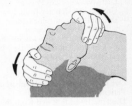

Die eine Hand faßt den Kopf des Patienten an der
Stirn-Haar-Grenze, die andere **unter dem Kinn.**
Im Gegensatz zur Mund-zu-Nase-Technik liegt der
Daumen der einen Hand diesmal nicht zwischen
Unterlippe und Kinnspitze, sondern direkt über der
Kinnspitze.

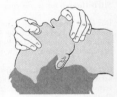

Der Kopf des Patienten wird rekliniert, der Unterkiefer vorgezogen und der Mund des Patienten etwa
fingerbreit geöffnet.
**Daumen und Zeigefinger der an der Stirn-Haar-
Grenze liegenden Hand verschließen die Nasenöffnungen.**

Nun atmet der Helfer ein, öffnet seinen Mund und setzt ihn über den Mund des
Patienten – wiederum mit dem Ziel, möglichst gut abzudichten. Die Insufflation kann
nun entsprechend wie bei der Mund-zu-Nase-Technik erfolgen.

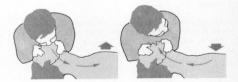

Mund-zu-Tubus-Beatmung

Als Variation der Mund-zu-Mund- bzw. der Mund-zu-Nase-Beatmung ist selbstverständlich auch die **Atemspende über liegende Pharyngealtuben** möglich.
Auch wenn mit Hilfe dieser Tuben ein Zurücksinken des Zungengrunds weitgehend
verhindert werden kann, so muß bei der Atemspende über diese Tuben dieselbe
Sorgfalt – d. h. ausreichendes Reklinieren des Kopfes, Vorziehen des Unterkiefers etc.
– walten wie bei der Beatmung ohne Hilfsmittel.

2

Als Prototypen für derartige spezielle
Tuben für die Mund-zu- Tubus-Beatmung
existieren der Safar-Doppeltubus und der
Orotubus.
Auch wenn diese Tuben weitgehend
durch eine Reihe modernere Masken-
systeme (z. B. Lifeway mit Tubus oder
Maske) verdrängt worden sind, so beruht
die Beatmungstechnik doch auf demselben
Prinzip.

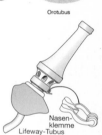

Safar-Tubus   Orotubus

Alle Tuben sind so gestaltet, daß die Mundöffnung des
Patienten durch einen schildartigen Gummiteil verschlossen wird und ein Ansatzstück für den Helfer
vorhanden ist.

Technik
Der Helfer kniet hinter dem Patienten.
Der Lifeway-Tubus wird wie ein normaler Oropha-
ryngealtubus durch Drehung eingeführt, die Weich-
kissenmaske wird mit ihrer Öffnung über Mund- oder
Nasenöffnung aufgesetzt.

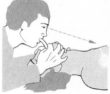

Nasen-
klemme
Lifeway-Tubus

Mit beiden Händen werden Kinn und Unterkieferäste
umfaßt.
Der **Kopf wird rekliniert** und der Unterkiefer nach
vorn gezogen.
Mit dem **Daumen muß das Weichplastikschild des
Tubus fest über die Mundöffnung gepreßt** werden.

Unter Beobachtung des Thorax kann nun die
Beatmung erfolgen.

Die Mund-zu-Tubus-Beatmung ist sicherlich im
Rettungs- oder Notarztdienst keine gängige Methode;
sie wird eher für die Laienhilfe propagiert, in der
Hoffnung, daß mit der gleichzeitig angestrebten wei-
ten Verbreitung ähnlich konzipierter Hilfsmittel die
Ersthilfe durch die Ausschaltung der „Ekelbarriere"
besser funktioniert.

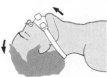

Orotubus

Mund-zu-Masken-Beatmung

Eine weitere Variation der Atemspende mit einfachen Hilfsmitteln stellt die Mund-zu-Masken-Beatmung dar.

Technik
Der Helfer kniet hinter dem Patienten.
Mit beiden Händen werden Kinn und
Unterkieferäste umfaßt. Der Kopf wird rekliniert,
der Unterkiefer nach vorn geschoben. Mit Dau-
men, Zeige- und Mittelfinger muß die Maske fest
auf das Gesicht gepreßt werden.
Nun wird die Luft eingeblasen, wobei zu kon-
trollieren ist, ob etwa irgendwo seitlich aus der
Maske Luft entweicht.

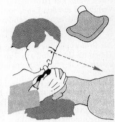

Als einfache und sichere Hilfsmittel haben sich
im praktischen Einsatz auch Weichkissenmasken
bewährt.
Der Helfer kniet neben dem Patienten, die
Maskenöffnung wird über Mund oder Nase
aufgesetzt.
Der Kopf wir rekliniert und in der Überstreckung
gehalten, wobei nun gleichzeitig die Weichkissenmaske mit sanftem Druck auf das Gesicht
gepreßt wird.
Übers das Ventil-Vorsatzstück wird Luft insuf-
fliert, etwaiges seitliches Entweichen von Luft
kann durch sanfte Druckkorrekturen auf die
Weichkissenmaske behoben werden.

Ventil

Kissen-
maske

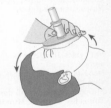

Beutel-zu-Masken-Beatmung

Die Beatmung mit Atembeutel und Maske ist eine im Rettungsdienst häufig angewandte Erstmaßnahme bei Atemstörungen.

Vorteile:
– Kein direkter Helfer-Patient-Kontakt erforderlich, damit Wegfall der „Ekelbarriere".
– Keine invasive Maßnahme, damit von jedermann durchführbar.
– Hilfsmittel sind in jedem Krankenwagen vorhanden.
– Beatmung mit zusätzlicher O_2-Anreicherung möglich (durch die Verwendung von Sauerstoffreservoirs kann die O_2-Konzentration bis auf 100 % erhöht werden).
– Bevorzugte Beatmungsmethode für Neugeborene und Säuglinge (insbesondere für den ungeübten Helfer).
– Durch eingebaute Überdrucksicherheitsventile (nicht bei allen Beatmungsbeuteln) Verhinderung gefährlicher Überdrücke.
– Möglichkeit einer PEEP-Beatmung (spezielle Ventile erforderlich).

Nachteile:
– **Schwierigkeit dieser Beatmungsmethode wird unterschätzt,** dadurch Gefahr einer insuffizienten Beatmung!
– Atemzugvolumina sind durch die verschiedenen Beutelgrößen vorgegeben, Gefahr zu großer oder zu kleiner Beatmungsvolumina.

Abhängig vom Hersteller gibt es verschiedene **Beatmungsbeutel,** wobei normalerweise alle Hersteller die Modellgrößen

Erwachsenenbeutel,
Kinderbeutel,
Babybeutel

anbieten.

Alle Beutel funktionieren nach demselben Prinzip, der entscheidende Unterschied liegt in den verschiedenen Volumina.
Untenstehende Abbildung zeigt die verschiedenen Modellgrößen:

Erwachsenenbeutel
(für Patienten über
30 kg KG)

Kinderbeutel
(für 7–30 kg KG)

Babybeutel
(für weniger als
7 kg KG)

BEATMUNG

Technik
Zunächst Auswahl des richtigen Beatmungsbeutels (Erwachsenen-, Kinder- oder Babybeutel) und der **passenden Maske.**

Falls vorhanden, kann vor der Beatmung ein **Pharyngealtubus (Guedel-Tubus, Wendl-Tubus) eingeführt werden;** dadurch wird die Zunge sicher fixiert und der Atemweg bis zum Rachen freigehalten.

Der Helfer kniet oder steht hinter dem Patienten.
Der Kopf des Patienten muß überstreckt werden.
Mit einer (normalerweise der linken) Hand wird die Maske aufgesetzt.
Dazu umfassen Klein-, Ring- und Mittelfinger das Kinn und ziehen es nach vorne.
Mit Daumen und Zeigefinger derselben Hand wird die Maske im sog. „C-Griff" fest über Mund- und Nasenöffnung des Patienten gedrückt.
Mit der anderen (normalerweise rechten) Hand wird der Beatmungsbeutel bedient.
Zwischen den Inspirationen ist darauf zu achten, daß **genügend Zeit für die passive Ausatmung des Patienten bleibt!**

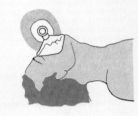

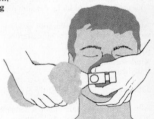

Maschinelle Beatmung

Notarzteinsatzfahrzeuge und Rettungswagen sind normalerweise mit **druckgesteuerten Beatmungsgeräten** ausgestattet. Die Beatmung mit diesen Geräten ist assistiert und kontrolliert möglich. Weiterhin ist in der Regel eine Beatmung mit positivem endexspiratorischen Druck (PEEP, s. S. 34) möglich.

Die zum Einsatz kommenden Geräte sind einfach aufgebaut und leicht zu bedienen.

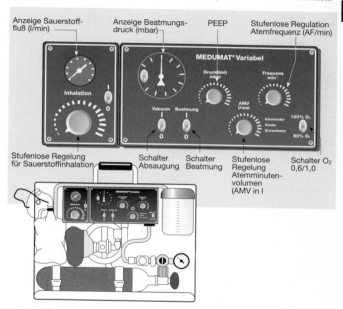

Anzeige Sauerstoff-fluß (l/min)

Anzeige Beatmungs-druck (mbar)

PEEP

Stufenlose Regulation Atemfrequenz (AF/min)

Stufenlose Regelung für Sauerstoffinhalation

Schalter Absaugung

Schalter Beatmung

Stufenlose Regelung Atemminuten-volumen (AMV in l

Schalter O₂ 0,6/1,0

Manche Rettungs- bzw. Notarztfahrzeuge sind zusätzlich auch mit einem Narkoseteil ausgestattet. Dieser enthält in der Regel Lachgasflaschen.

Vorteile der maschinellen Beatmung:
Eine maschinelle Beatmung hat im Notfalldienst gegenüber der manuellen (Beutel-) Beatmung **primär** den Vorteil der **Entlastung der Ersthelfer,** da der Helfer, der bisher bebeutelt hat, nun für weitere Aufgaben frei ist.

Weitere Vorteile sind:
– Vorherige Wahl von Atemfrequenz und Atemzugvolumen
– Erhöhung der O_2-Konzentration bis auf 100 %
– Möglichkeit der Anwendung eines PEEP (vgl. S. 34)

Indikationen
Die Indikationen für eine sofortige Beatmung sind:
– Jede akute respiratorische Störung
– Herz-Kreislauf-Stillstand mit Zustand nach Reanimation
– Komata (Stadium III und IV)
– Schädel-Hirn-Traumata
– Instabiler Thorax
– Intoxikationen mit Atemgiften
– Alkylphosphatintoxikationen
– Grundsätzlich nach jeder Intubation (erhöhter Atemwegswiderstand läßt beim spontan über den Tubus atmenden Patienten die Atemarbeit und den O_2-Verbrauch stark ansteigen)

Abhängig von der Schwere des Krankheitsbilds ergeben sich weitere Indikationen:
– Akute exogene Intoxikationen
– Polytrauma
– Verbrennungen
– Ertrinkungsunfall
– Lungenarterienembolie

Laborchemische – und deshalb im Notarztdienst nur zum Teil verwendbare – Indikatoren für die Notwendigkeit einer Beatmung sind:
– $pSaO_2$ (partielle Sauerstoffsättigung des arteriellen Blutes, pulsoxymetrisch gemessen) < 90 %
– pO_2 (arteriell) < 45 mm Hg bei 6 l O_2 per Sonde bzw. < 60 mm Hg bei Raumluft
– $PeeCO_2$ (endexspiratorisch gemessene Kohlendioxidkonzentration in der Atemluft, kapnometrisch gemessen) > 45 mm Hg
– Atemfrequenz > 35/min

Durchführung

Voraussetzung für jede maschinelle Beatmung ist selbstverständlich die Intubation. Nach auskultatorischer Kontrolle der Tubuslage erfolgt der Anschluß des Beatmungsgeräts.

Folgende Grundeinstellungen können dabei als Orientierung dienen:

	Erwachsener	Kind
Atemzugvolumen	10–15 ml/kg KG	Säugling: 8–10–12 ml/kg KG Kinder: 10–12–15 ml/kg KG
Atemfrequenz	10–12/min	Säugling: 30–40/min Kleinkind: 20–30/min Schulkind: 15–20/min
Atemminutenvolumen	100–120 ml/kg KG/min	150–170 ml/kg KG/min
FiO$_2$ (Sauerstoffanteil in der Inspirationsluft)	50–100 %	
Verhältnis In- zu Exspirationszeit	1:2	
Inspirationsdruck	15–25 cm H$_2$O, Spitzendruck max. 40 cm H$_2$O	15–25 cm H$_2$O, Spitzendruck max. 30–40 cm H$_2$O
PEEP	5–10 cm H$_2$O	4–6 cm H$_2$O

Atemfrequenz und Atemzugvolumen sind alters- und größenabhängig. Einen Anhalt über die entsprechenden Daten gibt die folgende Übersicht:

Altersstufe	Atemfrequenz/min	Atemzugvolumen [ml]
Neugeborene	40–50	20– 35
Säuglinge	30–40	40– 100
Kleinkinder	20–30	150– 200
Schulkinder	16–20	300– 400
Jugendliche	14–16	300– 500
Erwachsene	10–14	500–1000

PEEP

Assistierte und kontrollierte Beatmung werden normalerweise auf einem Ausgangs-
druckniveau von 0 cm H_2O gehalten. Unter besonderen Bedingungen empfiehlt es sich
jedoch, am Ende einer Exspiration ein positives Druckniveau (PEEP: **p**ositive **e**nd-
exspiratory **p**ressure) in der Lunge zu erhalten. Über eine dadurch vergrößerte funk-
tionelle Residualkapazität der Lunge kann der Atemwegswiderstand gesenkt werden
und durch den erhöhten intraalveolären Druck eine Abnahme des intraalveolären
Flüssigkeitsgehalts erzielt werden.
Die Größe des PEEP wird in cm H_2O angegeben. In der Notfallmedizin werden in der
Regel nur Drücke von 5 cm H_2O angewendet, um die bei höheren Werten zu erwar-
tenden Nebenwirkungen auf das Herz-Kreislauf-System (Reduzierung des venösen
Rückflusses) zu vermeiden.

Indikationen
– Polytrauma
– Schweres Thorax- und Lungentrauma
– Zustand nach Reanimation
– Beinahe-Ertrinken
– Schweres Lungenödem

Die Möglichkeit der PEEP-Anwendung ist sowohl bei den üblicherweise im Notarztdienst verwendeten Beatmungsgeräten als auch bei den meisten Beatmungsbeuteln
durch Adaptation eines speziellen PEEP-Ventils gegeben.

Intubation

Indikationen

– Bewußtlosigkeit mit fehlenden Schutzreflexen
– Atemstillstand
– Kardiopulmonale Reanimation
– Respiratorische Insuffizienz, die durch Sauerstoffgabe über Nasensonde oder Maske
  nicht gebessert werden kann
– Polytrauma
– Schädel-Hirn-Trauma
– Aspirationsgefahr, z. B. durch Gesichtsschädelverletzungen

2

Für die in der Notfallmedizin erforderliche **Notintubation** ist die **orotracheale Intubation** zu bevorzugen.

Die Indikation zur Intubation ist im Zweifelsfall **großzügig** zu stellen.
Insbesondere beim Polytrauma und beim Schädel-Hirn-Trauma ist es notwendig, möglichst früh zu intubieren, weil sich dadurch die Überlebenschancen signifikant erhöhen.
Weiterhin sollte bei all den Krankheitsbildern, wo eine Beatmung mit Überdruck sinnvoll ist, wie z. B.

– Lungenödem,
– Ertrinkungsunfall,
– Thoraxtrauma,
– Aspiration,
– O_2-Mangel,
– CO-/Reizgasvergiftung,

die Indikation zu einer frühzeitigen Intubation gestellt werden.

Zubehör

In jedem Fall – also auch bei der Notintubation – sind folgende Dinge für die Intubation erforderlich:

– Laryngoskop mit Spatel
– Endotrachealtubus
– Blockerspritze

Zur Erfolgskontrolle einer korrekt durchgeführten Intubation, zur Beatmung und zur Fixierung werden weiterhin benötigt:

– Stethoskop
– Beatmungsbeutel
– Fixierpflaster oder -bandage

Bei schwierigen Intubationsverhältnissen sowie bei geplanten Intubationen sollten zusätzlich zur Verfügung stehen:

– Führungsstab
– Gleitmittel (z. B. Xylocain Gel oder Silikonspray)
– Magill-Zange
– Absauggerät
– Notfallrespirator, evtl. mit Narkosekreisteil

Auf die Art der Prämedikation wird auf S. 38 eingegangen.

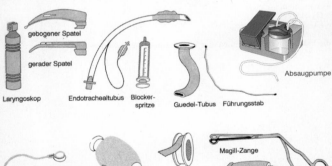

Tubusgröße

Die notfallmäßige Intubation wird in aller Regel als **orotracheale Intubation** durchgeführt.
Abhängig von Alter und Geschlecht werden dazu Tuben unterschiedlicher Größen benötigt.
Die folgenden Tabellen sollen Anhaltspunkte für die Wahl des richtigen Tubus geben:

Tuben für Säuglinge, Kleinkinder und Kinder

Alter	Innendurchmesser [mm]	Außendurchmesser [Charr]
Frühgeborene	2,5	12
Neugeborene	3,0	14
6 Monate	3,5	16
12 Monate	4,0	18
2. Lebensjahr	4,5	20
Ab 3. Lebensjahr: 18 + Alter = Außendurchmesser in Charrière [Charr]		
3.–4. Lebensjahr	4,5–5,0	20–22
5.–6. Lebensjahr	5,0–5,5	22–24
7.–8. Lebensjahr	5,5–6,0	24–26
9.–10. Lebensjahr	6,0–6,5	26–28
11.–12. Lebensjahr	6,5–7,0	28–30
13.–14. Lebensjahr	7,0–7,5	30–32

2

Tuben für Jugendliche und Erwachsene

	Innendurchmesser [mm]	Außendurchmesser [Charr]
Frauen	7,0	30
	7,5	32
	8,0	34
Männer	8,5	36
	9,0	38

Umrechnungsformel von Charrière in mm und umgekehrt:
(Charr − 2) : 4 = mm-Größe; (mm · 4) + 2 = Charr-Größe

Prämedikation

Bei der **Notintubation** wird in der Regel keine Prämedikation durchgeführt.
Grundsätzlich wird der Umfang der Prämedikation vom Zustand des Patienten
abhängig gemacht.
Die Applikation der Medikamente hat über einen sicheren venösen Zugang (z. B.
Braunüle mit angeschlossenem 3-Wege-Hahn zu erfolgen. Es empfiehlt sich, eine
Infusionslösung (z. B. Ringer-Lactat) im Parallelschluß zu instillieren (die Medikamente können damit rascher in den Kreislauf eingeschwemmt werden, die Braunüle
wird zwischenzeitlich „durchgespült", so daß mögliche Medikamenteninteraktionen
vermieden werden).

Prämedikation bei bewußtlosen Patienten ohne Schutzreflexe

Evtl. bei Säuglingen und Kleinkindern Atropin 0,01–0,02 mg/kg (beim Erwachsenen wird die Gabe von Atropin nicht mehr als Routinemaßnahme empfohlen), ansonsten **keine Sedierung, keine Relaxierung**	Evtl. ½–1 Amp. Atropin i.v. (1 ml)

Prämedikation bei bewußtlosen Patienten mit Schutzreflexen

Atropin 0,01 mg/kg KG (s. o.)		Evtl. ½–1 Amp. Atropin i.v. (1 ml)
Sedierung:	Diazepam 5–10–20 mg (0,15–0,25 mg/kg KG), z. B.	½–2 Amp. Valium i.v. (2 ml = 10 mg)
	oder	oder
	Midazolam 5–10 mg (0,1–0,15 mg/kg KG), z. B.	1–2 Amp. Dormicum i.v. (5 ml = 5 mg)
	oder	oder
	Thiopental 2–5 mg/kg KG, z. B.	½–1 Amp. Tapanal i.v. (1 Amp. = 20 ml = 500 mg)
	oder	oder
	Etomidat 0,2–0,3 mg/kg KG, z. B.	1 Amp. Hypnomidate i.v. (1 Amp. = 10 ml = 20 mg)
Relaxierung zumeist nicht erforderlich		

Prämedikation bei nicht bewußtlosen Patienten

Grundsätzliches Vorgehen wie bei einer normalen Intubationsnarkose, d. h. Patienten falls möglich zuerst mit **Sauerstoff** versorgen, möglichst optimale Lagerung herstellen.

Vagusdämpfung (wird beim Erwachsenen nicht mehr als Routinemaßnahme empfohlen): evtl. Atropin 0,01 mg/kg KG, z. B.		evtl. $\frac{1}{2}$–1 Amp. Atropin i.v. (1 ml)
Sedierung, Einschlafdosis, Narkoseeinleitung		
	Thiopental 2–5 mg/kg KG, z. B.	$\frac{1}{2}$–1 Amp. Trapanal i.v. (1 Amp. = 20 ml = 500 mg)
	oder	oder
	Etomidat 0,2–0,3 mg/kg KG, z. B.	1 Amp. Hypnomidate i.v. (1 Amp. = 10 ml = 20 mg)
	alternativ	oder
	Diazepam 5–10–20 mg (0,15–0,25 mg/kg KG), z. B.	$\frac{1}{2}$–2 Amp. Valium i.v. (2 ml = 10 mg)
	oder	oder
	Midazolam 5–10 mg (0,1–0,15 mg/kg KG), z. B.	1–2 Amp. Dormicum i.v. (5 ml = 5 mg) Unterschiedliche Ampullengrößen/ -konzentrationen beachten!
	zusammen mit	zusammen mit
	Ketamin 1–2 mg/kg KG, z. B oder (S)-Ketamin 0,5–1,0 mg/kg KG z. B. 40–80 mg Ketanest S bei 80 kg kG	1–1$\frac{1}{2}$ Amp. Ketanest i.v. (1 Amp. = 2 ml = 100 mg) 2–4 Amp. Ketanest (1 Amp. = 5 ml = 50 mg) Unterschiedliche Ampullengrößen/ -konzentrationen beachten!
Relaxierung:	evtl. Vecuronium (dient nur zur Präkurarisierung vor der Gabe von Succinylcholin!), z. B.	evtl. 1 mg Norcuron i.v. (1 Amp. = 4 mg Trockensubstanz in 1 ml Lösungsmittel),
	anschließend	anschließend
	Succinylcholin 1–2 mg/kg KG, z. B. Unterschiedliche Konzentrationen (1 %, 2 %, 5 %, 10 %) beachten!	1–2 Amp. Lysthenon (2 %) (1 Amp. = 5 ml = 100 mg der 2 %igen Lösung)

Nach Beendigung der Succinylcholinwirkung (ca. 5 min) Fortführung der Relaxation mit „nicht depolarisierendem" Muskelrelaxans

	Vecuronium 0,08–0,1 mg/kg KG, z. B.	5–8 mg Norcuron i.v. (1 Amp. = 4 mg Trockensubstanz in 1 ml Lösungsmittel)

Narkoseführung s. S. 94 ff.

Orotracheale Intubation

Technik
Instrumentarium auf Vollständigkeit und Funktionsfähigkeit überprüfen. Ausreichende Oxygenierung (sofern möglich). Prämedikation (s. S. 39) in Abhängigkeit vom Bewußtseinszustand des Patienten.

Patienten flach auf den Rücken lagern. Kopf durch Unterlegen eines flachen Polsters in die sog. **Schnüffelstellung** bringen. Dabei sollte der Kopf leicht anteflektiert und zugleich im Okzipitalgelenk nach hinten überstreckt sein.

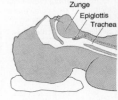

Das Laryngoskop wird mit der linken Hand vom rechten Mundwinkel her so eingeführt, daß die Zunge nach links und vorne weggeschoben und die Epiglottis sichtbar wird.

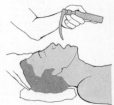

Beim gebogenen Laryngoskopspatel wird die Spitze des Spatels in die **epiglottische Falte** eingeführt und nach ventral und kranial angehoben. Dadurch wird die Epiglottis aufgerichtet und der Kehlkopfeingang dargestellt.

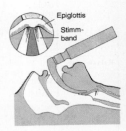

Beim geraden Laryngoskopspatel hebt der Spatel die Epiglottis hoch, der Kehlkopfeingang stellt sich dar.

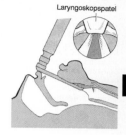

Laryngoskopspatel

2

Falls nur der dorsale Anteil des Kehlkopfeingangs sichtbar wird, kann der Einblick durch die Anwendung des Handgriffs nach Sellick deutlich verbessert werden: Durch Druck auf den Kehlkopf in dorsaler und kranialer Richtung (entweder durch die rechte Hand des Intubateurs oder besser durch einen Helfer) gelingt es oft, die Stimmritze besser darzustellen. Gleichzeitig soll der Krikoiddruck eine passive Regurgitation von Mageninhalt verhindern können.

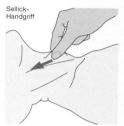

Sellick-Handgriff

Der Tubus wird nun mit der rechten Hand von lateral her unter Sichtkontrolle in die Trachea eingeführt.
Nach der Einführung des Tubus wird die Blockierungsmanschette mit der Blockerspritze aufgeblasen und die Lage des Tubus durch Abhören des Thorax kontrolliert, wobei auf seitengleiche Belüftung zu achten ist (s. u.).

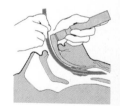

Fixierung des Tubus mittels Klebeband oder Mullbinde.
Falls erforderlich, Einlegen eines Guedel-Tubus (als Beißschutz).

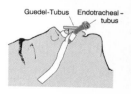

Guedel-Tubus   Endotracheal-tubus

Kontrolle der Tubuslage

Immer abhören, egal wie gut man intubieren kann!
Grundsätzlich ist der Intubierende für die richtige Lages des Tubus verantwortlich, Kontrolle deshalb niemals delegieren!
Während der Durchführung der Auskultation zur Kontrolle der Tubuslage soll die beatmende Hilfsperson nach Anweisung des Abhörenden kräftig bebeuteln, damit Atemgeräusche deutlich hörbar werden.

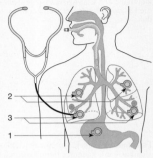

Kontrolle der Tubuslage

Vorgehen

1. Auskultation zuerst über dem Epigastrium, ein blubberndes oder deutliches Luftgeräusch dort deutet auf eine ösophageale Fehllage hin.
2. Auskultation über beiden Lungen, zunächst oben über den Hauptbronchien, dann über beiden Thoraxseiten unten lateral. Vergleichende Auskultation.
3. Inspektion/Palpation des Thorax (atemsynchrones Heben und Senken?).
4. Falls vorhanden, Kapnometrie (s. S. 60, 61).

Inverse Intubation (Eispickelmethode)

Die inverse Intubation – stellenweise wegen der Handhabung des Laryngoskops auch als Eispickelmethode bezeichnet – hat in der medizinischen Literatur bis auf Einzelfallbeschreibungen noch keinen Einzug gefunden.

Die Methode entstand aus der Not, unter äußerst ungünstigen äußeren Bedingungen (z. B. Patient ist von Kopfseite her nicht zugänglich) eine endotracheale Intubation durchführen zu müssen.

Die z. T. im Vergleich zur klassischen Intubation verblüffend einfache Technik läßt die Methode jedoch auch für den normalen Notfall zu einer interessanten Alternative werden.

2

Indikationen
– Frontalintubation bei Eingeklemmten, Bergopfern etc.
– Platzprobleme durch ungünstige Lage des Patienten
– Schwierige Intubation
– Intubation durch den Ungeübten (leichter, kein Hebeln, weniger Schäden)

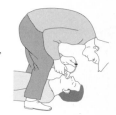

Cave! Bei V. a. HWS-Trauma inverse Intubation nur durchführen, wenn der Kopf des Patienten durch eine Helfer stabilisiert werden kann!

Technik
Das Instrumentarium entspricht dem der klassischen Methode, als Spatel scheint ein normaler Macintosh-Spatel Größe 3 am besten geeignet zu sein, ein Führungs-stab sollte obligat sein!

Patient flach auf den Rücken lagern.
Der Intubateur stellt sich im Spreizschritt über den am Boden liegenden Patienten, die Füße werden in Höhe der Schultern positioniert, die Blickrichtung ist kopfwärts.
Das Laryngoskop wird in die rechte Hand genommen, die Spatelspitze zeigt nach unten (wie einen Hammer oder Eispickel halten!).
Weit genug vorbeugen, so daß nach Öffnen des Mundes (mit der linken Hand) der Spatel unter Sicht über die Zunge eingeführt werden kann, bis die Spatelspitze vor der Epiglottis zu liegen kommt.
Jetzt zieht der Intubateur sacht in Griffrichtung des Laryn-goskops, also zum eigenen Körper hin, bis der Kehldeckel sich aufgerichtet hat und die Stimmritze sich darstellt.
Je nach räumlicher Gegebenheit kann bei diesem Manöver der Kopf des Patienten durch einen 2. Helfer stabilisiert und gestützt werden.
Der Endotrachealtubus wird mit der linken Hand einge-führt, geblockt und in üblicher Weise fixiert.

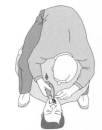

Die Technik der inversen Intubation kann auch beim sitzenden Patienten in Erwägung gezogen werden, der Zugang erfolgt dann von vorn oder schräg von der Seite.

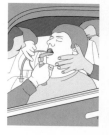

Nasotracheale Intubation

Die nasotracheale Intubation ist in der Notfallmedizin eher die Ausnahme.
Ihre Vorteile liegen bei der prolongierten Intubation:
– Mundpflege besser möglich
– Fester Sitz (Sicherheit in bezug auf Verschiebung und Abknickung)
– Einfache Fixation des Tubus

Die Nachteile gegenüber der orotrachealen Intubation sind:
– Technisch schwierigere Intubation
– Engeres Lumen des Tubus
– Schwierigeres Absaugen
– Infektionsrate durch Passage der keimbesiedelten Nasenwand höher

Die Kontraindikationen der nasotrachealen Intubation sind
– Verletzungen von Gesichtsschädel, Orbitaboden und Nase
– Liquorfisteln

Technik
Lagerung des Patienten wie bei der orotrachealen
Intubation.
Vorschieben des Tubus am Boden der Nasenhöhle
bis in den Oropharynx.

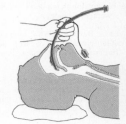

Einführen des Laryngoskops wie bei orotrachealer
Intubation.

Vorschieben des Tubus unter Sichtkontrolle in die
Trachea, evtl. unter Zuhilfenahme der Magill-
Zange.

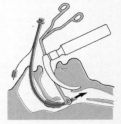

Aufblasen der Blockierungsmanschette, Fixierung.

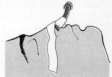

Blindintubationen

Blindintubationen sind nur dann vorzunehmen, wenn eine Intubation unter Sicht-kontrolle nicht durchführbar ist.

Orotracheale Blindintubation
– Lagerung des Patienten in halbaufgerichteter
  Stellung.
– Herausziehen der Zunge mit der rechten Hand.
– Ertasten des Kehldeckels durch Einführen des
  Zeigefingers und des Mittelfingers der linken Hand.
– Drücken des Kehldeckels mit dem Mittelfinger
  nach ventral.
– Einführen des Tubus mit der rechten Hand, wobei
  der linke Zeigefinger als Leitschiene dient.
– Blockierung des Tubus.
– Lagekontrolle.

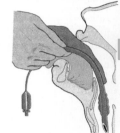

Nasotracheale Blindintubation
– Lagerung des Patienten in halbaufgerichteter
  Stellung.
– Einführen des Tubus durch den Nasengang.
– Unter ständiger Kontrolle des Atemgeräuschs
  langsames Vorschieben des Tubus: **Ein deutlich
  hörbares Atemgeräusch zeigt die Lage des Tubus
  nahe der Stimmritze an!**
– Einführen des Tubus in die Trachea **während der
  Inspiration.**

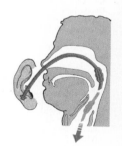

INTUBATION

Besonderheiten bei Säuglingen und Kleinkindern

Bei der Intubation von Säuglingen und Kleinkindern ist aufgrund der besonderen
anatomischen Gegebenheiten folgendes zu beachten:
- Verwendung des geraden (Foregger-)Spatels.
- Tubusgröße entspricht annähernd dem Kleinfingerdurchmesser des Kindes,
  genauere Größenangaben s. S. 73.
- Bis etwa zum 10. Lebensjahr werden die Tuben nicht geblockt (sonst erhöhte Gefahr
  der Tracheaschädigung).

Komplikationen

Die folgenschwerste Komplikation bei der Intubation ist die **Fehlintubation in den
Ösophagus**.
Vermeidung:
- Möglichst nur unter klaren Sichtverhältnissen intubieren (die Stimmritze muß sich
  deutlich darstellen).
- Sofortiges Abhören am offenen Tubusende zur Registrierung von Atemgeräuschen;
  bei Atemstillstand leichtes Komprimieren des Thorax – Entweichen von Luft aus
  dem Tubus.
- Beidseitiges Abhören des Thorax während der Beatmung mit dem Beatmungsbeutel;
  dabei sollten Atemgeräusche eindeutig verifizierbar sein.
- Im Zweifelsfall auch über dem epigastrischen Winkel kontrollieren, ob dort etwa
  Luftinsufflationen hörbar sind.
- Beobachten des Abdomens (zunehmende Blähung?).
- Beobachten des Patienten – bei Zunahme der respiratorischen Störung trotz
  Beatmung an Fehlintubation denken!

Eine weitere häufigere Komplikation ist die **Fehllage des Tubus in einem
Hauptbronchus**.
Vermeidung:
- Tubus nicht unnötig tief einführen.
- Auskultation der Atemgeräusche über beiden Lungen, bei zweifelhafter Belüftung
  auf einer Lungenseite (meistens der linken Seite) vorsichtiges **Zurückziehen** des
  Tubus, dabei Auskultation.
- Exakte Fixation des Tubus, wenn möglich auch Markierung der Tubuslage am
  äußeren Tubusende.
- Lagekontrolle des Tubus nach jeder Manipulation wie Absaugung und Lagerungs-
  wechsel.

Zu den Komplikationen gehören ebenfalls **Verletzungen und Blutungen im Mund-
Rachen-Raum**.
Vermeidung:
- Zarte Manipulationen.
- Wahl der richtigen Tubusgröße (Tubus sollte so groß sein, daß er eben noch glatt
  durch die Glottis gleitet).
- Absaugung bereithalten!

Darüber hinaus ist noch zu achten auf **reflektorische Störungen, wie Herzrythmus-
störungen, Laryngo- oder Bronchospasmus**.
Vermeidung:
- Falls möglich, Gabe von Atropin (0,01 mg/kg KG).

Was tun bei Fehlintubation?

- Ruhe bewahren!
- Evtl. Tubus drinlassen, in einen Mundwinkel schieben.

Vorteile:
- falsch liegender Tubus zeigt, wo es **nicht** lang geht,
- blockiert (etwas) den Eingang in den Ösophagus,
- Mageninhalt wird beim Erbrechen kontrolliert nach außen geleitet.

Nachteile:
- evtl. Sicht- und Platzbehinderung,
- keine Garantie dafür, daß nicht ein 2. Tubus auch im Ösophagus landet!

- Zwischenbeatmung mit Beutel und Maske.
- Neuer Intubationsversuch mit neuem Tubus.

Ösophagotrachealer Doppellumentubus (Kombitubus, Twintubus)

Das Prinzip des ösophagotrachealen Doppellumentubus besteht darin, daß dem bewußtlosen Patienten ohne weitere Hilfsmittel ein spezieller Doppellumentubus in den Rachen
eingeführt wird und dieser dann mittels zweier Cuffs so geblockt wird, daß die insufflierte
Luft normalerweise nur die Möglichkeit hat, in die Trachea auszuweichen.

Erstere und häufigere Möglichkeit (ca. 80–90 %) ist die, daß der
Tubus in den Ösophagus plaziert wird, dann blocken die Cuffs den
Pharynx und den Ösophagus, die Luft muß Richtung Trachea
ausweichen. Zweite und seltenere Möglichkeit (bis max. 20 %) ist
die, daß der Tubus „unabsichtlich" endotracheal plaziert wird.
Dann blocken die Cuffs den Pharynx und die Trachea, die Luft
würde Richtung Ösophagus ausweichen. Durch Auswahl des anderen Lumens kann dies aber verhindert werden und nun direkt
intratracheal beatmet werden. Die Anwendung und die Besonderheiten des Doppellumentubus müssen dem Anwender gut
bekannt sein, sonst sind die verschiedenen Ansatzstücke, Cuffs
etc., nur verwirrend!

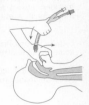

Indikationen
– Sicherstellung der Atemwege bei unmöglicher endotrachealer
  Intubation
– Alternative zur endotrachealen Intubation für den Ungeübten

Kontraindikationen
– Grundsätzlich ist die Anwendung des Doppellumentubus beim
  Patienten mit vorhandenen Schutzreflexen nicht möglich!
– Patient jünger als 16 Jahre oder kleiner als 150 cm
– Erkrankungen des Ösophagus
– Ingestion von Säuren oder Laugen

Technik
Außer dem Tubus, dem Stethoskop und dem Beatmungsbeutel wird
kein weiteres „Handwerkzeug" benötigt! Der Tubus wird dem
Patienten blind soweit oral vorgeschoben, bis die auf dem Tubus
vorhandenen Markierungen sich auf Höhe der Zahnreihe befinden.
Normalerweise gelangt der Tubus auf diese Weise in den Ösophagus.
Die Cuffs werden mit dem Beatmungsbeutel (Twintubus: 1 Kom-
biventil) bzw. mit Blockerspritzen (Kombitubus: 2 Blockeransät-
zätze) aufgeblasen, der pharyngeale Cuff benötigt ca. 100 ml Luft,
der ösophageale ca. 15 ml Luft.

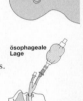

ösophageale
Lage

Die Beatmung wird probeweise über den Konnektor des grünen
(Twintubus) bzw. blauen (Kombitubus) Tubus durchgeführt und
dabei sorgfältig auskultiert.

Deutliche Atemgeräusche über der Lunge und kein blubberndes
Geräusch über dem Epigastrium bedeutet eine „korrekte" Lage im
Ösophagus, der Doppellumentubus kann fixiert, die Beatmung
fortgesetzt werden.

Kein Atemgeräusch über der Lunge und blubbernde Geräusche
über dem Epigastrium zeigen, daß der Tubus endotracheal liegen
muß. Die Beatmung muß deshalb über den Konnektor des weißen
bzw. klaren Tubus fortgesetzt werden (beim Twintubus muß dazu
vorher ein Mandrin entfernt werden), dieser entspricht jetzt einem
„normalen" Endotrachealtubus.

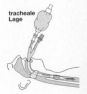

tracheale
Lage

Larynxmaske

Larynxmasken bestehen aus einem ova-
len, maskenähnlichen Silikonkörper mit
aufblasbarem Cuff-Rand, verbunden mit
einem weitlumigen Tubus. Der Silikonkörper soll mit aufgeblasenem Cuff Epiglottis und Kehlkopf gegen Mundhöhle
und Ösophagus abdichten und über den
Tubus eine direkte „Luftbrücke" zwischen Beatmungsbeutel und Larynxein-
gang ermöglichen.

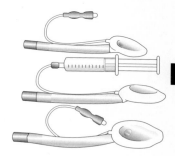

Die Larynxmaske stellt damit ein
„Mittelding" zwischen Maskenbeatmung und endotrachealer Intubation dar.
Im Bereich der klinischen Anästhesie
findet die Larynxmaske bei Kurznarko-
sen als Alternative zur endotrachealen
Intubation und zur Maskenbeatmung
zunehmend Verbreitung, ihre Anwendung im präklinischen Einsatz ist noch weniger
verbreitet und noch nicht routinemäßig empfohlen.

Voraussetzungen für den Einsatz der Lanrynxmaske im klinischen Bereich sind:
– keine erhöhte Aspirationsgefahr, Nüchternheit (die Larynxmaske schützt nicht sicher
  vor Aspiration!),
– ausreichend tiefe Narkose, ausgeschaltete Schutzreflexe,
– keine größeren Verletzungen im Pharynxbereich, keine Verlegungen im Larynx-
  bereich,
– ausreichende Erfahrung des Anwenders.
Da die klinischen Voraussetzungen für die Anwendung der Larynxmaske beim Notfallpatienten in vollem Umfang praktisch nie vorliegen (Notfallpatienten sind z. B.
grundsätzlich als nicht nüchtern anzusehen!), ist ihre Anwendung im präklinischen
Bereich in erster Linie zu definieren als
– Überbrückungsmaßnahme bis zur definitiven Intubation bzw.
– als Maßnahme bei nicht unverzüglich beherrschbaren Intubationsschwierigkeiten.

Material
Die Larynxmaske ist in verschiedenen Größen erhältlich, von denen drei für den
Einsatz im Rettungsdienst in Frage kommen:

		Maximales Cuff-Volumen
Größe 3	Kinder u. kleine Erwachsene 25–50 kg	20 ml
Größe 4	Erwachsene >90 kg	30 ml
Größe 5	Erwachsene 50–90 kg	40 ml

LARYNXMASKE

Technik
Auswahl der richtigen Maskengröße.
Notarzt steht oder kniet hinter dem Patienten, dessen Kopf wird
rekliniert und durch die linke Hand am Hinterkopf in dieser
Position gesichert.

Die Larynxmaske wird mit der rechten Hand mit zungenwärts
gerichteter Maskenöffnung und unter Beobachtung der
Maskenspitze (darf nicht nach oben umknicken!) am harten
Gaumen entlang peroral bis in den Hypopharynx vorgeschoben.

Die Kuppe des Zeigefingers der rechten Hand drückt die Maske
so weit wie möglich abwärts in die richtige Lage.

Der Tubus wird nun mit der linken Hand fixiert, der Zeigefinger
wird aus dem Rachen gezogen.

Das Cuff wird nun geblockt, ohne daß dabei die Larynxmaske
festgehalten wird, dabei zentriert sich die Maske normalerweise
selbständig.
Manuelle Beatmung bei gleichzeitiger Lagekontrolle durch
Auskultation und Inspektion der Thoraxexkursionen.
Fixierung der Larynxmaske (wie ein Endotrachealtubus).

Koniotomie und Trachealpunktion

Beide Verfahren sind den seltenen Notsituationen vorbehalten, bei denen eine endotracheale Intubation nicht möglich ist. Eine **Nottracheotomie** sollte nach heutiger Meinung in jedem Fall **unterbleiben**.

Koniotomie

Bei der Koniotomie wird das **Lig. cricothyreoideum** (Lig.conicum) zwischen Schildknorpel und Ringknorpel mit einem **Querschnitt** durchtrennt und dadurch ein offener Zugang zur Trachea geschaffen.

2

Technik
Überstreckung des Halses durch Unterpolsterung der Schultern.
Fixierung des Schildknorpels mit einer (z. B. der linken) Hand, Ertasten des Spalts zwischen **Schildknorpelunterrand** und **Ringknorpeloberrand** mit dem Zeigefinger.
Fixieren des Kehlkopfes durch Vorspannen der Haut mit den Fingern der linken Hand.
1–2 cm breite, quere Hautinzision zwischen den beiden Knorpeln setzen.

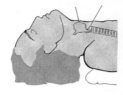

Wunde spreizen und mit weiterem Schnitt Querdurchtrennung des Lig. conicum im ertasteten Bereich (ca. 1–1,5 cm Schnittbreite), Spreizen der Inzision, z. B. mit Klemme oder Nasenspekulum, Einführung eines Trachealtubus (z. B. ID 4–7 mm), Tubus blocken, Tubuslage kontrollieren und Tubus sicher fixieren.

Als Alternative zur o. g. Methode stehen auch spezielle Notfallkoniotomiebestecke (z. B. Mini-Trach II, Quicktrach) zur Verfügung.

Quicktrach Notkoniotomieset

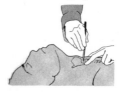 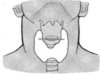 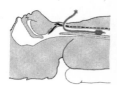

Trachealpunktion

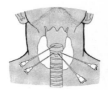

Bei der Trachealpunktion werden mehrere weitlumige Venenverweilkanülen (1,5–2 mm Durchmesser) durch das Lig. conicum und zwischen den obersten Trachealringen in die Trachea eingestochen. Durch die Kanülen kann Luft ein- und ausgeatmet werden, wobei der insgesamt niedrige Atemwegsquerschnitt und die fehlende Möglichkeit zur trachealen Absaugung oder Beatmung nachteilig sind.

Herzdruckmassage

Neben der künstlichen Beatmung – wenn immer möglich mit Intubation – gehört die **Herzdruckmassage** in Form der **externen Herzmassage** zu den Basismaßnahmen bei der kardialen Reanimation.
Ziele dieser Maßnahme sind die Aufrechterhaltung einer minimalen Kreislauffunktion und/oder die Wiederherstellung eines normalen Rhythmus.

Indikation

Kreislaufstillstand, unabhängig von dessen Genese.

Prinzip

Für den bei der Herzmassage erzeugten Blutfluß werden 2 Mechanismen als bedeutend angesehen:

1. Das Herz wird zwischen Brustbein und Wirbelsäule komprimiert.

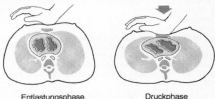

Entlastungsphase   Druckphase

2. Durch die Herzdruckmassage werden **intrathorakale Druckschwankungen** verursacht, die zu einer Blutzirkulation führen.

Möglicherweise sind beide Mechanismen während einer Herzdruckmassage in wechselnder Weise von Bedeutung, dennoch muß man beachten, daß auch bei einer optimalen Technik das **Herzzeitvolumen nur ca. 20–40 % des normalen Ruhewerts** beträgt.

Technik

Der Patient wird **flach** auf eine **harte Unterlage** (am besten auf den Fußboden) gelegt. Liegt der Patient im Bett, sollte ein Brett unter seinen Rücken geschoben werden.

Der Helfer kniet oder stellt sich seitlich neben den Patienten.
Die Kleidung über dem Brustkorb wird rasch – am besten mit einer Kleiderschere – geöffnet. Nun wird der untere Rand des Brustbeins ertastet.

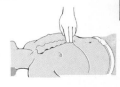

Der **Druckpunkt** sollte **5–7 cm,** d. h. **3 Querfinger oberhalb des unteren Brustbeinendes** (unteres Drittel des Sternums), liegen. Sinnvoll ist es, den Druckpunkt z. B. durch einen Fingernagelabdruck zu markieren, so daß ein rasches Wiederauffinden jederzeit möglich ist. Der Handballen der einen Hand wird exakt in der **Medianlinie** des Sternums am Druckpunkt aufgesetzt. Die 2. Hand wird dann parallel oder über Kreuz auf die Hand, die auf dem Druckpunkt plaziert ist, gelegt. Dabei können die Finger ausgestreckt oder ineinander gekreuzt sein, so daß die Druckübertragung nicht mit den Fingern, sondern mit dem Handballen erfolgt.

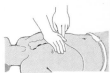

Die Ellbogen des Helfers müssen bei der Herzmassage **durchgestreckt** bleiben, die Schultern des Helfers sind über den Druckpunkt gebeugt, so daß der Druck direkt senkrecht von oben nach unten ausgeübt wird.

Bei einem Erwachsenen muß so viel Druck ausgeübt werden, daß das Sternum mindestens 4–5 cm eingedrückt wird. In der Entlastungsphase muß der Druck ganz nachlassen, damit der Brustkorb die Möglichkeit hat, in die Ausgangsstellung zurückzukehren. **Druck- und Entlastungsphase sollen gleich lang sein und jeweils ca. 0,5 s dauern.** Auch in der Entlastungsphase bleiben die Handballen auf dem Druckpunkt. Die Frequenz der Herzmassage sollte bei 60–100/min liegen.

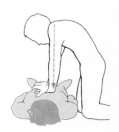

1-Helfer-Methode: 15 Herzdruckmassagen auf
                     2 Beatmungen
2-Helfer-Methode: 5 Herzdruckmassagen auf
                     1 Beatmung

Die **Kontrolle** der Wirksamkeit der Herzdruckmassage geschieht am besten über die **Palpation des Femoralispulses.** Alternativ ist auch die **Palpation des Karotispulses** möglich.

HERZDRUCKMASSAGE

Besonderheiten bei Säuglingen und Kleinkindern

– Der **Druckpunkt** liegt nicht im unteren Sternumdrittel, sondern in der **Sternummitte**.
– Die Herzdruckmassage wird bei Neugeborenen **nur mit dem Daumen** durchgeführt, die **Kompressionstiefe** beträgt ca. **1,5 cm**, die Frequenz 120/min.

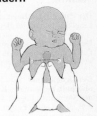

– Bei Säuglingen wird die Massage mit der **2-Finger-Technik** durchgeführt, die **Kompressionstiefe** beträgt **1,5–2,5 cm**, die Frequenz 100/min.

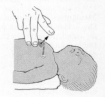

– Bei Kleinkindern wird die Massage mit dem **Handballen einer Hand** durchgeführt, die **Kompressionstiefe** liegt bei **2,5–4 cm**, die Frequenz bei 80–100/min.

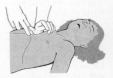

Schematische Übersicht zur Herzdruckmassage

	Neu-geborenes	Säugling	Kleinkind	Schulkind/Erwachsener
Druckpunkt	Sternummitte			Unteres Drittel des Sternums
Technik	Daumen	2-Finger-Technik/Handballen		Handballen
Kompressionstiefe	1,5 cm	1,5–2,5 cm	2,5–4 cm	ca. 5 cm
Frequenz	120/min	100/min	80–100/min	60–80/min

Komplikationen

– Rippen-Sternum-Frakturen
– Hämatothorax, Pneumothorax
– Leber-Milz-Ruptur
– Sonstige innere Verletzungen

Offene Herzmassage

Diese Form der Herzmassage ist nur bei geöffnetem Thorax, z. B. im Rahmen operativer Eingriffe, möglich. Durch den direkten Zugang zum Herzen ist sie hämodynamisch effektiver als die externe Massage, im Notarztdienst kommt sie jedoch praktisch nie zur Anwendung.

Präkordialer Faustschlag

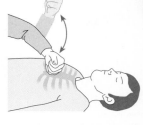

Die Wirkung und Indikation eines präkordialen Faustschlags sind umstritten.
Durch einen Faustschlag (Faust aus ca. 1 m Höhe senkrecht auf das untere Drittel des Sternums fallen lassen) auf das Brustbein soll es möglich sein, eine ventrikuläre Tachykardie, selten auch Kammerflimmern in einen günstigeren Herzrhythmus umzuwandeln. Andere Autoren sind der Auffassung, daß es über die Ausschüttung von Katecholaminen auch möglich sei, eine Asystolie zu beseitigen.
Indiziert wäre der Faustschlag demnach bei einer akut, z. B. im EKG-Monitor beobachteten bedrohlichen Rhythmusstörung, solange noch keine anderen Maßnahmen bereit sind, oder als „Blindmaßnahme" sofort beim Auftreten eines Herz-Kreislauf-Stillstands. Auf keinen Fall soll der präkordiale Faustschlag zu einer Verzögerung effektiverer Maßnahmen, insbesondere der Defibrillation, führen!
Kontraindiziert ist der präkordiale Faustschlag bei Säuglingen und Kleinkindern!

Herzdruckmassage mit mechanischen Hilfsmitteln

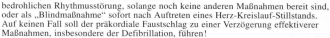

Durch die Einführung einer **aktiven Kompressions-Dekompressions-Pumpe (ACD-CPR),** z. B. als Cardiopump, scheint die Möglichkeit gegeben zu sein, den Rückfluß venösen Blutes zum Herzen und den myokardialen Perfusionsdruck während der Herzdruckmassage deutlich zu verbessern.
Das Konzept, bei dem ein Griff mittels Saugnapf auf die Brust des Patienten fixiert wird und bei dem dadurch sowohl Druck auf den Thorax als auch durch Zug Unterdruck erzeugt werden kann, ist zwar relativ leicht anwendbar, die bisher vorliegenden Studien lassen aber bisher noch keine signifikant höheren Erfolgsraten bei Reanimationen sowie ein besseres neurologisches „outcome" der Patienten erkennen.
Allgemeingültige Empfehlungen zur Anwendung der ACD-Saugglocke gibt es demnach derzeit noch nicht.
Als problematisch zeigten sich im Alltagseinsatz die insgesamt anstrengende, ermüdende Handhabung sowie die erschwerte Fixierung der Saugglocke auf dem Sternum bei durch Elektrodengel „glitschiger" Hautoberfläche sowie bei Trichterbrust oder übergroßen Mammae.

EKG-Diagnostik

Die EKG-Diagnostik im Notfalldienst wird sich in erster Linie auf eine **Monitor-überwachung** beschränken. Dazu werden 3 Klebeelektroden so auf dem Thorax des Patienten befestigt, daß eine Herzachse nach Möglichkeit innerhalb der Ableitungen liegt.

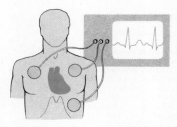

Die abgeleiteten Ströme werden auf dem Monitor als EKG wiedergegeben, wobei das dort erhaltene Stromkurvenbild dabei in der Regel keiner der „klassischen" Ableitungen im Standard-EKG entspricht. Mit Hilfe des Monitor-EKG lassen sich deshalb auch keine sicheren Aussagen, z. B. über Herzinfarktzeichen, machen.

Sehr gut geeignet ist das Monitor-EKG hingegen zur Überwachung des Herzrhythmus und der Herzfrequenz. Im Rahmen der erweiterten Reanimationsmaßnahmen ist ohne die EKG-Diagnostik eine gezielte Therapie, wie z. B. die Defibrillation, kaum möglich.

In Anbetracht der zunehmenden präklinischen Therapiemöglichkeiten beim akuten Herzinfarkt in Form einer Lysebehandlung sind die Notarztwagen in zunehmendem Maße mit 3- oder 6-Kanal-EKG-Schreibern ausgerüstet. Für deren Anwendung ist eine exakte Kenntnis der Ableitungstechnik und der EKG-Interpretation erforderlich.

EKG-Elektrodenpositionen

Brustwandableitungen

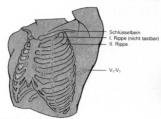

Unipolar nach Wilson:
V_1 4. ICR parasternal re.
V_2 4. ICR parasternal li.
V_3 zwischen V_2 und V_4
V_4 5. ICR in der Medioklavikularlinie
    li. (normalerweise Herzspitze)
V_5 vordere Axillarlinie in Höhe von V_4 li.
V_6 mittlere Axillarlinie in Höhe von V_4 li.

Spezielle Brustwandableitungen:
V_7 hintere Axillarlinie in Höhe V_4
V_8 linke mittlere Skapularlinie in Höhe V_4
V_9 linke Paravertebrallinie in Höhe V_4

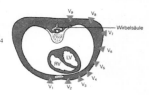

Extremitätenableitungen

Anschlüsse:
rechter Arm: rot (oder 1 Ring)
linker Arm: gelb (oder 2 Ringe)
linkes Bein: grün (oder 3 Ringe)
rechtes Bein: schwarz (Erde)

Bipolare Extremitätenableitungen nach Einthoven:
Ableitung I   linker Arm → rechter Arm
Ableitung II   linkes Bein → rechter Arm
Ableitung III linkes Bein → linker Arm

Unipolare Ableitungen nach Goldberger (a augmented: verstärkt)
aVR Potential rechter Arm
aVL Potential linker Arm
aVF Potential linker Fuß

EKG-Normwerte

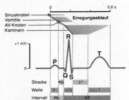

Strecke   PQ   ST
Welle   P   QRS   T
Intervall PQ   QT

Erregungsausbreitung und -rückbildung mit zugehörigem EKG-Bild

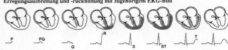

EKG: Die wichtigsten Normgrößen

EKG-Anteil	Definition	Dauer in Sek.	Amplitude (Höhe)
P-Welle	Vorhoferregungswelle	0,05–0,10	1–3 mm = 0,1–0,3 mV
PQ-Zeit	Erregungsüberleitungszeit (Herzfrequenz 50–130/min)	0,12–0,20	
Q-Zacke	Ventrikelseptumerregung	< 0,04	< ¼ R-Höhe
QRS-Komplex	Ausbreitung der Herzkammererregung	0,06–0,10	
ST-Strecke	Strecke, in der die gesamte Muskulatur der Herzkammer depolarisiert (erregt) ist		
T-Welle	Erregungsrückbildungswelle		1/8 bis 2/3 R (bzw. S, wenn S der Hauptausschlag ist)
QT-Strecke	Totale elektrische Kammeraktion (Herzfrequenz 50–130/min)	0,26–0,40	

Maximale Normwerte der PQ- und der QT-Zeit in Abhängigkeit von der Herzfrequenz

Herzfrequenz pro Min.	PQ-Zeit in Sek.	QT-Zeit in Sek.
50	0,21	0,40
60	0,20	0,38
70	0,19	0,36
80	0,18	0,34
90	0,17	0,32
100	0,16	0,30
110	0,15	0,29
120	0,14	0,28
130	0,13	0,26

PULSOXYMETRIE

Pulsoxymetrie

Unter Oxymetrie versteht man die spektralphotometrische Messung der partiellen Sauerstoffsättigung des arteriellen Blutes ($pSaO_2$). Das Verfahren macht sich die unterschiedlichen Absorptions- und Reflexionseigenschaften des Hämoglobins und seiner verschiedenen Derivate – insbesondere seine oxygenierten und seine desoxygenierten Varianten – zunutze. Dazu werden über eine Lichtquelle Licht mit genau definierten Wellenlängen (660 nm und 940 nm) durch das Meßorgan (z. B. Fingerbeere, Ohrläppchen) gesendet und auf der gegenüberliegenden Seite mittels eines Photodetektors die Veränderungen gemessen.

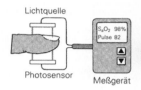

Beim Pulsoxymeter erfolgt die Messung des Sättigungsgrads des Hämoglobins immer nur während der Pulswelle.

Die Pulsoxymetrie ermöglicht es, als einfaches, nicht invasives Verfahren, Störungen der aktuellen peripheren Sauerstoffsättigung bereits dann zu erkennen, wenn noch keine klinisch sichtbaren Veränderungen (z. B. Zyanose) vorhanden sind.

Indikation
– alle Formen der Atemstörungen,
– alle Patienten, die beatmet werden,
– als Screening-Maßnahme bei allen Notfallpatienten.

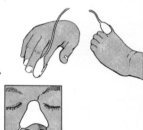

Technik
Grundsätzlich soll die Anbringstelle auf nackter, sauberer und unbeschädigter Haut liegen
– als Fingersensor (Fingerbeere),
– als Ohrsensor (Ohrläppchen),
– als Klebesensor,
– als Nasensensor (Nasenrücken).

Normalwerte
Die arterielle Sauerstoffsättigung liegt normalerweise bei 95–100 %.

Fehlermöglichkeiten
– Bewegungsartefakte,
– bei RR-Werten unter 60 mm Hg systolisch in der Regel keine Messung mehr möglich,
– bei ausgeprägtem Hb-Abfall (< 8 g/dl) keine korrekte Messung möglich,
– mit abnehmender peripherer Körpertemperatur und zunehmender Zentralisation oft keine ausreichende Registrierung des Pulssignals möglich,
– beim Vorliegen pathologisch erhöhter HbCO-Konzentrationen (z. B. bei Rauchgasvergiftung, Suizidversuche mit Autoabgasen) oder von Met-Hb (Nitritvergiftung) falsch-hohe Angaben!

Deshalb kein blindes Verlassen auf die Meßwerte! Entscheidend ist das klinische Bild!

Kapnometrie und Kapnographie

Die Messung der Kohlendioxidkonzentration in
der Atemluf wird als **Kapnometrie**, ihre graphi-
sche Verlaufsdarstellung als **Kapnographie**
bezeichnet.

Der Parameter, der gemessen wird, ist der endexspiratorische Kohlendioxidpartialdruck (PeeCO$_2$)
auch als endexspiratorische CO$_2$-Konzentration
(et CO$_2$) bezeichnet.

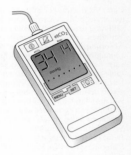

War die Messung dieser Parameter bis vor kurzem
nahezu ausschließlich der Intensivmedizin und der
Anästhesie vorbehalten, so findet sie durch die
Entwicklung kleiner, kompakter und preisgünsti-
ger Geräte jetzt auch zunehmend Eingang in die
präklinische Notfallmedizin.

Physiologische Grundlagen

Der CO$_2$-Gehalt in der Umgebungsluft liegt normalerweise
bei nur 0,4 %.
Der CO$_2$-Gehalt in der Inspirationsluft liegt demnach auch praktisch bei Null.

Der CO$_2$-Gehalt in der Exspirationsluft verläuft normalerweise folgendermaßen:
- Zunächst kein Anstieg, da nur Totraumluft ausgeatmet wird.
- Dann steiler Anstieg bis zum Erreichen eines endexspiratorischen Plateaus (Aus-
atmen der Alveolarluft) und dadurch weitgehend Annäherung an den arteriellen
Kohlendioxidpartialdruck (PaCO$_2$).

Der endexspiratorisch gemessene Kohlendioxidgehalt liegt bei normalen
Ventialtionsverhältnissen ca. 2–5 mm Hg niedriger als der reelle PaCO$_2$.

Normalbereich des PeeCO$_2$: 33–45 mm Hg.

Prinzip

Nach der Methode der Infrarotspektrometrie wird Licht mit der Wellenlänge von
426 nm von einer Lichtquelle ausgesandt, das Ausmaß seiner Absorption durch das
in der Atemluft vorhandene CO$_2$ wird in einem Detektor erfaßt und als Meßwert
wiedergegeben.

Bei der Hauptstromtechnik wird der Meßsensor als komplette Einheit direkt im
Atemstrom des Patienten (z. B. durch Aufstecken auf den Tubus) befestigt, der Sensor
ist dabei relativ schwer und zerstörungsanfällig.

Beo der Nebenstromtechnik wird mittels Ansaugschlauch (z. B. über einen Adapter am
Tubus befestigt) kontinuierlich ein Teil der Atemluft zum Meßgerät gesaugt und dort
gemessen. Bei dieser Methode ist die Verminderung des Atemminutenvolumens um
den abgesaugten Betrag (ca. 140 ml/min) zu beachten!

Die meisten für den Notfalleinsatz konzipierten Geräte arbeiten nach dem Neben-
stromprinzip.

Indikation

– Endotracheale Intubation: sicherster Nachweis einer korrekten intratrachealen Tubuslage.
Da nur über die Lunge nennenswerte CO_2-Mengen abgegeben werden können, schließt ein Nachweis normaler $PeeCO_2$-Mengen über 3–5 Atemzüge eine ösophageale Fehllage nahezu 100 %ig aus. Anfänglich nennenswerte CO_2-Mengen können sich allenfalls finden, z. B. nach vorheriger fehlerhafter Maskenbeatmung mit Einpressen von Exspirationsluft in den Magen, nach vorhergegangener Aufnahme von CO_2-haltigen Getränken oder von CO_2-produzierenden Medikamenten (z. B. Antacida).

– Monitoring beim beatmeten Patienten, Steuerung der Ventilation:
Normoventilation: $PeeCO_2$ 35–40 mm Hg,
Hyperventilation (z. B. bei SHT): $PeeCO_2$ 30–35 mm Hg,
Hypoventilation (z. B. chron. Asthmatiker): $PeeCO_2 > 45$ mm Hg.

– Evtl. zur Erfolgskontrolle einer kardiopulmonalen Reanimation:
Bei Zunahme des HZV und der Lungendurchblutung Anstieg des $PeeCO_2$, bei Verstorbenen dagegen kein Nachweis von CO_2 in der Ausatemluft (Sistieren des CO_2-Transports, Abnahme des $PeeCO_2$ bis auf Null).

Technik

Zwischenschalten des Kapnometersensors oder des Ansaugstutzens zwischen Beatmungsgerät und Endotrachealtubus mit entsprechendem Adapter.

Normalwerte

$PeeCO_2$: 33–45 mm Hg

Fehlermöglichkeiten

– Bei Notfallpatienten mit kardiopulmonalen Störungen (Abfall des HZV und der Lungendurchblutung) z. B. auch bei Lungenembolie ist die Korrelation $PeeCO_2 : PaCO_2$ nicht mehr gegeben.
Der gemessene $PeeCO_2$ kann deutlich unter dem reellen $PaCO_2$ liegen.

Metabolische Komponente (z. B. Abfall des $PeeCO_2$ durch tiefe Hypothermie, Sedativa und Analgetika) können in der Notfallmedizin eher vernachlässigt werden.

Es gilt aber auch für die Kapnometrie: niemals alleiniges Verlassen auf technische Meßgröße!

Defibrillation

Bei der elektrischen Defibrillation wird über 2 der Thoraxwand anliegende Elektroden
ein Stromstoß durch den Körper des Patienten geleitet. Dieser hat zum Ziel, eine
möglichst große Zahl von Myokardzellen gleichzeitig zu depolarisieren, wodurch eine
bestehende Herzrhythmusstörung beseitigt werden kann und einem Schrittmacher-
zentrum des Herzens die Möglichkeit gegeben wird, wieder einen geordneten Erregungsablauf herzustellen.

Zubehör

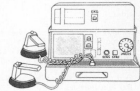

– Defibrillator
– EKG-Monitor mit Klebeelektroden
– Elektrodenpaste

Indikationen

Eine gezielte Defibrillation setzt die Kenntnis des EKG voraus. In jedem Fall indiziert
ist die Defibrillation bei:
– Kammerflimmern/Kammerflattern,
– pulsloser Kammertachykardie.

Technik
a) **Ableitung eines Monitor-EKG**, am schnellsten über die Paddels (nahezu bei allen
Geräten möglich!), am besten über Klebeelektroden.

b) **Plazierung der Defibrillatorelektroden** so, daß der Stromfluß durch den Herzmuskel möglichst groß ist, also nicht zu nahe nebeneinander! Auf die Defibrillatorelektroden **reichlich Elektrodenpaste** aufbringen.

– Anterior-anterior-Position:
  Beide Elektroden liegen auf der Vorderseite des Thorax, z. B. die eine rechts parasternal unter der Klavikula, die andere links thorakal über der Herzspitze.

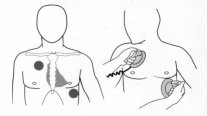

– Anterior-posterior-Position:
  Die eine Elektrode wird unter der linken Skapula, die andere Elektrode links
  parasternal, ungefähr in Höhe des 4. ICR, aufgesetzt. Diese Methode ist etwas
  umständlicher (Zeitverlust!), benötigt dafür aber etwas niedrigere Defibrillations-
  energien.

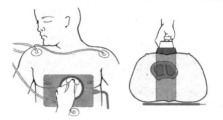

c) **Einstellung der Defibrillationsenergie**. Die Energiewahl ist immer wieder Gegenstand intensiver Diskussionen. Ziel ist es, die Energie zu finden, mit der bereits erfolgreich defibrilliert werden kann, ohne dabei eine Schädigung des Myokards zu bewirken.

Die gegenwärtigen Empfehlungen (ERC 1994) lauten:

– Erwachsene: initial ca. **3 Joule/kg KG**, d. h.
für einen ca. 80 kg schweren Menschen ca. 250 Joule.
Bei wiederholter erfolgloser Defibrillation Steigerung bis ca.
5 Joule/kg KG. Die Höchstenergie von 360 Joule sollte nicht überschritten werden.

– Kinder: initial ca. **2 Joule/kg KG.**

Bei der Defibrillation sind 2 Verfahren möglich:

1. Defibrillation mit stufenweiser Erhöhung der Energie (200 J, 200 J, 360 J, wird z. Z. als Methode der Wahl beim 1. Defibrillationszyklus empfohlen)
2. Defibrillation mit sofortiger Höchstenergie (360 J, wird z. Z. erst ab dem 2. Defibrillationszyklus empfohlen)

Altersstufe	Defibrillationsenergie	
	Initial [J]	Maximal [J/kg KG]
Neugeborene	12	
Kleinkinder	25	4
Schulkinder	50	4
Jugendliche	100–150	4
Erwachsene	200	5 (Höchstenergie 360 J)

d) **Durchführung der Defibrillation.** Die Defibrillation sollte möglichst ohne großen Zeitverlust erfolgen, bei unklaren EKG-Befunden und Kreislaufstillstand im Zweifelsfall eine Defibrillation durchführen!

Voraussetzung für eine erfolgreiche Defibrillation ist eine **möglichst optimale Oxygenierung des Myokards**, deshalb bis zur Durchführung der Defibrillation reanimieren! Initial werden 3 Defibrillationen in rascher Folge empfohlen, wenn das Gerät zum Wiederaufladen jedoch mehr als 30 s benötigt, muß die Reanimation intermittierend fortgeführt werden.

Während des Stromstoßes dürfen Patient und Bettgestell nicht berührt werden! Die Defibrillationselektroden müssen zur Reduzierung des Übergangswiderstands fest an den Thorax gepreßt werden (Anpreßdruck je Paddel ca. 10 kg!).

Schematische Darstellung einer Defibrillation (Erwachsener):
- Kardiopulmonale Reanimation (CPR), bis Defibrillator verfügbar
- Monitor: Kammerflimmern, pulslose ventrikuläre Tachykardie
- **Defibrillation mit 200 J**
- Erfolgskontrolle (Monitor, Pulse)
- Kein Erfolg: **2. Defibrillation mit 200 J**
- Erfolgskontrolle (Monitor, Pulse)
- Kein Erfolg: **3. Defibrillation mit 360 J**
- Kein Erfolg: CPR mit erweiterten Maßnahmen fortführen (z. B. Gabe von Adrenalin, Lidocain, evtl. Bikarbonat)
- Dann **erneute Defibrillation mit 360 J** (3mal wiederholen)

Kammerflimmern bzw. pulslose Tachykardie
Evtl. präkordialer Faustschlag
1. Defibrillation mit 200 J 2. Defibrillation mit 200 J 3. Defibrillation mit 360 J (3er Serie)
Kardiopulmonale Reanimation, Intubation, i.v. Zugang
Adrenalin 1 mg i.v. oder 3 mg endobronchial
Etwa 10 Zyklen kardiopulmonale Reanimation (1:5)
4. Defibrillation mit 360 J 5. Defibrillation mit 360 J 6. Defibrillation mit 360 J (3er Serie)

Mögliche **Ursachen für eine primär erfolglose Defibrillation** können sein:
- Fehlerhafte Elektrodenposition
- Keine oder zu wenig Elektrodenpaste verwendet (Hautwiderstand zu hoch)
- Elektroden nicht fest genug an den Thorax gepreßt
- Zu niedrige Defibrillationsenergie
- Mangelhafte Oxygenierung des Herzens
- Biologisch refraktäres Kammerflimmern.

Elektrische Kardioversion

Bei der elektrischen Kardioversion wird versucht, durch eine synchronisierte (R-Zacken gesteuerte) Defibrillation eine tachykarde, kreislaufwirksame Herzrhythmusstörung in einen effektiveren Rhythmus zu konvertieren.

Zubehör
- Defibrillator
- EKG-Monitor mit Klebeelektroden
- Elektrodenpaste

Indikationen
– Hochfrequente, ventrikuläre Tachykardie mit hämodynamischer Instabilität,
– hochfrequente (> 150/min), supraventrikuläre Tachykardie (Ausnahme: Sinustachykardie!) mit hämodynamischer Instabilität,
vor allem, wenn die Rhythmusstörung medikamentös nicht günstig zu beeinflussen ist,
sofort, wenn klinische Symptome eines kardiogenen Schocks vorliegen.

Technik
Eine elektrische Kardioversion beim bewußtseinsklaren Patienten bedarf einer vorherigen Aufklärung sowie zumindest einer Sedierung, besser einer Anlagosedierung in Form einer Kurznarkose (z. B. mit Etomidat + Morphin). Ständige Intubations- und Reanimationsbereitschaft ist selbstverständliche Voraussetzung.

– Ableitung eines Monitor-EKG
– Reichlich Elektrodengel auf die Paddels aufbringen
– Defibrillationsmodus synchron wählen!
– Energie vorwählen:
  – Supraventrikuläre Tachykardie bzw. schmale Kammerkomplexe (mit Ausnahme Vorhofflimmern)
    – zunächst 50 J,
    – bei Versagen 100 J → 200 J → 300 J → 360 J.
  – Ventrikuläre Tachykardie bzw. breite Kammerkomplexe und Vorhofflimmern
    – zunächst 100 J,
    – bei Versagen 200 J → 300 J → 360 J.

Elektrische Stimulation

(passagere Stimulation, passagerer externer Schrittmacher)

Prinzip

Mit Hilfe von extern an die Thoraxwand angelegten Elektroden (unter stationären Bedingungen auch über transösophageal eingeführte Elektroden) soll der Herzmuskel mit einer adäquaten Frequenz (70–80/min) stimuliert werden.

Indikationen

1. **Bradykarde Herzrhythmusstörungen**, wie z. B.
– AV-Block 2. und 3. Grades,
– bradykardes Vorhofflimmern,
– Syndrom des kranken Sinusknotens,
– Syndrom des überempfindlichen Karotissinus.
Klinisches Bild:
– Herzfrequenz < 40/min
– Synkope
– Herzinsuffizienz

2. **Tachykarde Herzrhythmusstörungen**, wie z. B.
– Vorhofflattern,
– paroxysmale supraventrikuläre Tachykardien einschließlich WPW-Syndrom,
– sonstige Kammertachykardien.

Ziel der Maßnahme bei den tachykarden Störungen ist die Unterbrechung der vorhandenen Erregungskreisläufe, wobei die passagere Stimulation gegenüber der Defibrillation eine sanftere, aber auch entschieden weniger effektive Methode darstellt.

3. **Asystolie**

Technik

Im Gegensatz zur Defibrillation kann die externe Stimulation auch beim bewußtseinsklaren Patienten durchgeführt werden!

a) Reinigung der Haut des Patienten mit Wasser.

b) Anbringen der Klebeelektroden:
– Die negative Elektrode wird anterior an der linken Thoraxseite (entsprechend EKG-Ableitung V_2-V_3) angebracht.

– Die positive Elektrode wird posterior an der linken Thoraxseite unter der Skapula angebracht.

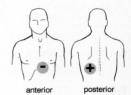

anterior   posterior

c) Gewünschte **Stimulationsfrequenz** wählen.

d) **Reizschwelle** bestimmen (normalerweise > 40 mA), danach **Impulsamplitude** (ca. 10 % höher als die Reizschwelle) einstellen.

e) Erfolgskontrolle über Monitor und periphere Pulse.

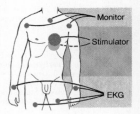

Monitor

Stimulator

EKG

Nebenwirkungen

– Gelegentlich „Mitkontraktionen" der Thoraxmuskulatur mit unangenehmen Sensationen für den Patienten
– Reizung der Haut
– Auslösung von Kammerflimmern möglich.

Medikamentöse Maßnahmen

Im Rahmen der erweiterten Sofortmaßnahmen kommen nur einige wenige Medikamente zum Einsatz. Dabei handelt es sich um:

– **Sauerstoff**,
– **Adrenalin**,
– **Atropin**,
– **Natriumbikarbonat**,
– **Lidocain**,
– (Kalzium und Kalium).

2

Alle anderen Medikamente sind spezifischen Krankheitsbildern oder der Postreanimationsphase vorbehalten und werden bei den jeweiligen Notfällen besprochen.

Applikationswege

Periphervenöser Zugang

Als Zugang der Wahl gilt eine periphere, möglichst großlumige Vene am Unterarm oder in der Ellenbeuge.

Da die periphere Zirkulation beim Kreislaufstillstand minimiert bzw. aufgehoben ist, müssen alle Medikamente mit Hilfe einer Infusion (Ringer-Lactat, physiologische Kochsalzlösung) in den Kreislauf eingespült werden.

Läßt sich ein peripherer Zugang nicht legen, so bietet sich als nächstes die **V. jugularis externa** (Technik s. S. 21) an.

Gelingt es nicht, in kurzer Zeit einen venösen Zugang auf den obengenannten Wegen herzustellen, so sollte als nächster Schritt die endobronchiale Applikation erfolgen.

Endobronchiale (intratracheale) Applikation

Die Medikamente
– Adrenalin,
– Lidocain und
– Atropin

können nach Verdünnung mit ca. 10 ml physiologischer Kochsalzlösung auch **über den Endotrachealtubus** tief endobronchial appliziert werden.

Die endobronchiale Applikation von Diazepam und Naloxon scheint nach tierexperimentellen Untersuchungen ebenfalls möglich zu sein, exakte Erfahrungen beim Menschen liegen aber noch nicht vor.

Die Wirkung der Medikamente setzt nahezu ebenso schnell ein wie bei der venösen Applikation, zur Erzielung der gleichen pharmakologischen Wirkung muß jedoch die Dosis um das 2–3fache erhöht werden.

Der Nachteil der endobronchialen Verabreichung liegt in der schlechteren Steuerbarkeit der Medikamente, so kann z. B. von einer 2–5fachen Wirkungsverlängerung im Vergleich zur venösen Applikation ausgegangen werden.

MEDIKAMENTE

Technik
Gewünschtes Medikament in ca. 10 ml 0,9 %iger NaCl-Lösung aufziehen.

Applikation des Medikaments möglichst tief und mit Druck in den Endotrachealtubus.

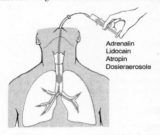

Adrenalin
Lidocain
Atropin
Dosieraerosole

Die Techniken, mit denen versucht wird, eine möglichst effektive endobronchiale (e.b.) Medikamentengabe und -resorption zu erzielen, sind unterschiedlich.
Wurde bis vor kurzem empfohlen, abgeschnittene Absaugkatheter oder gekürzte Venenverweilkathether auf die Medikamentenspritze zu setzen und das offene Ende in den Tubus einzuführen, so gibt es unterdessen zwei speziell konstruierte Hilfsmittel zur e.b. Medikamentengabe, den Edgar-Tubus und den AID-Adapter.

Beim **Edgar-Tubus** werden die Medikamente über einen separaten Spritzenkonnektor und einen zusätzlichen Kanal in der Tubuswand (quasi im Bypass) direkt zur Tubusspitze geführt. Beim **AID-Adapter** (**A**pplikator zur **i**ntrapulmonalen **D**rogentherapie) handelt es sich um einen Normkonnektor, welcher zwischen jeden handelsüblichen Beatmungsbeutel und Endotrachealtubus paßt. Nach Aufsetzen zwischen Beatmungsbeutel und Tubus kann ein spezieller Instillationskatheter in gewünschter Länge nach pulmonal vorgeschoben werden, auf den Katheteransatz kann jede Normspritze mit den zu applizierenden Medikamenten aufgesetzt werden.
Inwieweit die Anwendung dieser Hilfsmittel die Effektivität der e.b. Medikamentengabe standardisieren und optimieren kann und damit zum Standard wird, muß in größeren Studien noch gezeigt werden.

Direkt nach der Applikation 3–5mal mit großem Atemzugvolumen beatmen (bebeuteln).

Reanimation fortsetzen.

Zentralvenöser Zugang
Das Legen zentralvenöser Zugänge ist in der Regel im Rahmen der erweiterten Sofortmaßnahmen nicht indiziert. Der Vorteil eines derartigen Zugangs besteht in einem rascheren Wirkungseintritt der verabreichten Medikamente sowie in der ständigen Verfügbarkeit der zentralen Wege, z. B. auch bei extremer Zentralisation. Wenn ein zentraler Weg indiziert ist, sollte der Zugang über die **V. jugularis interna** gegenüber dem Weg über die **V. subclavia** bevorzugt werden, da eine laufende Reanimation dadurch weit weniger gestört wird (zur Technik der zentralvenösen Wege s. S. 19 ff.).
Auch der Zugang über die **V. femoralis** sollte nur in Ausnahmefällen versucht werden.

Sauerstoff

In den allermeisten Notfällen ist – unabhängig von der Ursache der Hypoxie – die
Indikation zur Anreicherung der Atemluft mit Sauerstoff gegeben. Ziel ist es, das
Angebot an Sauerstoff an den Organismus zu erhöhen und eine Hypoxie zu beseitigen
bzw. zu verringern. Abhängig vom Bewußtseinszustand des Patienten, gibt es verschiedene Möglichkeiten der Sauerstoffzufuhr.

Beim **bewußtseinsklaren Patienten** werden in erster Linie verwendet:

– Sauerstoffbrille,
– Nasensonde,
– Sauerstoffmaske (mit oder ohne Reservoir).

Beim **bewußtseinseingeschränkten, ausreichend spontan atmenden Patienten**
kommen am ehesten

– Nasopharyngealkatheter oder
– Sauerstoffmaske

in Betracht.

Beim **bewußtlosen, insuffizient atmenden Patienten** wird im Rahmen einer assistier-
ten oder kontrollierten Beatmung die Sauerstoffkonzentration über

– Atembeutel oder
– Beatmungsgerät,
– Sauerstoffmaske oder
– Tubus

erhöht.

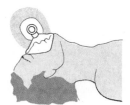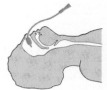

Die unterschiedlichen Applikationsformen können die **inspiratorische Sauerstoff-konzentration (FiO$_2$)** in verschiedenem Ausmaß erhöhen.
Eine Übersicht über die wichtigsten Vor- und Nachteile und die maximal zu erzielen-den O$_2$-Konzentrationen gibt die folgende Tabelle:

Vorrichtung	Vorteile	Nachteile	O$_2$-Konz. [l/min]	FiO$_2$ [%]
Sauerstoffbrille	Gut tolerabel	Schlecht dosierbar Flow > 6 l/min Kaum tolerabel	3 6	ca. 30 ca. 40
Nasensonde	Gut dosierbar Anfeuchtung gut	–	4 6 8	ca. 30 ca. 40 ca. 50
Nasopharyngeal-katheter	Ausreichend dosierbar	Fehllagen möglich Würgereiz	4–6	ca. 30–50
Sauerstoff-maske	Sehr gut dosierbar	Unbequem, Sprechen nicht möglich CO$_2$-Rückatmungs-gefahr	5 6–7 7–8	ca. 40 ca. 50 ca. 60
Beatmung über Maske/Tubus	Sehr gut dosierbar	Erfahrung nötig, ggf. vorher Intubation erforderlich	Variabel	Bis 100

Als Grundsatz kann gelten, daß ein Sauerstoff-Flow von 4 l/min eine inspiratorische O$_2$-Konzentration von ca. 40 % erzielen kann. In der Regel sollte deshalb dieser Mindestflow angestrebt werden. Eine Erhöhung des Sauerstoff-Flows auf > 8 l/min bringt nur noch wenig zusätzlichen Effekt.
Eine vorsichtigere Dosierung (2–3 l/min) empfiehlt sich bei Patienten mit
– Asthma bronchiale,
– chronisch-obstruktiven Lungenerkrankungen (COPD).

Bei diesen Erkrankungen wird der Atemantrieb möglicherweise primär über die Hypoxie bewirkt, eine Verringerung derselben könnte eine Verschlechterung der Atemsituation hervorrufen.
In der Regel genügt es, diese Patienten unter einer vorsichtigen Sauerstoffdosierung gut zu beobachten und, falls erforderlich, weitergehende Maßnahmen (Intubation, kontrollierte Beatmung) zu ergreifen.

Adrenalin

Katecholamine haben in der Herz-Lungen-Wiederbelebung unbestritten einen hohen Stellenwert. Unter den derzeit verfügbaren Substanzen ist dem **Adrenalin** als Mittel der ersten Wahl bei der Reanimation der Vorzug zu geben.

Wirkungsweise
Stimulation der α-adrenergen Rezeptoren und in geringem Maße der β_1-adrenergen Rezeptoren. Dadurch kommt es zu einer **Erhöhung des peripheren Widerstands** und einem **Blutdruckanstieg**. Die koronare und die zerebrale Durchblutung nehmen zu.

Aufgrund der β_1-Rezeptoren stimulierenden Eigenschaft führt Adrenalin zu einer **Zunahme der Kontraktilität des Herzens** mit einer **Steigerung des Herzzeitvolumens**. Weiterhin kann durch Adrenalin ein **träges Kammerflimmern** in ein **grobes, großamplitudiges Kammerflimmern überführt werden**, das durch elektrische Defibrillation besser zu beseitigen ist.

Präparat
– Suprarenin   1 Amp. = 1 ml = 1 mg Adrenalin 1 : 1000

Indikationen
– Asystolie
– Kammerflimmern   } → jede Form des Herz-Kreislauf-Stillstands
– Elektromechanische Dissoziation
– Anaphylaktischer Schock

Dosierung
Die unverdünnte Originallösung wird am besten mit 0,9 %iger NaCl-Lösung auf 10 ml verdünnt. Dann entsprechen:
10 ml = 1 mg
 1 ml = 0,1 mg

Intravenöse Verabreichung
– Bei der Reanimation: 1 mg = 1 Amp. Suprarenin (= 10 ml der verdünnten Lösung)
  Bei Kindern: 0,01 mg/kg KG = 0,1 ml der verdünnten Lösung/kg KG

  Falls erforderlich, Wiederholungsdosis nach 3–5 min

  Bei Versagen dieser Dosis kann eine höhere Dosis mit bis zu 5 mg bzw. bis zu 0,1 mg/kg KG versucht werden.
– Beim anaphylaktischen Schock: initial 0,1 mg = 1 ml der verdünnten Lösung

  Falls erforderlich, Wiederholungsdosis nach 3–5 min

Endobronchiale Verabreichung
– Bei der Reanimation: 1–2–3 mg = 1–3 Amp. = 10–20–30 ml der verdünnten Lösung
  tief endobronchial bzw. besser: 3 mg mit 10 ml NaCl (0,9 %) verdünnen

Nebenwirkungen
– Tachykardie
– Extrasystolie, Kammerflimmern

MEDIKAMENTE

Atropin

Wirkungsweise
Über eine anticholinerge Wirkung kommt es zu einer Vagusdämpfung und damit zu einer **Beschleunigung der Sinusknotenfrequenz** und der **AV-Knoten-Überleitung.**

Präparat
– Atropinum sulfuricum 1 Amp. = 1 ml = 0,5 mg

Indikationen
– Bradykardien, z. B.: Sinusbradykardie, AV-Block 2. und 3. Grades, Vorhofflimmern mit niedriger Kammerfrequenz
– Asystolie (nur nach vorheriger Adrenalingabe!)
– Vergiftungen mit Alkylphosphaten
– Prämedikation vor Narkose/Intubation

Dosierung
– 0,5–1 mg i. v. = 1–2 Amp. Atropinum sulfuricum (auch endobronchiale Gabe möglich!)
– Bei Kindern: 0,02 mg/kg KG
– Falls erforderlich, Wiederholungsdosis nach ca. 5 min
– Bei Asystolie: bis zu 40 µg/kg/KG (z. B. 3 mg) einmalig i.v.
– Bei Alkylphosphatvergiftung: 50–100 µg/kg/KG (z. B. 5–10 mg) titrierend i.v. (bis Speichel-, Bronchialsekretion sistiert!)

Nebenwirkungen
– Tachykardie

Ajmalin

Wirkungsweise
Das Alkaloid Ajmalin ist ein Antiarrhythmikum mit chinidinähnlicher Wirkung (Klasse Ia) und wirkt im Erregungsleitungssystem membranstabilisierend.

Präparat
– Gilurytmal
  1 Amp. = 10 ml = 50 mg
  (Infusionslösungskonzentrat 1 Amp. = 2 ml = 50 mg)

Indikationen
– Tachykarde Herzrhythmusstörungen, z. B.
  paroxysmale Tachykardien, Extrasystolie, WPW-Syndrom, evtl. auch bei Kammerflimmern

Dosierung
– 25–50 mg i.v.
  max. 5–10 mg/min unter EKG-Kontrolle

Nebenwirkungen
– Bradykardien, AV-Blockierungen
– Kammertachykardie
– Blutdruckabfall, Herzinsuffizienz

Natriumbikarbonat

(NaHCO$_3$, 8,4%ige Lösung)

Natriumbikarbonat findet heute im Rahmen der Wiederbelebung nur noch eingeschränkt und bei bestimmten Indikationen Verwendung.
Ohne die vorherige Bestimmung des Säure-Basen-Haushalts soll es nur noch **beim länger andauernden Herz-Kreislauf-Stillstand** angewendet werden.
Im Gegensatz zu früheren Empfehlungen soll es nicht so früh wie möglich, sondern erst dann, wenn die anderen erweiterten Notfallmaßnahmen (Defibrillation, Adrenalingabe, Intubation) erfolglos bleiben, zum Einsatz kommen.

2

Wirkungsweise
– Pufferung der metabolischen Azidose, die z. B. im Rahmen einer Hypoxie auftritt

Präparat
– Natriumbikarbonatlösung (NaHCO$_3$) 8,4%ig in 250- bzw. 100-ml-Flaschen
– Ampullen, 20 ml als Zusatzlösung für Infusionen: pro 1 ml Lösung 1 mmol Na$^+$ und 1 mmol HCO$_3$$_-$

Indikationen
– Länger andauernder Herz-Kreislauf-Stillstand (> 10 min)
– Metabolische Azidose (nach Bestimmung des Säure-Basen-Haushalts)

Dosierung
– 1 mmol/kg KG, d. h. beim Erwachsenen 60-80-100 ml als Kurzinfusion
– Wiederholungsdosis bei fortbestehendem Kreislaufstillstand alle 10 min: 0,05 mmol/kg KG, d. h. beim Erwachsenen 30-40-50 ml als Kurzinfusion

Nebenwirkungen
– Entstehung einer metabolischen Alkalose
– Entstehung einer Serumhyperosmolarität
– Entstehung einer paradoxen zellulären Azidose (durch Freisetzung von CO$_2$ bei der Pufferreaktion, das rasch in die Zelle eindringt)
– Interaktionen mit Adrenalin, deshalb dieses falls möglich über einen getrennten Zugang oder in zeitlichem Abstand verabreichen

Lidocain

Wirkungsweise
- Antiarrhythmikum der Klasse Ib (Natriumantagonisten)
- Unterdrückung der Extrasystoliebildung im Ventrikel, Abnahme der Automatie ventrikulärer Zentren
- Keine Beeinflussung der normalen AV-Überleitung

Präparat
- Lidocainlösung, 2 %ig
- Xylocainlösung, 2 %ig 1 Amp. = 5 ml = 100 mg

Indikationen
- Ventrikuläre Extrasystolie
- Tachykardie (Kammertachykardie)
- Nach erfolgreicher Defibrillation
- Nach erfolglosen Defibrillationen und Adrenalingaben bei persistierendem Kammerflimmern

Dosierung
- Initial ca. 1 mg/kg KG, d. h. 50–100 mg = 0,5–1 Amp. 2 %ige Lösung als Bolus i.v.
- Wiederholung der Dosis nach ca. 5–10 min
- In der Infusion 2–5 mg/min
- **Endobronchiale Gabe möglich!**
Die Dosierung bei der endobronchialen Gabe muß um mindestens 2–3mal höher als bei der intravenösen Verabreichung gewählt werden.
Initial sollten 2–3 mg/kg KG, d. h. 200–300 mg = 2–3 Amp. (2 %ig) mit 0,9 %iger NaCl auf 10 ml verdünnt und tief endobronchial appliziert werden.

Nebenwirkungen
- Zentralnervöse Nebenwirkungen bis hin zu Krampfanfällen
- In zu hoher Dosierung periphere Vasodilatation und Erhöhung der Defibrillationsschwelle

Kalzium

Die früher gültige Indikation zur Gabe von Kalzium bei der elektromechanischen Dissoziation ist heute umstritten. Lediglich wenn eine gleichzeitige **Hyperkaliämie** oder **Hypokalzämie** oder eine **Überdosierung von Kalziumantagonisten** vorliegt, ist die Gabe von 2–4 mg 10 %igem Kalziumchlorid pro kg KG bedingt indiziert.

Kalium

Besteht im Rahmen einer Reanimation der Verdacht, daß eine Hypokaliämie die Mitursache für den Kreislaufstillstand sein könnte, so ist die langsame i. v. Gabe von 10–15 mmol Kaliumchlorid über einen Zeitraum von 5 min indiziert.

Kardiopulmonale Reanimation

Indikationen

– Insuffiziente oder fehlende Spontanatmung
– Kreislaufstillstand

Bei der kardiopulmonalen Reanimation werden die Basismaßnahmen von den erweiterten Sofortmaßnahmen abgegrenzt.

Basismaßnahmen: mechanische Herzwiederbelebung (präkordialer Faustschlag, externe Herzmassage), künstliche Beatmung.

Erweiterte Sofortmaßnahmen: medikamentöse und elektrische Herzwiederbelebung, künstliche Beatmung mit Hilfsmitteln (Intubation etc.).

Technik

Die Basismaßnahmen der kardiopulmonalen Reanimation werden beim bewußtlosen Patienten ohne Spontanatmung wie folgt durchgeführt:

a) Flachlagerung

b) Atemwege freimachen (Freiräumen des
   Mund-Rachen-Raums, Überstrecken
   des Kopfes)

c) Beatmung (Mund zu Nase, Beatmungsbeutel)

Atemwege
freihalten

d) Herzdruckmassage

1-Helfer-Methode	2-Helfer-Methode
Kompressions-Ventilations-Verhältnis	
15:2	**5:1**
Initial wird immer mit 2 Beatmungen begonnen, dann folgen	
15 Kompressionen 2 Beatmungen	5 Kompressionen 1 Beatmung (1. Helfer)
Die Kompressionsfrequenz liegt bei beiden Methoden bei ca. 80–100/min.	

Beatmung

Circulation
(Herz-Lungen-
Wiederbelebung)

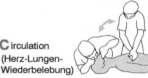

e) Erfolgskontrolle: Tasten von Femoralis- oder
   Karotispuls; Wiedereinsetzen von Eigenaktionen und/oder Spontanatmung

2x Beatmung **15x** Herzmassage **2x** Beatmung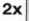

Die für das weitere Vorgehen wichtigste **erweiterte Sofortmaßnahme** ist die EKG-Diagnostik des Kreislaufstillstands.

EKG-Diagnostik

Diese erfolgt im Rahmen einer Reanimation in der Regel mit einem EKG-Monitor. Da die EKG-Ableitung möglichst schnell zustande kommen muß, werden die 3 dazu verwendeten Elektroden nur grob orientierend am Thorax des Patienten plaziert, die dabei erzielte Ableitung muß in erster Linie **Ausschläge von genügend großer Amplitude** erreichen. Das Monitor-EKG sollte nur im Hinblick auf **Herzrhythmusstörungen** interpretierbar sein, die Suche nach Infarkt- oder anderen Zeichen gehört nicht zur Aufgabe der Reanimation.

Der Kreislaufstillstand läßt sich elektrokardiographisch in den meisten Fällen in 3 Formen einteilen:

1. Kammerflimmern

2. Asystolie

3. Elektromechanische Dissoziation

Selbstverständlich können auch andere Formen von Herzrhythmusstörungen, etwa eine

– Kammertachykardie bis hin zum Kammerflattern

– Kammerflattern

– Tachyarrhythmie

– Bradykardie

– Bradyarrhythmie

– hochgradige Extrasystolie

aufgrund eines stark herabgesetzten Herzminutenvolumens zum klinischen Bild des Kreislaufstillstands führen.

Kammerflimmern
Das Kammerflimmern ist die häufigste Ursache des plötzlichen Herztods. Das EKG-Bild ist durch den **irregulären, oszillierenden Erregungsablauf** ohne Kammerkomplexe gekennzeichnet.

Erweiterte Maßnahme: Defibrillation

2

Kammerflattern

Das Kammerflattern entspricht einer Kammertachykardie mit einer Frequenz von ca. 180–250/min. Die Tachykardie bewirkt den Abfall des Schlagvolumens, so daß es funktionell zu einem Kreislaufstillstand kommt.

Erweiterte Maßnahmen:
Defibrillation, Lidocain

Asystolie
Die Asystolie ist durch fehlende Kammeraktionen im EKG gekennzeichnet. Möglicherweise lassen sich noch Vorhofaktionen nachweisen, ansonsten bietet sich auf dem Monitor das Bild der **Nullinie.**

Erweiterte Maßnahmen: Adrenalin, evtl. Atropin, ggf. externe Stimulation

Elektromechanische Dissoziation
Bei der elektromechanischen Dissoziation ist die elektrische Depolarisierung des Herzens von dessen mechanischer Aktivität (Verkürzung der Muskelfasern) entkoppelt. Im EKG sind deshalb die verschiedensten Bilder möglich: vom Sinusrhythmus über Blockbilder bis zu den typischen **breit deformierten Kammerkomplexen.**
Das EKG kann hier also täuschen, wichtig ist der Befund: **Kreislaufstillstand trotz EKG-Aktionen.**
Die elektromechanische Dissoziation ist in erster Linie die Folge einer stärkeren myokardialen Schädigung, in zweiter Linie kommen auch extrakardiale Ursachen (z. B. Hypovolämie, Perikardtamponade, Spannungspneumothorax) in Frage.

Elektromechanische Dissoziation
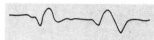

Erweiterte Maßnahmen: Adrenalin, (Kalzium)

Reanimation – Ablaufschema

Herz-Kreislauf-Stillstand
Basismaßnahmen (Beatmung, Herzmassage; falls
hier bereits ohne Zeitverlust möglich: Intubation)

EKG-Diagnostik

Kammerflimmern

1. Defibrillation
200 J

2. Defibrillation
200 J

3. Defibrillation
bis max. 360 J

– bei weiterer Pulslosigkeit:
Basismaßnahmen
weiterführen

– Intubation (falls noch
nicht als Basismaßnahme
durchgeführt)

– evtl. intravenösen Zugang
schaffen

– Adrenalin 1 : 10 000
1 mg als Bolus i.v.
bzw. 3 mg + 7 ml NaCl
endobronchial

4.–6. Defibrillation
max. 360 J

– Lidocain (2 %), 1 mg/kg KG
z. B. 100 mg als Bolus i.v.
bzw. 300–500 mg endo-
bronchial

7.–9. Defibrillation

– Natriumbikarbonatgabe
erwägen, 1 mmol/kg KG,
z. B. 50–100 ml
8,4 %ige Lösung

Asystolie

– Intubation (falls noch
nicht als Basismaß-
nahme durchgeführt)

– evtl. intravenösen
Zugang schaffen

– Adrenalin 1 : 10 000
1 mg als Bolus i.v.
bzw. 3 mg + 7 ml NaCl
endobronchial

– Atropin 3 mg als Bolus
einmalig i.v.

– Schrittmacher erwägen.
Adrenalingabe wieder-
holen, ggf. auch höher
dosiert (z. B. 3 mg i.v.)

– Natriumbikarbonatgabe
erwägen, 1 mmol/kg KG,
z. B. 50–100 ml

Elektromechanische Entkoppelung

– Intubation (falls noch
nicht als Basismaß-
nahme durchgeführt)

– evtl. intravenösen
Zugang schaffen

– Adrenalin 1 : 10 000
1 mg als Bolus i.v.
bzw. 3 mg + 7 ml NaCl
endobronchial, Repe-
tition alle 3 min, ggf.
auch höher dosiert
(bis zu 5 mg i.v.!)

– evtl. Kalzium (10 %)
5–10 ml i.v.

– Natriumbikarbonatgabe
erwägen, 1 mmol/kg KG,
z. B. 50–100 ml

Reanimation – Ablaufschema (Erwachsene)

Herz-Kreislauf-Stillstand
Basismaßnahmen (z. B. Lagern, Freimachen der Atemwege

Beatmung
ohne Hilfsmittel als Mund-zu-Nase-Beatmung, sonst Notintubation ohne Prämedikation

Tuben für Jugendliche und Erwachsene		
	Innen-durchmesser [mm]	Außen-druchmesser [Charr]
Frauen	7,0	30
	7,5	32
	8,0	34
Männer	8,5	36
	9,0	38
Umrechnungsformel von Charrière in mm und umgekehrt: (Charr – 2) : 4 = mm-Größe (mm · 4) + 2 = Charr-Größe		

Beatmung dann über Atembeutel oder maschinell. Anschluß des Beatmungsgeräts nach auskulatorischer Kontrolle der Tubuslage

Grundeinstellungen

Atemzugvolumen: 10–15 ml/kg KG

Atemfrequenzfrequenz: 10–12/min (Erwachsener)

Atemminutenvolumen: 6–10 l/min

FiO$_2$: 50–200 %

Verhältnis In- zu Expirationszeit: 1 : 2

	Atem-frequenz/min	Atem-zugvolumen
Jugendliche	14–16	300–500 ml
Erwachsene	10–14	500–1000 ml

Herzmassage
Druckpunkt: unteres Drittel des Sternums
Kompressionstiefe: ca. 4–5 cm
Frequenz: ca. 60–80/min
1-Helfer-Methode:
15 : 2
2-Helfer-Methode:
5 : 1

EKG-Diagnostik
bei Kammerflimmern:
Defibrillation
initial mit 200 J
(ggf. 2–3mal wiederholen)
Steigerung bis max. 360 J
bzw. 5 J/kg KG

Medikamente
Adrenalin
Suprarenin 1 Amp. = 1 mg = 1 ml mit
9 ml NaCl verdünnen
initial 1 mg i.v. oder 3 mg endobronchial
Wiederholung nach 3–5 min möglich

Atropin
1 Amp. = 1 ml = 0,5 mg
1–3 mg = 2–6 Amp. i.v. oder endobronchial

Lidocain
2 %ige Lösung
1 Amp. = 5 ml = 100 mg
initial ca. 1–1,5 mg/kg KG, also
$^{1}/_{2}$–1 Amp. i.v. oder 300–500 mg endobronchial
Wiederholung nach 5–10 min möglich

Natriumbikarbonat
8,4 %ige Lösung
initial 1 mmol/kg KG, also 60–80–100 ml
als Kurzinfusion
Wiederholung mit 0,5 mmol/kg KG nach
10 min

2

Reanimation – Ablaufschema (Kinder)

Herz-Kreislauf-Stillstand – Basismaßnahmen (z. B. Lagern, Freimachen der Atemwege)

Beatmung
ohne Hilfsmittel über Mund und Nase,
sonst Notintubation ohne Prämedikation,
ggf. auch Beatmung über Gesichtsmaske

Alter	Tubus-durchmesser		Ge-sichts-maske
	[mm]	[Charr]	
Frühgeborene	2,5	12	0
Neugeborene	3,0	14	0
6 Monate	3,5	16	0
12 Monate	4,0	18	1
2. Lebensj.	4,5	20	1–2

Ab 3. Lebensjahr: 18 + Alter = Außen-
durchmesser in Charrière [Charr]

3.–4. Lebensj.	4,5–5,0	20–22	2
5.–6. Lebensj.	5,0–5,5	22–24	2–3
7.–8. Lebensj.	5,5–6,0	24–26	3
9.–10. Lebensj.	6,0–6,5	26–28	3
11.–12. Lebensj.	6,5–7,0	28–30	3–4
13.–14. Lebensj.	7,0–7,5	30–32	4

Beatmung dann über Atembeutel oder
maschinell mit folgenden Werten:
Atemzugvolumen = 10 ml/kg KG

Alters-stufe	Atem-frequenz/ min	Atem-zugvolumen [ml]
Neugeborene	40–50	20–35
Säuglinge	30–40	40–100
Kleinkinder	20–30	150–200
Schulkinder	16–20	300–400

sowohl als auch	1-Helfer-Methode 2-Helfer-Methode
Kompressions-Ventilations-Verhältnis (bis zur Intubation)	
5:1	

Herzmassage Druckpunkt: Sternummitte
Kompressionstiefe: 1–3 cm
Frequenz: 80–120/min

EKG-Diagnostik bei Kammerflimmern:
Defibrillation
1. + 2. Defibrillation 2 J/kg KG
3. Defibrillation 4 J/kg KG

Altersstufe	Defibrillationsenergie	
	Initial [J]	Maximal [J/kg KG]
Neugeborene	12	–
Kleinkinder	25	4
Schulkinder	50	4
Jugendliche	100–150	4

Medikamente

Adrenalin
Suprarenin 1 Amp. = 1 ml = 1 mg
initial 0,01 mg/kg KG (10 µg/kg KG) i.v.
oder intraossär (i.o.), d. h. bei verdünntet
Lösung (1 Amp. Suprarenin + 9 ml NaCl-
Lösung) 0,1 ml/kg KG i.v. oder i.o.
Dosis zur endobronchialen Verabreichung ist 10mal höher:
0,1 mg/kg KG (100 µg/kg KG),
d. h. bei verdünnter Lösung 1 ml/kg KG

Repetition nach ca. 3–5 min möglich,
i.v. oder i.o., jetzt aber auch in hoher
Dosierung:
0,1 mg/kg KG (100 µg/kg KG),
d. h. bei verdünnter Lösung 1 ml/kg KG

Atropin
Die Gabe von Atropin bei der Asystolie
bei Kindern ist keine eindeutig aner-
kannte Indikation. Erwogen werden kann
die Gabe bei schwerer Bradykardie:
Atropin 1 Amp. = 1 ml = 0,5 mg
(d. h. 0,2 ml = 0,1 mg)
– 0,02 mg/kg KG i.v.
– Mindestdosis 0,1 mg i.v.,
Maximaldosis 1 mg i.v.

Lidocain
Xylocain 2 % 1 Amp. = 5 ml = 100 mg
ca. 1 mg/kg KG i.v. oder endobronchial
Wiederholung nach 5–10 min möglich

Natriumbikarbonat
8,4 %ige Lösung
initial 1 mmol/kg KG = 1 ml/kg KG
Wiederholung mit 0,05 mmol/kg KG
nach ca. 10 min 0,05 mmol/kg KG

Reanimation (Kinder)

Tabellarische Hilfen

Gewichtstabelle

Alter	Durchschnittsgewicht [kg]
Neugeborene	3,5
6 Monate	7,0
1 Jahr	10,0
2 Jahre	12,0
5 Jahre	20,0
9 Jahre	30,0
12 Jahre	40,0
15 Jahre	50,0

Altersabhängige Normwerte für Herzfrequenz und Blutdruck

Alter	Normwerte	
	Herzfrequenz [Schläge/min]	Blutdruck [mm Hg]
Neugeborene	140 ± 50	70/40
6 Monate	120 ± 40	90/55
1 Jahr	110 ± 40	95/65
3 Jahre	105 ± 35	100/60
5 Jahre	105 ± 35	100/60
8 Jahre	95 ± 30	110/60
12 Jahre	95 ± 30	115/60
15 Jahre	82 ± 25	20/65

Medikamentendosierung

Alter	Adrenalin 1 : 1000 1 ml = 1 mg (1 : 10 verdünnen!) [ml]	Lidocain 2 % 5 ml = 100 mg [ml]	Atropin 1 ml = 0,5 mg 1 : 5 verdünnen!) [ml]	NaHCO₃ 8,4 % 1 ml = 1 mmol [ml]
Neugeborenes	0,4	0,2	0,4	4
6 Monate	0,7	0,35	0,7	7
1 Jahr	0,9	0,45	0,9	9
2 Jahre	1,2	0,6	1,2	12
5 Jahre	1,9	0,95	1,9	19
9 Jahre	3,0	1,5	3,0	30
12 Jahre	4,0	2,0	4,0	40
15 Jahre	5,0	2,5	5,0	50
Grundsatz	0,1 ml/kg KG	0,05 ml/kg KG	0,1 ml/kg KG	1 ml/kg KG

Sedierung-Analgesie-Narkose

Die früher geübte Zurückhaltung gegenüber Schmerzmitteln und Narkose am
Notfallort hat heute nur noch eingeschränkte Gültigkeit. Die positiven Aspekte der
Sedierung und der Analgesie im Sinne einer Dämpfung des Sympathikotonus über-
wiegen die Nachteile (erschwerte Diagnostik in der weiterbehandelnden Klinik) bei
weitem.
Die adäquate Therapie bei Zuständen, die eine analgesierende Maßnahme verlangen,
stellt deshalb eine echte notfallmedizinische Aufgabe dar. Wie bei allen medikamentösen Maßnahmen im Notfalldienst erfolgt die Applikation der Substanzen primär über
einen sicheren venösen Zugang, am besten in kleinen fraktionierten Dosen.

Sedierung

Indikationen

– Unruhe, Angstzustände, Schmerzzustände
– Akute neurologische Krankheitsbilder wie Psychosen, Intoxikationen.

Diazepam

Dieses Medikament ist aufgrund seiner guten Anwendbarkeit in der Praxis wohl am
weitesten verbreitet und durch seine zahlreichen Applikationsformen (Tbl., Trpf.,
Rectiolen, Ampullen) gut handhabbar.

Präparate
– Intravenöse Applikation: z. B. Valium, Diazepam-ratiopharm.
  In der Regel enthält dabei 1 Amp. zu 2 ml 10 mg Diazepam.
– Rektale Applikation: Diazepam Desitin rectal tube 5 mg/10 mg.

Dosierung
Nach Indikation und Wirkung!
– Sedierung: 2,5-5-10 mg i.v., rektal die doppelte Dosis;
  bei Kindern bis max. 1 mg/kg KG i.v.   z. B. ¼–½ Amp. Valium i.v.

– Neurologische Notfälle, z. B. Epilepsie:
  10–20(–40 mg) i.v.   z. B. 1–2 Amp. Valium i.v.

Nebenwirkungen
– Atemdepression
– Blutdruckabfall
– Paradoxe Reaktionen (Erregungszustände)

Midazolam

Seine gegenüber dem Diazepam deutlich kürzere Wirkdauer von ca. 20–30 min und seine geringeren hämodynamischen Nebenwirkungen machen die Substanz zu einem gut steuerbaren Sedativum und somit zum Mittel der ersten Wahl in der präklinischen Notfallmedizin.

Präparat
Dormicum
  5 mg in 5 ml Lösung (Dormicum V 5/5)
  5 mg in 1 ml Lösung (Dormicum 5/1)
  15 mg in 3 ml Lösung (Dormicum 15/3)

Dosierung
– 0,05–0,1 mg/kg KG zur Sedierung, z. B. 2–7 mg i.v.

  z. B. 0,5–1,5 ml Dormicum 5/1 ml i.v.

– 0,15–0,2 mg/kg KG zur Narkoseeinleitung, z. B. 10-15 mg i.v.

  z. B. 2–3 ml Dormicum 15/3 ml i.v.

Nebenwirkungen
– Paradoxe Reaktionen (Erregungszustände)
– Laryngobronchospasmus

Neben den Substanzen aus der Gruppe der Benzodiazepine können zur Sedierung auch **Neuroleptika** erfolgreich eingesetzt werden.
Sie führen zur psychomotorischen Dämpfung und Verminderung der zentralnervösen Erregbarkeit, wobei die Kooperationsfähigkeit des Patienten in der Regel erhalten bleibt. Ein zusätzlicher erwünschter Effekt dieser Substanzgruppe ist die **antieme-tische Wirkung.**

Triflupromazin

Präparat
Psyquil
1 Amp. zu 1 ml enthält 10 mg
1 Amp. zu 1 ml enthält 20 mg

Dosierung
– 0,1 mg/kg KG, z. B. 2,5–5–10 mg beim Erwachsenen

z. B. ¼–½–1 Amp. Psyquil i.v.

Nebenwirkungen
– Blutdruckabfall
– Paradoxe Reaktionen (Erregungszustände)

Promethazin

Präparat
Atosil
1 Amp. zu 2 ml enthält 50 mg

Dosierung
– 25–50 mg i.v   z. B. ½–1 Amp. Atosil i.v.

Insgesamt schwächere Wirkung als Psylquil, antiemetischer Effekt geringer.

Haloperidol

Haloperidol ist ein hochpotentes Neuroleptikum, dessen Einsatz im Notarztdienst in der Regel durch die Anwendung der obengenannten Medikamente verzichtet werden kann.

Präparate
Haldol-Jansse, Haloperidol-ratiopharm, Haoloperidol-Gry,
1 Amp. Haldol zu 1 ml enthält 5 mg Haloperidol

Indikationen
– akute schizophrene Schübe und Manien, psychomotorische Erregungszustände
– Akute Unruhezustände, z. B. bei schwerem Alkoholabusus, Delirium

Dosierung
– 5–10 mg i.v.   z. B. 1–2 Amp. Haldol i.v.

Analgesie

Das therapeutische Ziel der Analgesie in der Notfallmedizin besteht darin, den
Schmerz als Faktor der Bedrohung der Vitalfunktionen auszuschalten und somit die
anderen jeweils erforderlichen Maßnahmen zu ermöglichen und zu unterstützen. Dabei
darf nicht der kritiklose Einsatz hochpotenter Analgetika um jeden Preis im Vordergrund stehen, sondern es sollte eine **titrierte Analgetikaverabreichung** unter besonderer Berücksichtigung und Sicherung von Atmung und Kreislauf erfolgen. Die
Behandlung des Notfallpatienten muß deshalb stets **individuell** gehandhabt und der
Schmerzstärke sowie deren Ursache und Dauer angepaßt werden.

Speziell bei kolikartigen Schmerzzuständen müssen sowohl **Analgetika** als auch
Spasmolytika verabreicht werden. Diese Schmerzen treten vor allem im Bereich des
Abdomens auf, in erster Linie in Form von Gallenwegs- und Harnwegskoliken.

Butylscopolaminiumbromid

Präparat
Buscopan
1 Amp. zu 1 ml enthält 20 mg

Indikationen
– Spastische Schmerzzustände, Koliken

Dosierung
1 Amp. = 20 mg i.v.   z. B. 1 Amp. Buscopan i.v.

Nebenwirkungen
– Selten Überempfindlichkeitsreaktionen bis hin zum Schock
– Blutdruckabfall

Glyceroltrinitrat (Nitroglycerin)

Präparat
Nitrolingual forte   Nitrolingual-Spray
1 Kps. enthält 1,2 mg   1 Hub = 0,4 mg

Dosierung
– 1,2–2,4 mg Sublingual

                z. B. 1–2 Kps. Nitrolingual forte
                       2 Hub Nitrolingual-Spray,
                       gff. repetieren

Nebenwirkungen
– Tachykardie
– Blutdruckabfall

Opiatanalgetika

Bei den Opiaten handelt es sich um die natürlichen oder synthetischen Substanzen, die eine Wirkung analog dem Opium bzw. dem Morphin aufweisen. Die unterschiedlichen **Wirkprofile** sind in der untenstehenden Tabelle dargestellt.
Im Notarztdienst sollte man sich aufgrund der Ähnlichkeit der Substanzen auf 1 sinnvolles Präparat, z. B. Morphin, beschränken.

Präparat	Substanz	Wirkungs-eintritt [min]	Wirkungs-dauer [h]	Dosierung (i.v. Gabe) [mg]	Neben-wirkungen
Morphi-num hydro-chloricum	Morphin	5–10	3–5	2–10	Übelkeit Erbrechen RR-Abfall Atem-depression
Dipidolor	Piritramid	5–10	5–6	7,5–15	Wie Morphin
Fentanyl	Fentanyl	2–3	0,5	0,1–0,2	Wie Morphin
Dolantin	Pethidin	2–5	2–3	50–100	Wie Morphin Tachykardie
Fortral	Pentazocin	5–10	2–3	30–60	Wie Morphin
Temgesic[a]	Buprenorphin	10–15	5–8	0,1–0,3	Wie Morphin
Tramal[b]	Tramadol	5–10	2–5	75–100	Übelkeit

[a] später Wirkungsbeginn!
[b] geringe Potenz!

Morphin

Präparat
Morphinum hydrochloricum
1 Amphiole zu 1 ml enthält 10 mg

Indikationen
– Schwere Schmerzzustände (schweres Trauma, Herzinfarkt, Lungenembolie)
– Lungenödem

Dosierung
Verdünnen! 1 ml Morphin + 9 ml 0,9 %ige NaCl-Lösung = 10 ml Lösung
(1 ml = 1 mg)

Beim Morphin ist eine individuelle Dosierung besonders wichtig. Besondere Vorsicht
ist geboten bei:
– Patienten mit Volumenmangel,
– Schädel-Hirn-Traumatisierten,
– Asthmatikern,
– Patienten, die zentral wirksame Medikamente einnehmen (z. B. Neuroleptika,
  Sedativa).

2–10 mg i.v.　　　　　　　　z. B. 2–10 ml der verdünnten Morphinlösung i.v.
　　　　　　　　　　　　　　　　evtl. + ½ Amp. Psyquil

Nebenwirkungen
– Zentrale Atemdepression
– Übelkeit, Erbrechen
– Blutdruckabfall
– Pupillenverengung

Zur Unterdrückung der emetischen Wirkung und zur Steigerung der analgetischen
Potenz ist die Gabe von Psyquil sinnvoll.
**Ständige Blutdrucküberwachung, Kontrolle der Atemtätigkeit sowie Intubations-
bereitschaft** sind bei der Anwendung von Morphin unbedingt erforderlich!

Ketamin, (S)-Ketamin

Präparat

Darreichungsform	Ketanest	Ketanest S
1 Amp. zu 5 ml enthält	50 mg Ketamin (10 mg/ml)	25 mg (S)-Ketamin (5 mg/ml)
1 Amp. zu 2 ml enthält	100 mg Ketamin (50 mg/ml)	50 mg (S)-Ketamin (25 mg/ml)
1 Inj.fl. zu 20 ml enthält	200 mg Ketamin (10 mg/ml)	100 mg (S)-Ketamin (5 mg/ml)
1 Inj.fl. zu 10 ml enthält	500 mg Ketamin (10 mg/ml)	250 mg (S)-Ketamin (25 mg/ml)

Die besonderen Vorteile von Ketamin liegen zum einen in der geringen Beeinträchtigung der Atem- und Kreislauffunktion, zum anderen in der Möglichkeit, es – in Abhängigkeit von der Dosierung – sowohl **als Analgetikum** als auch **als Narkotikum** einzusetzen. Es hat sich insbesondere in der Katastrophenmedizin sowie in der Anwendung beim traumatisierten Notfallpatienten bewährt. Ketanest kann aufgrund seines relativ schnellen Wirkungseintritts in besonderen Situationen auch **intramuskulär** verabreicht werden.

Indikationen
– Schwere Schmerzzustände (eingeklemmte Personen, Polytrauma)
– Schwerer Asthmaanfall
– Narkoseeinleitung bzw. Narkose

Dosierung
– zur Schmerzbekämpfung:
  Ketamin: 0,25–0,5 mg/kg KG   z. B. beim Erwachsenen 20–40 mg Ketanest i.v.
  (S)-Ketamin: 0,125–0,25 mg/kg KG   z. B. beim Erwachsenen 10–20 mg Ketanest-S i.v.

– zur Narkose/-einleitung:
  Ketamin: 1–2 mg/kg KG   z. B. beim Erwachsenen 80–100–150 mg
                                              Ketanest i.v.
  (S)-Ketamin: 0,5–1,0 mg/kg KG   z. B. beim Erwachsenen 40–80 mg Ketanest-S i.v.

– im Status asthmaticus
  Ketamin: 1–2–5 mg/kg KG   z. B. beim Erwachsenen 80–150–400 mg
                                              Ketanest i.v.
  (S)-Ketamin: 1 mg/kg KG   z. B. beim Erwachsenen 80–100 mg Ketanest-S i.v.

Repetition mit halber Initialdosis alle 10–15 min

Nebenwirkungen
– Steigerung von Blutdruck und Herzfrequenz
– Steigerung des myokardialen Sauerstoffverbrauchs
– Psychotrope Effekte (Halluzinationen) möglich
– Hirndrucksteigerung möglich (besonders bei hoher Dosierung)
– Vermehrte Speichelsekretion

Kontraindikationen
– Hypertonie (z. B. RR ≥ 180/100 mm Hg)
– Koronare Herzerkrankung
– Epilepsie
– Eklampsie

Tips
– Grundsätzlich sollte Ketamin nicht ohne Sedierung (z. B. 5–10 mg Diazepam) eingesetzt werden.
– Anwendung beim Schädel-Hirn-Trauma möglich, wenn ausreichende Sedierung und adäquate Beatmung (Hyperventilation!) gewährleistet ist.
– Resorption aus dem Muskel auch im Schock relativ gut, deshalb auch intramuskuläre Gabe (4–5fach höhere Dosierung als bei i.v. Gabe) möglich.

Narkose

Der Hauptvorteil einer endotrachealen Intubation und Narkoseeinleitung ist darin zu sehen, daß es die **sicherste Methode zur Verhinderung einer Aspiration** ist. Zusätzlich kommen die positiven Effekte einer Analgesie in Form der Dämpfung des Sympathikotonus hinzu, wobei die zur Analgesie eingesetzten Medikamente ohne Rücksicht auf ihre atemdepressorische Wirkung ausreichend dosiert werden können. Auch die Forderung nach einer **Frühintubation** bei Poly- und Schädel-Hirn-Traumatisierten ist ohne eine frühzeitige Narkoseeinleitung in der Regel nicht realisierbar.

2

Indikationen zur präklinischen Narkoseeinleitung

– Polytrauma
– Schweres Schädel-Hirn-, Thorax-, Inhalations-, Abdominal-, Extremitäten-Trauma
– Großflächige Verbrennungen
– Therapieresistenter Status epilepticus bzw. Status asthmaticus
– Ausgeprägter Schockzustand

Risiken einer präklinischen Narkoseeinleitung

Die Nachteile und Risiken der präklinischen Narkoseeinleitung liegen neben der eingeschränkten Beurteilbarkeit des Patienten, z. B. im Hinblick auf abdominelle Verletzungen oder Verletzungen des ZNS, vor allem in den möglichen Problemen, die entweder durch **unsachgemäßes Arbeiten des Arztes** oder durch **Nebenwirkungen der erforderlichen Medikamente** hervorgerufen werden können.

Risiken sind demnach:
– Passagere Hypoxie im Rahmen der ärztlichen Maßnahmen (verzögerte oder schwierige Intubation, unzureichende Oxygenierung)
– Provokation von Erbrechen, Aspirationsgefahr
– Passagere Fehlintubation
– Medikamentös induzierter Blutdruckabfall
– Medikamentös ausgelöste Überempfindlichkeitsreaktion

Grundsätzlich sollte eine **medikamentöse Relaxation** im Rahmen einer Narkose nur im äußersten Notfall (z. B. schweres Schädel-Hirn-Trauma mit anhaltenden Krämpfen) und möglichst von einem in dieser Technik routinierten Arzt (z. B. Anästhesisten) durchgeführt werden.
Der unerfahrene Notarzt kann bei auftretenden Intubationsschwierigkeiten den Patienten durch die Relaxation umbringen!

Aufgrund der raschen Anschlagzeit kommt als Muskelrelaxans **präklinisch** primär nur das **Succinylcholin** in Frage. Die in der Klinik übliche Präkurarisierung, d. h. die Vorgabe geringer Dosen nicht depolarisierender Muskelrelaxanzien (z. B. von Vecuronium) zur Verhinderung schmerzhafter Muskelfaszikulationen u. a., wird in der Notfallmedizin uneinheitlich bewertet.

Narkose (Übersicht)

Komponenten einer Narkose

Hypnose (= Tiefschlaf)
Medikamente:
– Hypnotika, z. B. Etomidat (Hypnomidate)
– Barbiturate, z. B. Thiopental (Trapanal)
– Benzodiazepine, z. B. Diazepam (Valium) oder Midazolam (Dormicum)
– Opioide, z. B. Morphin und Ketamin (z. B. Ketanest) wirken in hoher Dosis ebenfalls hypnotisch!

Analgesie (= Schmerzausschaltung)
– Opioide (wirken in hoher Dosis auch hypnotisch!), z. B. Morphin oder Fentanyl (Fentanyl-Janssen)
– Ketamin (wirkt in hoher Dosis auch hypnotisch), z. B. Ketanest, Ketanest S

Muskelrelaxanzien (= „Weichmacher")
Nicht obligat! Nur vom Erfahrenen anzuwenden!

Cave! Muskelrelaxanzien verbessern in aller Regel die Intubationsbedingungen (Patient wehrt sich nicht, Stimmritze ist weitgestellt), können aber eine problemlose Intubation nicht garantieren. Was aber garantiert wird, ist ein Atemstillstand.

– Depolarisierende Muskelrelaxanzien bei Narkoseeinleitung, z. B. Succinylcholin (Lysthenon)
– Nichtdepolarisierende Muskelrelaxanzien bei Narkoseaufrechterhaltung, z. B. Vecuronium (Norcuron)

Medikamente zur Narkoseeinleitung und -führung

Im folgenden werden kurz die **Wirkprofile** der in der Notfallmedizin zur Narkose verwendeten Medikamente dargestellt.
(Die ausführlichen Beschreibungen finden sich in Kap. „Notfallmedikamente" S. 358 ff.)

Substanz	Indikation	Dosierung	Wirkung (i.v. Gabe)	Nebenwirkung
Atropin (Atropinum sulfuricum)	Vagus-dämpfung	0,5–1 mg	Vagus-dämpfung	Tachykardie
Diazepam (Valium)	Sedierung Durchbrechung von Krampfanfällen	5–10–20 mg	Sedativ Anti-konvulsiv	Atemdepression Blutdruckfall
Midazolam (Dormicum)	Narkose-einleitung	0,05–0,2 mg/kg KG		
Etomidat (Hypnomidate)	Narkose-einleitung	0,15–0,3 mg/kg KG	Hypnotisch	Myoklonien
Fentanyl (Fentanyl)	Schmerz-ausschaltung	0,05–0,1 mg (bis 1,5 mg/kg KG)	Zentrale Analgesie	Atemdepression Blutdruckabfall
Ketamin (Ketanest) (S)-Ketamin (Ketanest S)	Schmerz-ausschaltung Narkose-einleitung	0,5–2 mg/kg KG 0,25–1 mg/kg KG	Analgetisch Narkotisch	Hypertonie Tachykardie
Succinyl-cholinchlorid (Lysthenon)	Muskel-relaxation	1 mg/kg KG	Depolarisie-rendes Muskelrelaxans mit schnellem Wirkungseintritt	Bradykardie Blutdruckabfall Muskelzuckung
Vecuronium-bromid (Norcuron)	Muskel-relaxation (kompetitiv) Präklinische Anwendung nur zur Präkurarisierung oder **nach** erfolgter Intubation!	Zur Präkurarisierung: 0,01–0,02 mg/kg KG (1–1,5 mg) Zur Muskel-relaxation: 0,08–0,1 mg/kg KG	Nicht depolarisierendes Muskelrelaxans Verzögerter Wirkungseintritt (Latenz bis zu 3 min!)!	Atemstillstand Geringe Vagolyse
Thiopental Natrium (Trapanal)	Narkose-einleitung Hirndruck-senkung Durchbrechung von Krampfanfällen	3–5 mg/kg KG	Sedativ Hypnotisch Narkotisch	Atemdepression Böutdruckabfall Erbrechen

2

Narkoseablauf (Übersicht)

Narkosevorbereitung
– Instrumentarium bereitstellen, gute Präoxygenierung des Patienten

Narkoseeinleitung
– Verabreichung schnell und kurz wirksamer Injektionshypnotika
– Verabreichung von Analgetika in ausreichend hoher Dosierung
– ggf. Muskelrelaxans Succinylcholin zur Intubation

Hypnose	+	Analgesie	(+)	Muskelrelaxation	
Diazepam oder Midazolam	+[b]	Ketamin oder Morphin/Fentanyl	(+)	Succinylcholin	Intubation
Etomidat	+[a]	Morphin/Fentanyl	(+)	Succinylcholin	
Thiopental	+[b]	Morphin/Fentanyl	(+)	Succinylcholin	

[a] Die Gabe des Analgetikums kann zur Verminderung von Nebenwirkungen des Etomidats auch als erstes erfolgen, Fentanyl dann aber nur in geringerer Dosierung.
[b] Die Gabe des Analgetikums kann bei entsprechender Notwendigkeit auch direkt nach der Intubation erfolgen.

Narkoseaufrechterhaltung
– Fortsetzung der Gabe von Hypnotika und von Analgetika, ggf. auch von Muskelrelaxanzien

Die unterschiedlichen Möglichkeiten einer Narkoseführung sind in der folgenden Tabelle dargestellt:

	Hypnose	+	Analgesie	(+)	Muskelrelaxation
1	Diazepam oder Midazolam	+	Morphin oder Fentanyl	(+)	Vecuronium
2	Diazepam oder Midazolam	+	Ketamin	(+)	Vecuronium
3	Thiopental	+	Morphin oder Fentanyl	(+)	Vecuronium
4	Etomidat	+	Morphin oder Fentanyl	(+)	Vecuronium

Verfahren 1 + 2 sollten in der Notfallmedizin bevorzugt werden

Narkosevorbereitung

Instrumentarium, vorbereitende Maßnahmen
– Sämtliche Instrumente, die zu einer Intubation benötigt werden (s. auch S. 36)
– Sicherer venöser Zugang mit angeschlossener Infusion (z. B. Ringer-Lactat-Lsg.)
   und
   3-Wege-Hahn
– Beatmungsbeutel/-maske mit angeschlossener Sauerstoffzufuhr zur ausreichenden
   Oxygenierung vor Narkoseeinleitung
– Erforderliche Medikamente in aufgezogenen und gekennzeichneten Spritzen
– Falls vorhanden, Beatmungsgerät, das bereits auf die Richtgrößen des Patienten
   eingestellt und zuvor kurz auf Funktionsfähigkeit getestet wurde

2

Narkoseeinleitung

Wie bereits erwähnt, gehört der Einsatz von Muskelrelaxanzien nicht zur Routine der
notfallmäßigen Narkose, es werden deshalb zunächst die Formen der Narkoseeinleitung ohne diese Medikamente beschrieben:

Grundsätzlich werden 2 Verfahren der Narkoseeinleitung empfohlen:

Verfahren I	Verfahren II
Präoxygenierung mind. 2 min mit 8–10 l O_2	Präoxygenierung mind. 2 min mit 8–10 l O_2
evtl. Atropin 0,5–1 mg i.v.	evtl. Atropin 0,5–1 mg i.v.

Ketamin (Ketanest) 1–2 mg/kg KG i.v.
bzw. (S)-Ketamin (Ketanest S)
0,5–1 mg/kg KG i.v.
+ Diazepam (Valium) 10–20 mg i.v.
bzw. Midazolam (Dormicum)
10–15 mg i.v.
    oder
Morphin 5–10 mg i.v.
+ Diazepam (Valium) 10–20 mg i.v.
	Thiopental (Trapanal)
	2–5 mg/kg KG i.v.
	    oder
	Etomidat (Hypnomidate)
	0,2–0,3 mg/kg KG i.v.

Narkoseführung

Entsprechend der Wirkprofile der eingesetzten Medikamente wird die Narkoseführung wie folgt empfohlen:

Verfahren I

Nachinjektion von
Ketamin (Ketanest) alle 10–15 min
und Diazepam (Valium) bzw.
Midazolam (Dormicum) alle 15–30 min
oder
Nachinjektion von
Morphin nach ca. 20–30 min
und Diazepam (Valium) bzw.
Midazolam (Dormicum) alle 15–20 min

Verfahren II

Nachinjektion von
Thiopental (Trapanal)
alle 10–15 min
oder

Nachinjektion von
Etomidat (Hypnomidate)
nach ca. 10–15 min
und
Gabe von Fentanyl oder Morphin
und Nachinjektion dieser Substanzen
alle 20–30 min

Hinweise für die Wahl der Narkoseart

Polytrauma
eingeklemmter Patient: Ketamin-Diazepam-/Midazolam-Narkose
Patient im Schock: Ketamin-Diazepam-/Midazolam-Narkose
Begründung: keine Kreislaufdepression, Analgesie.

Schädel-Hirn-Trauma
mit stabilen Kreislaufverhältnissen:
– Thiopental-Morphin-/Fentanyl-Narkose
  Begründung: eher hirndrucksenkend, sedative Wirkung von Thiopental wird durch
  analgetische Wirkung von Morphin/Fentanyl ergänzt.
  Cave: massive Kreislaufdepression durch Thiopental bei Hypovolämie möglich!
mit labilen Kreislaufverhältnissen, z. B. bei gleichzeitigem Polytrauma:
– Etomidat-Morphin-/Fentanyl-Narkose
  Begründung: leichte hirndrucksenkende, hypnotische Wirkung von Etomidat wird
  durch analgetische Wirkung von Morphin/Fentanyl ergänzt.
  Cave: Kreislaufdepression durch Etomidat bei Hypovolämie!
oder
– Ketamin-Diazepam-/Midazolam-Narkose mit gleichzeitiger kontrollierter
  Hyperventilation und Oberkörperhochlagerung
  Begründung: Die durch Ketamin möglicherweise induzierte Hirndrucksteigerung
  läßt sich durch Hyperventilation und Oberkörperhochlagerung sicher vermeiden.
  Der durch Ketamin bewirkte positive Kreislaufeffekt (Blutdruckanstieg) kann für die
  zerebrale Durchblutung überlebenswichtig sein!
mit instabilen Kreislaufverhältnissen (nichtkardialer Schock):
– Ketamin-Diazepam-/Midazolam-Narkose mit gleichzeitiger kontrollierter
  Hyperventilation und Oberkörperhochlagerung
  Begründung s.o.

Beim SHT wegen der Gefahr einer weiteren Hirndrucksteigerung **kein Lachgas!**

Kardiogener Schock
– Diazepam-/Midazolam-Morphin-Narkose
– Etomidat-Morphin-Narkose
Keine Ketaminnarkose (Erhöhung des myokardialen Sauerstoffverbrauchs!)

Therapieresistenter Status asthmaticus

Ketaminnarkose (3–5 mg/kg KG!), evtl. Diazepam, ggf. Muskelrelaxation

Begründung: Ketamin besitzt eine sympathomimetische Eigenwirkung (Bronchodilatation über β_2-Rezeptoren), Erhaltung der Spontanatmung.

Therapieresistenter Status epilepticus

Thiopental (Trapanal-)narkose (350–500 mg!)
Relaxation, z. B. mit Succinylcholinchlorid

2

Narkose-Ablaufschemata

Narkosebedürftigkeit
Entscheidung über die Art der Narkose
Vorbereitung des Instrumentariums

Falls möglich, Flachlagerung des Patienten
Sicherer venöser Zugang
Infusion
EKG-Monitor, RR-Messungen

Präoxygenierung mindestens über 2 min mit 8–10 l O_2
Falls immer möglich, Atropin 0,5–1 mg i.v.   z. B. 1–2 Amp. Atropin i.v.

Ketamin-Diazepam-/Midazolam-Narkose

Diazepam 10–15 mg i.v.	z. B. 1–1½ Amp. Valium i.v.
oder	oder
Midazolam 5–10 mg (0,1–0,15 mg/kg KG) i.v.	z. B. 1–2 Amp. Dormicum (5 ml = 5 mg) i.v.
Ketamin 1–2 mg/kg KG	z. B. 100 mg Ketanest i.v. = 2 Amp. zu 5 ml zu 50 mg
(S)-Ketamin 0,5–1 mg/kg KG	z. B. 50 mg Ketanest S i.v.

Nachinjektion von Ketamin ca. alle 10 min mit der halben Anfangsdosis
   z. B. 50 mg Ketanest i.v. = 1 Amp. zu 5 ml zu 50 mg

Nachinjektion von Diazepam ca. alle 15–30 min   z. B. ½–1 Amp. Valium i.v.

Nachinjektion von Midazolam ca. alle 15–30 min   z. B. 1–2 Amp. Dormicum (5 ml = 5 mg) i.v.

Morphin-Diazepam-/Midazolam-Narkose

Diazepam 10–15 mg i.v.	z. B. 1–1½ Amp. Valium i.v.
oder	oder
Midazolam 5–10 mg (0,1–0,15 mg/kg KG) i.v.	z. B. 1–2 Amp. Dormicum (5 ml = 5 mg) i.v.
Morphin 5–10 mg i.v.	z. B. ½–1 Amp. Morphinum hydrochloricum i.v.

Nachinjektion von Diazepam ca. alle 15–30 min   z. B. ½–1 Amp. Valium i.v.

Nachinjektion von Midazolam ca. alle 15–30 min   z. B. 1–2 Amp. Dormicum (5 ml = 5 mg) i.v.

Nachinjektion von Morphin ca. alle 20–30 min   z. B. ½–1 Amp. Morphinum hydrochloricum i.v.

Narkose-Ablaufschemata

Narkosebedürftigkeit
Entscheidung über die Art der Narkose
Vorbereitung des Instrumentariums

Falls möglich, Flachlagerung des Patienten
Sicherer venöser Zugang
Infusion
EKG-Monitor, RR-Messungen

2

Präoxygenierung mindestens über 2 min mit 4–6 l O_2
Falls immer möglich, Atropin 0,5–1 mg i.v. | z. B. 1–2 Amp. Atropin i.v.

Thiopentalnarkose
Thiopental 3–5 mg/kg KG i.v. | z. B. 250 mg Trapanal i.v.
| = ½ Amp. zu 500 mg
und Gabe von Fentanyl (1 ml = 0,05 mg) | z. B. 4–6 ml der 10-ml-Amp.

Nachinjektion von Thiopental ca. alle 15 min | z. B. 100–250 mg Trapanal i.v.

Nachinjektion von Fentanyl nach ca. 20 min | z. B. 1–2 ml der 10-ml-Amp.

Etomidatnarkose
Etomidat 0,2–0,3 mg/kg KG i.v. | z. B. 20 mg Hypnomidate i.v.
| = ½–1 Amp. zu 10 ml
und Gabe von Fentanyl (1 ml = 0,05 mg) | z. B. 4–6 ml der 10-ml-Amp.

Nachinjektion von Etomidat nach 10–15 min | z. B. 10–20 mg Hypnomidate i.v.

Nachinjektion von Fentanyl nach ca. 20 min | z. B. 1–2 ml der 10-ml-Amp.
oder Gabe von Morphin | z. B. ½–1 Amp.
Nachinjektion nach ca. 20–30 min

Narkose-Ablaufschemata

Maschinelle Beatmung
Nach auskultatorischer Kontrolle der Tubuslage Anschluß des Beatmungsgeräts.
Folgende Grundeinstellungen können dabei als Orientierung dienen:

> **Atemzugvolumen:** 10–15 ml/kg KG
> **Atemfrequenz:** 10–12/min (Erwachsener)
> **Atemminutenvolumen:** 6–10 l/min
> **FiO₂** (Sauerstoffanteil in der Inspirationsluft): 50–100 %
> **Verhältnis In- zu Exspirationszeit:** 1:2

Atemfrequenz und Atemzugvolumen sind alters- und größenabhängig. Einen Anhalt
über die entsprechenden Daten gibt die folgende Übersicht:

Altersstufe	Atemfrequenz/min	Atemzugvolumen [ml]
Neugeborene	40–50	20– 35
Säuglinge	30–40	40– 100
Kleinkinder	20–30	150– 200
Schulkinder	16–20	300– 400
Jugendliche	14–16	300– 500
Erwachsene	10–14	500–1000

Die Verwendung von **Lachgas** mit Hilfe eines **Narkosekreisteils** im Notarztwagen
sollte nur dem erfahrenen Anästhesisten überlassen werden. Der Lachgas(N₂O)-Anteil
bei einer Lachgasnarkose sollte bei ca. 50 % liegen, **der Sauerstoffanteil muß
mindestens 33 % betragen.** Keine Lachgasnarkose bei Schädel-Hirn-Trauma!

Magenspülung

Die Magenspülung gehört zur Elementartherapie bei Vergiftungen. Ihre Anwendung am Notfallort oder im Notarztwagen gehört jedoch zu den Ausnahmen und ist auf wenige Vergiftungsbilder bzw. auf zu erwartende Transportzeiten von über 30 min beschränkt.

Die Magenspülung **beim bewußtseinsgetrübten oder bewußtlosen Patienten** darf selbstverständlich **nur nach endotrachealer Intubation** erfolgen!

Indikationen

2

Eine Magenspülung am Notfallort sollte durchgeführt werden bei:
– Vergiftung mit Alkylphosphaten (z. B. E 605)
– Vergiftung mit Paraquat
– Vergiftung mit Blausäure
– Vergiftung mit Schwefelwasserstoff
– Transportzeiten, die erfahrungsgemäß länger als 30 min dauern

Kontraindikationen

– Fortgeschrittene Säure- oder Laugenverätzung
– Verdacht auf Ösophagus- oder Magenperforation

Instrumentarium

– Magenschlauch, ca. 80 cm lang
   Durchmesser: bei Erwachsenen mindestens 1 cm (Regel: fingerdick),
                bei Kindern 0,4–0,7–1,1 cm
– Trichter
– Klemme
– Großer Auffangeimer
– Meßgefäß, Einfüllgefäß
– Mindestens 10 und bis zu 100 l körperwarmes Wasser
– Absauggerät in Bereitschaft
– Lange Gummischürze
– Aktivkohle

Durchführung

– Sicheren venösen Zugang legen, Infusion (Ringer-Lactat-Lsg.) anhängen.

– Sicherung der Atemwege ggf. durch Intubation.

– Prämedikation mit Atropin, z. B. 0,5 mg i.v. oder s.c. = 1 ml = 1 Amp. Atropin.

– Beim bewußtseinsklaren Patienten Anästhesie der Mundhöhle durch Bestreichen des Magenschlauchs mit Xylocain Gel.

– Magenschlauch gut anfeuchten!

– **Lagerung:** Linksseitenlage, leichte Kopftieflagerung (ca. 15–20 h).

– **Perorales Einführen des Magenschlauchs** (beim Erwachsenen ca. 50 cm). Der bewußtseinsklare Patient wird aufgefordert, dabei aktiv zu schlucken.

– **Lagekontrolle des Magenschlauchs** durch Luftinsufflation mit der Magenspritze. Gleichzeitiges Abhören über dem Epigastrium. Es muß ein deutliches Blubbern zu hören sein.

– Trichter auf das proximale Schlauchende aufsetzen, unter Patienten-Niveau halten. Herausfließenden **Mageninhalt asservieren!**

– Trichter über Patienten-Niveau anheben und ca. 200–500 ml Wasser in den Magen einfließen lassen. Wassermenge bei Kindern: ca. 4 ml/kg KG. Bei Säuglingen und Kleinkindern **Spülung mit physiologischer Kochsalzlösung!**

– Trichter wieder absenken und Flüssigkeit in den Auffangeimer laufen lassen.

– Vorgang ca. 20mal wiederholen bzw. so lange, bis die Spülflüssigkeit **klar** bleibt.

– **Genaue Flüssigkeitsbilanz: Ausfuhr muß der Einfuhr entsprechen!**

– Instillation von Aktivkohle (beim Erwachsenen mindestens 30 g, bei Kindern 5–15 g) über den Magenschlauch, diesen dann abklemmen oder zuhalten.

– Zurückziehen des abgeklemmten Magenschlauchs.

Pneumothorax

Beim Pneumothorax handelt es sich um eine Ansammlung von Luft im Pleuraraum.
Man unterscheidet nach der Entstehungsursache:
- traumatischer Pneumothorax,
- spontaner Pneumothorax,
- iatrogener Pneumothorax.

Die **klinische Symptomatik** ist gekennzeichnet durch die Trias
- akuter Thoraxschmerz,
- Atemnot,
- trockener Husten.

Differentialdiagnostisch erwogen werden müssen in erster Linie Lungen- und
Herzinfarkt, Asthma bronchiale, Lungenemphysem und akutes Abdomen.
Für die Notfallmedizin relevant ist weniger der unkomplizierte einseitige Pneumo-
thorax, als die Entwicklung eines Spannungspneumothorax.

Spannungspneumothorax

Durch einen Ventilmechanismus kann sich mit der Atem(Beatmungs-)tätigkeit in der
Pleurahöhle ein zunehmender Überdruck aufbauen. Dadurch wird das Mediastinum
zur gesunden Seite hin verdrängt, herznahe Gefäße werden komprimiert. Abhängig
von der Genese des Geschehens unterscheidet man einen **inneren Spannungspneumothorax** (das Leck sitzt zwischen Bronchialsystem und Pleura) von einem **äußeren
Spannungspneumothorax** (das Leck besteht, z. B. infolge einer Brustkorbverletzung,
zwischen Außenluft und Pleurahöhle). Die klinische Symptomatik und die Behandlung sind für beide Formen gleich.

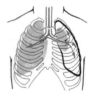 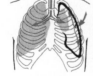

innerer Pneumothorax   äußerer Pneumothorax

Klinische Zeichen

- Rasch zunehmende Dyspnoe (z. B. trotz suffizienter Beatmung)
- Tachypnoe
- Tachykardie
- Blässe, Zyanose
- Unruhe und Angst
- Einseitige Thoraxvergrößerung (am Notfallort bzw. beim traumatischen
  Spannungspneumothorax kaum zu erkennen)
- Obere Einflußstauung (Halsvenenstauung)
- Blutdruckabfall
- Anstieg des Beatmungsdrucks bei künstlicher Beatmung

PNEUMOTHORAX

Sofortmaßnahmen

Als Sofortmaßnahmen beim Spannungspneumothorax wird zur Druckentlastung eine **Punktion** durchgeführt.

Material
– Großkalibrige Kanüle (z. B. Plastikverweilkanüle Größe 14 G [braun] oder 16 G [grau]),
– evtl. Fingerling, in dessen freies Ende ein kleines Loch geschnitten wird,
– Einmalkompressen.

Technik
Der Patient sollte falls möglich **mit erhöhtem Oberkörper** gelagert werden.
Mit der großkalibrigen Kanüle wird in der **vorderen Axillar- bzw. Medioklavikularlinie in Höhe des 2. oder 3. Interkostalraums** von ventral her punktiert. Der Abstand zum Sternalrand sollte in jedem Fall mindestens 4 cm betragen (sonst Gefahr der Punktion der A. mammaria interna!).

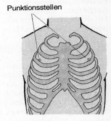
Punktionsstellen

Die Kanüle wird bis auf eine Rippe vorgeschoben, an deren Oberrand man sich vorsichtig vortastet.
Sobald man die Rippe überquert hat, wird die scharfe Metallkanüle um ca. 0,5 cm zurückgezogen.
Die Kanüle wird dann so weit vorgeschoben, bis eine Druckentlastung erfolgt, was in Form eines **hörbaren Entweichens von Luft** deutlich wird.
Anschließend Entfernen der scharfen Metallkanüle und Abdecken der Kanüle mit Gaze.

Auf die relativ schwierige Befestigung des eingeschnittenen Fingerlings, der den inspiratorischen Einstrom von Luft verhindern soll, kann normalerweise verzichtet werden!

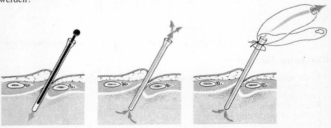

Weitere therapeutische Maßnahmen

Sedierung: Diazepam 5–10 mg   z. B. ½–1 Amp. Valium i.v.
              oder   oder
              Triflupromazin 5–10 mg   z. B. ½–1 Amp. Psyquil i.v.

Gabe von Sauerstoff über Nasensonde
(sofern keine Beatmung erforderlich ist)   4–6 l O$_2$/min

Hustendämpfung, z. B. mit Clobutinol   z. B. 1 Amp. Silomat i.v.

Analgesie, z. B. mit Morphin   ½–1 Amp. Morphin i.v.

Merke:

– Vergleichende Auskultation und Perkussion sind die wichtigsten diagnostischen
Kriterien zur Diagnose eines Pneumothorax, wobei zu bedenken ist, daß auch
doppelseitige Spontanpneumothoraces auftreten können.

– Steigt unter Beatmung eines Patienten der Beatmungsdruck kontinuierlich an,
so muß unbedingt an einen **Spannungspneumothorax** gedacht werden!

– Die alte Regel, offene Thoraxverletzungen luftdicht zu verschließen, gilt nicht mehr,
da insbesondere beim beatmeten Patienten die Gefahr der Entstehung eines Spannungspneumothorax dadurch vergrößert wird!

– Reicht die Entlastung mittels Punktion nicht aus, so sollte baldmöglichst eine
Thoraxdrainage gelegt werden.

PNEUMOTHORAX

Thoraxdrainage

Das Legen einer Thoraxdrainage sollte in der Regel unter stationären und möglichst sterilen Bedingungen erfolgen.
Bei ausgedehntem Spannungs- oder Hämatothorax, z. B. als Folge von Thoraxtraumata, kann jedoch auch das Legen einer Thoraxdrainage durch den Notarzt erforderlich werden (besonders wenn die Punktion nur unzureichende Entlastung bringt).
Entscheidend für die Durchführung der Maßnahmen ist neben der Erfahrung des Notarztes das klinische Bild des Patienten.

Indikationen
– Pneumothorax
– Spannungspneumothorax
– Hämatothorax
– Funktionell relevanter Pleuraerguß

Material
1. Einmalkatheterset (z. B. Pneumocath) mit
   – Skalpell,
   – Nahtmaterial (Seide 2/0),
   – 2 Klemmen,
   – Einführungsbesteck mit Trokar und Plastikschläuchen,
   – sterilem Lochtuch.
2. Lidocain 1 %.
3. Saugpumpe.

> Thoraxdrainage
> Erwachsene 28–32 Charr
> Kinder   18–28 Charr

Technik
Falls erforderlich, Prämedikation des Patienten:
Sedierung: Diazepam 5–10 mg
           oder
           Morphis 5–10 mg

> z. B. ½–1 Amp. Valium i.v.
> und/oder
> ½–1 Amp. Morphin i.v.

Lagerung:

– für den anterioren Zugang möglichst in sitzender Position,

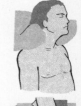

– für den posterioren Zugang Seitenlage auf der gesunden Thoraxseite.

Zugangswege:
Bei Pneumothorax 2. oder 3. ICR in der
Medioklavikularlinie (Monaldi-Drai-
nage), bei Pleuraguß oder Hämatothorax
5. ICR in der hinteren Axillarlinie
(Bülau-Drainage).

Abduzieren des Arms der betroffenen
Seite.

Hautdesinfektion, steriles Lochtuch.

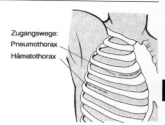

Zugangswege:
Pneumothorax
Hämatothorax

2

Infiltrationsanästhesie mit 1 %igem
Lidocain: zunächst Haut in einem ICR
infiltrieren, dann subkutanes Gewebe in
dem darüber liegenden ICR infiltrieren.

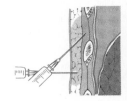

2–3 cm breite Inzision der Haut und des
Subkutangewebes im tiefer liegenden ICR.
Spreizen der Thoraxwandmuskulatur mit
einer Präparierschere bis auf den Oberrand
der über der Inzision liegenden Rippe.
Ablegen der Schere. Verfolgen des Stichkanals mit
dem Zeige- oder Kleinfinger, stumpfes Perforieren der
Pleura parietalis mit dem Finger.

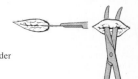

Trokar mit Einführungskanüle
bzw. Punktionsnadel in den
höher gelegenen ICR einführen.

Drainageschlauch vorschieben
und Kanüle über den Schlauch
zurückziehen.

Anschließen der Absaugung bzw.
Ableiten des Drains über das
Heimlich-Ventil oder über ein
behelfsmäßiges Ventilsystem
(Fingerling, Gummihandschuh).

Fixation des Drainageschlauchs
durch Naht.

Baldmöglichst Röntgenkontrolle!

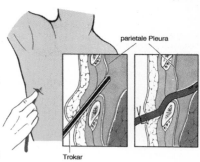

parietale Pleura

Trokar

Perikardpunktion

Die Durchführung einer Perikardpunktion stellt eine äußerst seltene und auch komplikationsträchtige invasive Maßnahme dar (Mortalität 1–2 %!). Sie ist, wenn immer möglich, unter intensivmedizinischen Bedingungen vorzunehmen, kann aber beim Verdacht auf eine massive traumatische Herzbeuteltamponade bereits präklinisch die Ultima ratio zum Überleben des Patienten darstellen.

Indikationen
– dringender Verdacht auf traumatische Herzbeuteltamponade, z. B. im Rahmen eines Thoraxtraumas

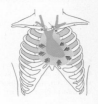

Material
– Punktionsnadel
  – konventionelle Venenverweilkanüle (16 oder 18 G)
    bei adipösen Patienten
  – ausreichend lange 18-G-Spinal- oder Periduralpunk-
    tionskanüle
– Dreiwegehahn
– sterile Spritze (z. B. 20 ml)
– Desinfektionsspray, sterile Handschuhe

Technik
EKG-Monitoring, Defibrillationsbereitschaft.
Hautdesinfektion im Epigastrium.
Punktionskanüle und Dreiwegehahn auf Spritze aufsetzen.
Unter Aspiration im xyphoidosternokostalen Winkel
(Rippen-Sternum-Winkel) links Haut und subkutanes
Gewebe durchstechen, dann sofort Stichrichtung subkostal
in Richtung linke Schulter (d. h. ca. in einem Winkel von
45° zur Frontalebene).
Erreichen des Perikards in ca. 3–4 cm Tiefe.
Aspiration von Blut müßte bei richtiger Diagnose möglich
sein.
Blut soweit wie möglich abziehen, Dreiwegehahn schließen,
Nadel liegen lassen.

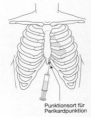

Punktionsort für
Perikardpunktion

Komplikationen
Myokardverletzungen
Lebensbedrohliche Herzrhythmusstörungen
Lungenverletzungen
Oberbauchverletzungen

Karotissinusdruck

Oberhalb der Bifurkation der A. carotis communis befindet sich der Karotissinusnerv, über dessen Dehnungs- und Pressorezeptoren eine Beeinflussung der zentralen Kreislaufsteuerung erzielt werden kann. Die Rezeptoren reagieren auf Änderungen von Blutdruck und Pulsfrequenz, indem der N. vagus stimuliert oder gebremst wird.

Eine Stimulation des N. vagus bewirkt eine Verzögerung der Reizübertragung im AV-Knoten des Herzens mit einer primär **negativ dromotropen** Wirkung.

Diesen Reflexkreis macht man sich beim Karotissinusdruck zunutze, indem man durch Druck von außen die Pressorezeptoren stimuliert und damit eine Vagusstimulation auslöst.

Die **Indikationen** für den Karotissinusdruck sind deshalb primär **tachykarde Herzrhythmusstörungen** vom Typ der supraventrikulären paroxysmalen Tachykardie.

Technik

Die Karotissinusreizung ist stets einseitig (d. h. niemals auf beiden Seiten gleichzeitig!) und unter ständiger Pulskontrolle durch Auskultation oder EKG-Registrierung durchzuführen.

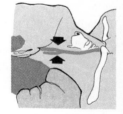

Unter den Nacken des Patienten wird ein Polster gelegt, so daß der Hals gestreckt und der Kopf leicht zur Seite gedreht ist.

In der Höhe des Schildknorpels, unmittelbar unter dem Kieferwinkel wird die A. carotis palpiert.

Nun wird mit 2 Fingern für 10–20 s an dieser Stelle Druck erzeugt oder eine Massage ausgeführt.

Falls das Manöver primär ohne Erfolg, d. h. ohne eine Verlangsamung der Herzfrequenz bleibt, kann der Druckversuch auf der anderen Halsseite wiederholt werden.

Nebenwirkungen

Bei Patienten mit einem **hypersensitiven Karotissinus** kann das Druckmanöver eine bedrohliche Bradykardie, im Extremfall sogar eine kardiale Synkope auslösen.

Bei Patienten mit einer ein- oder doppelseitigen **Karotisstenose** kann das Druckmanöver eine Verminderung der zerebralen Durchblutung, ebenfalls mit dem klinischen Bild einer Synkope, hervorrufen.

Valsalva-Preßversuch

Ein weiteres Manöver zur Stimulation des N. vagus ist der Valsalva-Preßversuch. Dabei wird der Patient aufgefordert 2–3mal tief ein- und auszuatmen, um dann nach einer **tiefen Inspiration** den Atem anzuhalten und zu pressen. Die Wirksamkeit der Aktion kann verstärkt werden, indem der Patient sich die Nase zuhält und – falls möglich – beim Pressen in die Hocke geht.

Die **Indikationen** für den Valsalva-Preßversuch sind tachykarde Herzrhythmusstörungen vom Typ der supraventrikulären paroxysmalen Tachykardie.

Unblutiger Aderlaß

Der unblutige Aderlaß dient dazu, den venösen Blutrückstrom aus den Extremitäten zum Herzen zu drosseln.
Er bewirkt somit in erster Linie eine Senkung der Vorlast des Herzens und damit eine Rechtsherzentlastung

Die Hauptindikation für den unblutigen Aderlaß ist das kardial ausgelöste **Lungenödem.**

Technik

Es werden an beiden Oberarmen und an beiden Oberschenkeln Blutdruckmanschetten angelegt.

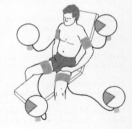

Jeweils 3 Extremitäten werden dann gestaut, indem man mit den Manschetten einen Druck erzeugt, der zwischen diastolischem und systolischem Blutdruckwert des Patienten liegt.

Alle 10 min wird jeweils eine Extremität durch Öffnen der Stauung entlastet und nun die entsprechende vorher nicht unter Druck stehende Extremität gestaut.

Medikamentös kann der unblutige Aderlaß durch die Gabe von Nitroglycerin unterstützt werden.

Der **blutige Aderlaß** ist im Notarztdienst die Ausnahme!

In Kap. 3-5 werden spezielle Notfälle in alphabetischer Reihenfolge dargestellt.
Um das Auffinden der einzelnen Notfälle zu erleichtern, sind in der folgenden
Übersicht mögliche Synonyme und Unterpunkte dem entsprechenden Hauptstichwort
zugeordnet.

Übersicht über spezielle Notfälle

2

Akutes Abdomen

Definition
Beim akuten Abdomen handelt es sich um einen klinisch gebräuchlichen Sammelbegriff für alle Schmerzen und Störungen im Bereich der Bauchhöhle, die ein akutes Eingreifen – zumeist in Form eines operativen Eingriffs – erforderlich machen. Mögliche Ursachen für ein akutes Abdomen sind demnach:

Entzündung von Organen
Appendizitis
Pankreatitis
Peritonitis
Pyelonephritis
M. Crohn, Colitis ulcerosa
Divertikulitis

Gefäßerkrankungen
Mesenterialinfarkt
Aortendissektion
Ruptur eines Aortenaneurysmas
Milzinfarkt

Perforationen
Ulkusperforation
Darmperforation

Traumata
Stumpfes Trauma
Penetrierendes Trauma
Offenes/geschlossenes
Trauma

Gynäkologische Ursachen
Adnexitis
Extrauteringravidität
Stielgedrehte Ovarialzyste
Septischer Abort

Sonstige Ursachen
Nierenkolik
Gallenkolik
Ileus
Inkarzerierte Hernie
Abszesse

Symptome
Starke bis vernichtende Schmerzen im Bereich des Abdomens
– kolikartig (Gallen-, Nierenkolik, mechanischer Ileus),
– kontinuierlich zunehmend (bei Entzündungen),
– messerstichartig mit schlagartigem Beginn (bei Perforation),
– diffus, dumpf, schlecht lokalisierbar (bei Darmischämie durch Darminfarkt, Darmschlingenstrangulation);

Übelkeit, Erbrechen;
Blutdruckabfall mit Blässe;
Schweißausbruch;
Tachykardie;
Abwehrspannung mit harter Bauchdecke;
abdomineller Druckschmerz.

Therapeutische Maßnahmen
Lagerung: Beine angezogen, falls möglich Knierolle;
ggf. bei Schocksymptomatik leichte Schräglage
(Kopf und Oberkörper tief)

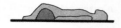

▶ Sauerstoffgabe über Nasensonde   4–6 l O$_2$/min
▶ Venöser Zugang   Ringer-Lactat-Lsg.
▶ Bei Zeichen der Hypovolämie: 500–1000 ml i.v.
   großzügiger Volumenersatz

▶ Medikamente
Schmerzbekämpfung (bei kolikartigen Schmerzen):

Butylscopolaminiumbromid   z. B. 20 mg = 1 Amp. Buscopan i.v.

evtl. Nitroglycerin Kps. 1,2–2,4 mg p.o.   z. B. 1,2 mg = 1 Kps.
                                                 Nitrolingual

evtl. Metamizol   z. B. 2,5 mg = 5 ml Novalgin i.v.
                                         (langsam injizieren!)

Sedierung: Diazepam 5–10 mg   z. B. ½–1 Amp. Valium i.v.

Differentialdiagnose
Hinterwandinfarkt
Akute Rechtsherzinsuffizienz
Diabetische Ketoazidose (Pseudoappendizitis)
Basale Pleuropneumonie
Wirbelsäulenschmerzen

3

Akuter arterieller Verschluß

(s. auch Apoplexie, S. 126
Lungenembolie, S. 202
Mesenterialinfarkt, S. 114)

Definition
Verschluß eines arteriellen Gefäßes, meistens durch eine Embolie (90 %), seltener durch eine lokale Thrombose (10 %).
Der Embolusherd liegt vorwiegend im linken Herzen, als Risiko gelten vor allem Herzklappenfehler mit Vorhofflimmern sowie Thromben im linken Ventrikel nach Herzinfarkt.
Die embolischen Verschlüsse finden sich bevorzugt im Bereich von Gefäßaufzweigungen, die Häufigkeit arterieller Embolien verteilt sich folgendermaßen:
– intra- und extrakranielle Gefäße des Kopfes ca. 60 %,
– Gefäße der unteren Extremitäten ca. 20 %,
– Gefäße der oberen Extremitäten ca. 6 %,
– Gefäße des Abdomens (Nieren-, Milz-, Mesenterialarterien) ca. 6 %.

Die folgenden Ausführungen beziehen sich auf den **akuten Verschluß einer Extremitätenarterie.**

Symptome
„6 mal P"

Pain	– Schmerz (führendes Symptom, plötzlich und sehr stark einsetzend – „wie ein Peitschenschlag")
Paleness	– Blässe (etwa 2 Handbreit distal der Verschlußstelle beginnend)
Paresthesia	– Gefühlsstörung
Pulslessness	– Pulslosigkeit
Paralysis	– Bewegungsunfähigkeit
Prostration	– Erschöpfung, Schock

Therapeutische Maßnahmen
▶ Lagerung: Tieflagerung der betroffenen Extremität bei leicht erhöhtem Oberkörper (Erhöhung des Perfusionsdrucks)
▶ Ruhigstellung der Extremität auf Wattepolster, kühl halten, keine Wärmeapplikation!
▶ Venöser Zugang (auf keinen Fall an der betroffenen Extremität!)

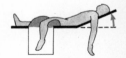

▶ Medikamente

Schmerzbekämpfung:

Morphin 5–10 mg oder	½–1 Amp. Morphin i.v. oder
Pethidin 75–100 mg 1 Amp. Dolantin = 1 ml = 50 mg oder	z. B. 1,5–2 ml Dolantin langsam i.v. oder
Pentazocin 30 mg	z. B. 1 Amp. Fortral i.v.

Antikoagulation:	Heparin 5000–10 000 IE i.v.
Infusion:	Ringer-Lactat-Lsg. 500 ml i.v.

3

▶ Transport ggf. in Klinik mit Möglichkeit zur Angiographie/Lysetherapie/chirurgischen Intervention

Differentialdiagnose

Akute tiefe Beinvenenthrombose, insbesondere komplette Thrombosierung der Venen einer gesamten Extremität (Phlegmasia coerulea dolens).

Akuter venöser Verschluß (akute Venenthrombose)

Definition
Verschluß tiefer Venen durch Thromben, zumeist im Bereich der Unterschenkel. Die häufigsten Ursachen für eine Venenthrombose sind postoperative Zustände und längere Immobilisation, seltener treten Thrombosen im Rahmen eines paraneoplastischen Syndroms auf.

Eine Sonderform der venösen Thrombosen ist die selten auftretende **Phlegmasia coerulea dolens.** Dabei handelt es sich um den akuten Verschluß der oberflächlichen und tiefen Venen einer gesamten Extremität.

Symptome
Schmerz in Wade oder Oberschenkel (Druckschmerz,
Schmerzen bei Dorsalflexion des Fußes),
zunehmendes Schweregefühl,
Ödem (zunehmende Umfangsdifferenz),
livide, evtl. glänzende Verfärbung,
Überwärmung,
evtl. Venenzeichnung im Leistenbereich.

Bei Phlegmasia coerulea dolens:
– rasche Anschwellung der gesamten Extremität,
– tiefzyanotische Verfärbung,
– stärkste Schmerzen,
– arterielle Pulse nicht mehr tastbar (Kompression der Arterien durch das Ödem),
– Ausbildung von Nekrosen innerhalb von Stunden.

Therapeutische Maßnahmen
▶ Absolute Bettruhe (Lungenemboliegefahr!)
▶ Lagerung: Hochlagerung der betroffenen Extremität
▶ Ruhigstellung der betroffenen Extremität
▶ Venöser Zugang (auf keinen Fall an der betroffenen Extremität!)

▶ Medikamente

Sedierung: Diazepam 5–10 mg	z. B. ½–1 Amp. Valium i.v.
Schmerzbekämpfung:	
Morphin 5–10 mg	½–1 Amp. Morphin i.v.
oder	oder
Pethidin 75–100 mg	
1 Amp. Dolantin = 1 ml = 50 mg	z. B. 1,5–2 ml Dolantin langsam i.v.
oder	oder
Pentazocin 30 mg	z. B. 1 Amp. Fortral i.v.
Antikoagulation:	Heparin 5000–10 000 IE i.v.
Infusion:	Ringer-Lactat-Lsg. 500 ml i.v.

Alkoholentzugsdelir
(s. auch Delirsyndrome S. 142)

Definition

Das Alkoholentzugsdelir entsteht nach Unterbrechung oder abrupter Verringerung der Alkoholzufuhr bei **chronischem Alkoholismus.** Dabei können die Entzugssymptome unterschiedlichste Form und Intensität annehmen.

Formal unterscheidet man
– leichte Entzugssyndrome oder Delir-Prodrome,
– mittelschwere Entzugssyndrome oder Prädelir,
– schwerste Entzugssyndrome oder Delirium tremens.

3

Symptome

Delir-Prodrome	Prädelir	Delir
Innere Unruhe	Optische Halluzinationen	Halluzinationen
Angst	Illusionäre Verkennung	Unruhe
Schlafstörungen	Zeitliche Desorientiertheit	Erregung
Vegetative Labilität	Fingertremor	Agitiertheit
Feinschlägiger Fingertremor	Schwitzen	Angst
	Tachykardie	Wahnbildung
	Temperaturerhöhung	Tachykardie
		Hyperhidrosis
		Hypotonie
		Übelkeit

Therapeutische Maßnahmen
▶ Alles vermeiden, was Unruhe schafft und Halluzinationen provozieren kann
▶ Verbale Beruhigung
▶ Lagerung den Bedürfnissen des Patienten anpassen
▶ Kreislaufüberwachung (cave Hypotonie!)

▶ Medikamente

Sedierung: Diazepam 5–10 mg   z. B. ½–1 Amp. Valium i.v.

Antipsychotisch: Haloperidol 5–10 mg   z. B. ½–1 Amp. Haldol i.v.

Infusion (falls möglich):   Ringer-Lactat-Lsg. 500 ml i.v.
Falls orale Medikamentenaufnahme möglich:
Clomethiazol p.o.   z. B. 2–4 Kps. Distraneurin 0,5 p.o.

Differentialdiagnose

Akute Alkoholvergiftung	SHT	Diabetisches Koma
Drogenintoxikation	Zerebrale Blutung	Thyreotoxische Krise
Meningitis	Apoplex	Akute Leberinsuffizienz

Alkoholintoxikation

Definition
Übermäßige Aufnahme von Äthanol (C_2H_5OH) mit dadurch ausgelöster toxischer Wirkung auf die Zellen des zentralen Nervensystems.
Die Letaldosis von Äthanol liegt beim Erwachsenen zwischen 250 und 750 g, wenn diese Menge in weniger als 30 min oral aufgenommen wird (das entspricht einem Blutalkoholspiegel von 3,5–5 Promille).
Die Gefahr der Alkoholintoxikation liegt im zentralen Versagen der Kreislauf- und Atemregulation.
In Abhängigkeit von der Alkoholkonzentration unterscheidet man folgende Stadien:

Stadium I	exzitatorisches Stadium
Stadium II	hypnotisches Stadium (< 2 Promille)
Stadium III	narkotisches Stadium (> 2 Promille)
Stadium IV	asphyktisches Stadium (Tod durch zentrales Atem- und Kreislaufversagen) (> 3,5 Promille)

Symptome
Gestörte Sprachmotorik (lallende Sprache)
Desorientiertheit
Bewußtseinsstörungen bis Bewußtlosigkeit
Psychische Erregung und motorische Unruhe
Rötung der Augenbindehaut und des Gesichts
Atemdepression
Krämpfe
Koma
Erbrechen
Tachykardie
Hypotonie
Unterkühlung
Hypoglykämie
Alkoholgeruch

Therapeutische Maßnahmen
▶ Lagerung: stabile Seitenlagerung

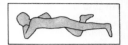

▶ Freimachen und Freihalten der Atemwege
▶ Bei Areflexie/Koma: Intubation und Beatmung
▶ Venöser Zugang
▶ Schutz gegen Auskühlung
▶ Blutzuckerbestimmung

▶ Medikamente
Beim agitierten Patienten evtl.

Sedierung: Haloperidol 5–10 mg	z. B. ½–1 Amp. Haldol i.v. oder	
Diazepam 5–10 mg	z. B. ½–1 Amp. Valium i.v.	
Infusion:	Ringer-Lactat-Lsg. 500 ml i.v. oder Glukose 5 % oder Glukose 10 % 500 ml i.v.	
	20–50 ml Glukose 40 % i.v.	

Differentialdiagnose
Zusätzliches Hirntrauma
Zusätzliche Intoxikation (Mischintoxikation)
Alkoholentzugsdelir
Jedes Koma anderer Genese

Angina pectoris

Definition
Schmerzbild, hervorgerufen durch Einengung oder Verschluß von Herzkranzgefäßen im Rahmen einer **koronaren Herzkrankheit.** Der Schmerz tritt typischerweise dann auf, wenn infolge einer körperlichen oder seelischen Belastung ein Mißverhältnis zwischen Sauerstoffbedarf und Sauerstoffangebot entsteht.
Man unterscheidet zwischen einer **stabilen** und einer **instabilen Angina pectoris.**

Die instabile Angina pectoris umfaßt folgende Zustände:
– neu aufgetretene Angina pectoris bei bisher symptomfreiem Verlauf;
– bei bestehender, bisher stabiler Angina pectoris Zunahme von Anfallshäufigkeit und Schmerzintensität sowie geringere Auslöseschwelle;
– schwere Angina pectoris, aus der Ruhe heraus auftretend, über 15–20 min anhaltend.

Symptome
Stabile Angina pectoris:
Retrosternal auftretender Schmerzanfall mit gleichbleibendem Schmerzcharakter und mit von Anfall zu Anfall in etwa gleichbleibender Intensität.
Dauer: wenige Sekunden bis höchstens 15–20 min.
Retrosternales Druck- und Beklemmungsgefühl;
Schmerzausstrahlung in Achsel und linken Arm und/oder Hals, rechten Arm, Oberbauch;
Angstgefühl;
normalerweise keine wesentliche Dyspnoe.

Instabile Angina pectoris:
Symptome insgesamt stärker und länger anhaltend als bei der stabilen A. p., vom Herzinfarkt klinisch oft kaum zu unterscheiden.

Therapeutische Maßnahmen
▶ Lagerung: Oberkörper erhöht

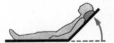

▶ Sauerstoffgabe über Nasensonde: 4–6 l O$_2$/min
▶ Beruhigender Zuspruch

▶ Medikamente

Nitroglycerin 0,8 mg sublingual	z. B. 2 Hübe Nitrolingual-Spray
	oder
ggf. nach 5–10 min wiederholen	1 Kps. Nitrolingual

Cave: Keine Nitrate bis 24 h nach Einnahme von Viagra (Sildenafil)

Sedierung:

Diazepam 2–5 mg   z. B. ½–1 Amp. Valium i.v.

Bei erhöhtem Blutdruck (systol. > 200 mm Hg) und/oder Tachykardie zusätzlich
Betablocker

Metoprolol   z. B. Beloc 2,5–5 mg (½–1 Amp)
                                    fraktioniert langsam i.v.

3

Bei instabiler Angina pectoris evtl. zusätzlich
Schmerzbekämpfung:

Morphin 5–10 mg   z. B. ½–1 Amp. Morphin i.v.

Nur wenn kein Morphin oder andere Opioide vorrätig sind

Tramadol 50–100 mg   z. B. ½–1 Amp. Tramal 100 mg
                                    langsam i.v.

evt. in Kombination mit   kombiniert mit

Triflupromazin 10 mg   z. B. 1 Amp. Psyquil 10 mg i.v.

oder   oder

Metoclopramid 10 mg   z. B. 1 Amp. Paspertin 10 mg i.v.

Nitroglycerinperfusor:
1 Amp. Nitroglycerin zu 50 mg auf
50 ml NaCl unter ständiger
Blutdruckkontrolle   z. B. Perfusor 2–5 ml/h =
                                    2–5 mg Nitroglycerin/h

Plättchenaggregationshemmer:
Azetylsalizylsäure 500 mg   z. B. 1 Stechamp. Aspisol i.v.

Differentialdiagnose
Herzinfarkt
Pulmonale Ereignisse (z. B. Lungenembolie)
Abdominelle Ereignisse (z. B. Perforationen im Oberbauch)

Anurie

Definition
Unter einer Anurie versteht man die Einschränkung der Harnproduktion auf **weniger als 100 ml/24 h (< 5 ml/h).**
Hinter dem Symptom können sich eine Vielzahl von Krankheitsbildern verbergen, in erster Linie wird es aber als **Leitsymptom für akutes Nierenversagen** angesehen.
Abhängig von der Lokalisation der Störung unterscheidet man:
– prärenales Nierenversagen, z. B. durch Volumenmangel, Herzinsuffizienz, kardiogenen Schock, Elektrolytstörungen;
– renales Nierenversagen, z. B. durch Nephritis (medikamentös-toxisch, allergisch), Hämolyse, Rhabdomyolyse, Sepsis;
– postrenales Nierenversagen, z. B. durch mechanische Obstruktion im Bereich von Blase oder Urethra, selten auch Obstruktion der Ureteren.

Symptome
Harnverhalt;
bei Obstruktion der Ureteren evtl. Koliken;
bei postrenalem Nierenversagen evtl. zunehmende Unterbauchschmerzen durch Harnstau.

Therapeutische/diagnostische Maßnahmen
▶ Körperliche Untersuchung: Perkussion der Blase.
Bei voller Blase und starken Schmerzen
Katheterisierung in Erwägung zu ziehen.

▶ Baldmöglichst Ultraschalluntersuchung durchführen!

▶ Medikamente
Bei kolikartigen Schmerzen:
Butylscopolaminiumbromid   z. B. 20 mg = 1 Amp. Buscopan i.v.
evtl. Nitroglycerin Kps. 1,2–2,4 mg p.o.   z. B. 1,2 mg = 1 Kps. Nitrolingual forte
evtl. Metamizol   z. B. 2,5 g = 5 ml Novalgin i.v.
    (langsam injizieren!)

Aortenaneurysmaruptur und Aortenruptur

(s. auch Akutes Abdomen S. 114, Abdominaltrauma S. 242, Thoraxtrauma S. 251)

Definition

Beim Aortenaneurysma handelt es sich um eine pathologische Wandaussackung der Aorta, die zumeist im Bereich der Aorte abdominalis (ca. 95 %), seltener im Bereich der Aorta thoacalis zu finden ist.

Die Ausbildung der Dissektion mit Aufsplitterung der Aortenwand und Einblutung in die Media kann als dramatischer Notfall akut oder mit diffuser Symptomatik chronisch schleichend passieren.

Eine gedeckte oder freie Ruptur eines Aneurysmas führt fast immer zum hypovolämischen Schock und, je nach Lage und Ausbreitung, zu einer Vielzahl anderer – z. Teil auch irreführender – Symptome.

Bei den Aortenrupturen ist die Aorta descendens aufgrund ihrer anatomischen Verhältnisse bei traumatischen Rupturen am häufigsten betroffen.

Symptome

Thorakale Ruptur der Aorta:

Plötzlich einsetzender massiver Thoraxschmerz (DD: Herzinfarkt),

massiver bohrender Schmerz mit Vernichtungscharakter, dessen Intensität plötzlich abnehmen kann;

Dyspnoe, Schockzeichen.

Abdominale Ruptur der Aorta:

Bauch- und Rückenschmerzen, z. Teil in Flanke und Leiste ausstrahlend (DD: Nierenkolik, akute Ischialgie),

Schockzeichen.

Weitere Symptome:

Evt. Blutdruckdifferenzen zwischen oberen und unteren Extremitäten (Pulse der Beine oft nicht tastbar), periphere Ischämie, evtl. Unfähigkeit, die Beine zu bewegen; evtl. Bilder der verschiedensten Organischämien (je nachdem, ob und welche abgehenden Aortenäste durch eine Dissektion oder ein Hämatom verschlossen werden).

Therapeutische Maßnahmen

▶ Lagerung: Oberkörper leicht angehoben

▶ Sauerstoffgabe, ggf. Intubation und Beatmung

▶ Venöse Zugänge (möglichst mindestens 2 großlumige Zugänge)

▶ Medikamente

Volumensubstitution:	Ringer-Lactat-Lsg.	sofort 1000–2000 ml
	kolloidide Lsg. (z. B. Gelifundol, HAES steril)	1000 ml

Weitere Volumengabe in Abhängigkeit von der Kreislaufsituation

Sedierung:

	Diazepam 5–10 mg	z. B. ½–1 Amp. Valium i.v.
Analgesie:		
	Morphin 2,5–10 mg	z. B. ¼–1 Amp. Morphin i.v.

Bei anhaltender Hypertonie Blutdrucksenkung:

	Nifedipin 10 mg p.o.	z. B. 1 Kps. Adalat 10 mg p.o. Kapsel zerbeißen
	Uradipil 25–50 mg i.v.	z. B. Ebrantil 25 mg i.v.

▶ Zügiger Transport in nächstgeeignete Klinik (am besten kardiochirurgisches Zentrum mit Herz-Lungen-Maschine)

Apoplexie (apoplektischer Insult, Schlaganfall)

(s. auch Subarachnoidalblutung, S. 236)

Definition

Akut auftretende neurologische Ausfallserscheinung, die durch eine Zirkulations-
störung des Gehirns ausgelöst wird.
In der Häufigkeit der auslösenden Ursachen steht die zerebrale Mangeldurchblutung
(Hirninfarkt) an 1. Stelle (>80 % aller Apoplexien), an 2. Stelle stehen die intrazerebralen Blutungen (Hirnblutungen).

Hirninfarkt (ischämischer Insult):

Meist thromboembolischer Verschluß einer arteriosklerotisch vorgeschädigten Hirn-
arterie (bei 45 % der Fälle A. carotis interna, bei 25 % A. cerebri media). Relativ häufig
auch kardiale Embolien (z. B. bei Vorhofflimmern).
Treten die neurologischen Ausfallserscheinungen nur flüchtig auf, d. h. bilden sie sich
vollständig zurück, so spricht man von einer **transitorischen ischämischen Attacke
(TIA).**

Hirnblutung (hämorrhagischer Insult):

Hier liegen der Erkrankung am häufigsten die Ruptur eines meist angeborenen Hirn-
arterienaneurysmas oder eine hypertone Massenblutung als Folge einer chronischen
Hypertonie zugrunde.

Symptome

Die Symptome einer zerebralen Durchblutungsstörung hängen in erster Linie von dem
betroffenen Gefäßgebiet ab.
Die Übergänge zwischen den verschiedenen Krankheitsbildern sind fließend, eine
exakte Diagnose vor Ort ist in der Regel nicht möglich.
Eine TIA kann sich bemerkbar machen durch
– kurzfristigen Visusverlust (Amaurosis fugax),
– flüchtiges sensomotorisches Halbseitensyndrom,
– Aphasie,
– blitzartiges Hinstürzen mit oder ohne Bewußtseinsverlust (drop-attacks).

Ein ischämischer Insult zeigt am häufigsten das Bild einer
– Hemiplegie und/oder
– Aphasie.

Bei einer intrazerebralen Blutung treten die Symptome in der Regel akut und heftig in
Erscheinung in Form von
– meist plötzlicher Bewußtseinsstörung ohne Prodrome,
– ausgeprägten Herdsymptomen,
– evtl. Hirndruckzeichen.

Therapeutische Maßnahmen
► Sicherung der Vitalfunktionen
► Lagerung: stabile Seitenlage beim bewußtlosen
          Patienten, sonst Kopf und Oberkörper
          erhöht (bei Hypertonie) oder flach

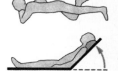

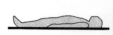

3

► Sauerstoffgabe: 2–4 l O_2/min
► Bei unzureichender Spontanatmung: Intubation und Beatmung
► Venöser Zugang (auf der nicht betroffenen Seite!)
► BZ-Sticks

► Medikamente
Bei ausgeprägter Hypertonie (RR systol. > 200–220 mm Hg
oder RR diastol. > 110–120 mm Hg):

Uradipil 12,5–25 mg i.v.	z. B. Ebrantil 12,5–25 mg i.v.
oder	oder
Nitroglyzerin 0,8 mg	z. B. 2 Hübe Nitrolingual-Spray
oder	oder
Nifedipin 10 mg p.o.	z. B. 1 Kps. Adalat 10 mg p.o.
	Kapsel zerbeißen!

Keine forcierte RR-Senkung unter 180/90 mm Hg, Blutdruckstabilisierung auf hohem
Niveau anstreben!

Bei ausgeprägter Hypotonie:
Theophyllinderivate: Akrinor 1 Amp. = 2 ml = 200 mg

                                          z. B. Akrinor 0,5–1 ml i.v.

Volumensubstitution: 500 ml Volumenersatzmittel z. B. 500 ml HAES 10 % i.v.

ggf. Sedierung:	Daizepam 5 mg i.v.	z. B. ½ Amp. Valium i.v.
	oder	oder
	Promethazin 50 mg	z. B. 1 Amp. Atosil i.v.

Nur bei ausgeprägten Hirndruckzeichen und/oder langen Transportwegen evtl.
Versuch der Hirnödemprophylaxe mit

Kortikosteroiden:	Methylprednisolon 250 mg	z. B. Urbason 250 mg i.v.
	oder	oder
	Dexamethason 100 mg	z. B. Fortecortin 100 mg i.v.

Osmotherapie: Sorbit 40 % 1 g/kg KG	z. B. 125 ml Sorbit 40 % in 10 min
	oder
	Mannit 20 % 250 ml

Bei niedrigem oder unbekanntem Blutzucker:	40–100 ml Glukose 40 % i.v.

Aspiration

Definition
Eindringen von Fremdmaterial in den Tracheobronchialtrakt. In der Notfallmedizin in
erster Linie durch das Erlöschen der Schutzreflexe, z. B. bei Bewußtseinsstörungen,
bedingt.
Die Aspiration kann Fremdkörper oder körpereigene Materialien (Blut, Erbrochenes)
betreffen. Werden die gesamten oberen Luftwege durch Fremdkörper verlegt, so
spricht man von einer **Bolusverlegung** (s. S. 140).
Neben der akuten Bedrohung durch unzureichende Atmungsfähigkeit kann die Aspiration, je nach Art des aspirierten Materials, zu Schädigungen des Lungenparenchyms
und zu schweren Lungenentzündungen führen.
Im **Säuglings- und Kleinkindalter** treten die Fremdkörperaspirationen am häufigsten
auf (Spielzeugteile, Nußstücke etc.).

Symptome
Atemnot,
evtl. Hustenreiz,
evtl. brodelndes, pfeifendes Atemgeräusch,
evtl. zunehmende Zyanose,
evtl. Atemstillstand.
Eine Aspiration kann aber auch klinisch stumm verlaufen!

Therapeutische Maßnahmen
▶ Lagerung: stabile Seitenlage,
beim bewußtseinsklaren
Patienten auch sitzende
Position möglich
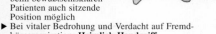
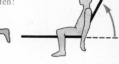
▶ Bei vitaler Bedrohung und Verdacht auf Fremd-
körperaspiration: **Heimlich-Handgriff**
▶ Freimachen der Atemwege durch
  – Überstrecken des Kopfes in stabiler Seitenlage,
  – digitale Ausräumung des Mund-Rachen-Raums,
  – Absaugung unter laryngoskopischer Sicht.

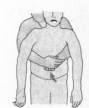

▶ Sauerstoffgabe: 4–6 l O$_2$/min

▶ Möglichst Intubation und endotracheale Absaugung!
▶ Bronchiallavage: 5–10 ml NaCl 0,9 % endotracheal
verabreichen, 3–5mal kräftig bebeuteln, absaugen,
Prozedur ggf. öfter wiederholen
▶ Magensonde

▶ Medikamente
Bronchialerweiterung:
  Theophyllin 0,1–0,2 g i.v.   z. B. 1 Amp. = 10 ml = 0,2 g Euphylong i.v.
Entzündungshemmung:
  Dexamethason 40–100 mg i.v.   z. B. 1 Amp. = 5 ml = 40 mg Fortecortin i.v.
                                     1 Amp. = 10 ml = 100 mg Fortecortin i.v.
  oder   oder
  Dexamethason-Aerosol   z. B. 5 Hübe Auxiloson-Aerosol alle 10 min

3

Asthma bronchiale

Definition
Akuter Anfall von Atemnot, hervorgerufen durch eine ganz oder teilweise reversible Atemwegsobstruktion infolge von bronchialer Übererregbarkeit mit Bronchospasmus, übermäßiger Schleimsekretion und Bronchialwandödem. Diese pathophysiologischen Vorgänge bewirken einen **massiven Anstieg des Strömungswiderstands in den Atemwegen,** so daß die Lungen- und Thoraxelastizität für eine genügende **Exspiration** nicht mehr ausreichen.

Symptome
Anfallsartig auftretende Atemnot, evtl. nach bekannten auslösenden Faktoren;
zu Beginn häufig Hustenreiz;
verlängerte Exspiration;
evtl. Stridor;
Tachykardie und Hypertonie;
Unruhe, Angst, Schwitzen;
prall gefüllte Halsvenen als Zeichen der Rechtsherzbelastung.

Alarmsymptome für einen lebensbedrohlichen Asthmaanfall sind:
– rasch zunehmende Atemnot,
– hochgradige Angst,
– Schwächezustand,
– blaugraues Hautkolorit,
– Bradykardie und Pulsus paradoxus (Abfall des systol. RR während der Inspiration um mehr als 10 mm Hg),
– Bewußtseinsverlust,
– Atemgeräusch auskultatorisch fast nicht mehr wahrnehmbar (silent lung).

Therapeutische Maßnahmen
▶ Lagerung: mit erhöhtem Oberkörper, nach Möglichkeit sitzend
▶ Aufstützen der Arme ermöglichen (zum Einsatz der Atemhilfsmuskulatur)

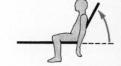

▶ Beruhigung
▶ Venöser Zugang
▶ Bei Zyanose **vorsichtige** Sauerstoffgabe:
(Sauerstoffgabe kann den einzigen Atemantrieb nehmen und zur CO_2-Narkose führen!)

2–4 l O_2/min

▶ Medikamente
Sofern noch möglich und nicht bereits zu häufig vom Patienten durchgeführt (Pulsfrequenz < 130/min):
Anwendung von Aerosolen:
β_2-Sympathomimetika:

Salbutamol	1 Hub = 0,1 mg	z. B.	2–3 Hübe Sultanol oder
Terbutalin	1 Hub = 0,25 mg	z. B.	1–2 Hübe Bricanyl oder
Fenoterol	1 Hub = 0,2 mg	z. B.	2–3 Hübe Berotec 200

Kortikoide:

Beclometason	1 Hub = 0,25 mg	z. B. 2–3 Hübe Sanasthmax
		oder
Budenosid	1 Hub = 0,2 mg	z. B. 1–2 Hübe Pulmicort

Achtung: Die inhalativen Kortikoide sind im akuten Anfall nahezu wirkungslos, deshalb im Zweifelsfall i.v. Gabe von Kortikoiden (s.u.).

Beim **schweren Asthmaanfall** und/oder beim **Status asthmaticus** von vornherein parenterale Verabreichung aller Medikamente:
Sofort Kortikoide:

Dexamethason 40–100 mg i.v.	z. B. 1 Amp. = 5 ml = 40 mg Fortecortin i.v.
	1 Amp. = 10 ml = 100 mg Fortecortin i.v.
	oder
Prednisolon	z. B. 50–250 mg Solu-Decortin-H i.v.
	oder
	50–250 mg Ultracorten-H i.v.
	oder
Methylprednisolon	z. B. 80–250 mg Urbason solubile forte i.v.

Theophyllin: 0,2–0,4 g (5 mg/kg KG beim nicht mit Theophyllinen vorbehandelten Patienten, 3 mg/kg KG beim vorbehandelten Patienten)

	z. B. 1 Amp. = 10 ml = 0,2 mg
	1–2 Amp. Euphylong i.v.
	oder
	1–2 Amp. Solosin i.v.

β_2-Sympathomimetika:

Terbutalin 0,5 mg	z. B. 1 Amp. = 1 ml = 0,5 mg Bricanyl s.c.
	oder
Reproterol 0,9 mg	z. B. 1 Amp. = 1 ml = 0,09 mg
	Bronchospasmin langsam i.v.
Orciprenalin 0,25 mg	z. B. ½ Amp. Alupent 0,5 mg
	sehr langsam i.v.

Sedierung (vorsichtig!):

Diazepam 2,5–5 mg i.v.	z. B. ¼–½ Amp. Valium i.v.
	oder
Promethazin 25–50 mg i.v.	z. B. ½–1 Amp. Atosil i.v.

Bei Therapieresistenz, z. B. anhaltender Status asthmaticus, zunehmende Zyanose bzw. Erschöpfung des Patienten:

▶ Intubation und Beatmung
▶ Ketaminnarkose: 3–5 mg/kg KG!

initial	z. B. 200–300 mg Ketanest i.v.
	bzw. 100 mg Ketanest S
evtl. + Diazepam	10–15 mg Valium i.v.

ggf. Muskelrelaxation:

| Succinylcholin 1 mg/kg KG | z. B. 1 Amp. = 5 ml = 100 mg Lystenon 2 % i.v. |

Augenverletzungen

(s. auch Glaukomanfall S. 152)

Definition
Die häufigsten Verletzungsarten im Augenbereich sind:
– mechanische Verletzungen
  – Fremdkörper im Auge (ohne Penetration)
  – Pentrierende/perforierende Verletzungen
  – Stumpfe Verletzungen (Contusio bulbi)
– Verbrennungen/Verätzungen

Kleine **Fremdkörper**, wie z. B. Staubkörner, Rost, Ruß, kleine Insekten etc., werden meistens von selbst durch die Tränenflüssigkeit aus dem Auge herausgespült.
Ist der Fremdkörper etwas größer oder hat er sich unter einem Augenlid festgesetzt, so kann er zu einem heftigen Augenreiz führen, eine Entfernung mittels Augenspülung (s.u.) ist aber meist problemlos noch vor Ort möglich.
Besteht über die Art des Fremdkörpers Unklarheit oder handelt es sich um Metall, Holz oder Splitter aus anderem harten Material, so sollte kein Entfernungsversuch vor Ort vorgenommen werden.
Penetrierende Verletzungen (z. B. Glassplitter von Windschutzscheiben oder Brillengläsern, Metallsplitter, Feuerwerkskörper etc.) können Hornhaut, Bindehaut und Augenadnexen betreffen, die Fremdkörper sind evtl. in den Augapfel eingedrungen. Diese perforierenden Verletzungen können zu einer akuten Bedrohung des Sehvermögens (primär durch die Verletzung direkt, sekundär durch Infektion, Sekundärglaukom u.a.) führen.
Stumpfe Verletzungen (Contusio bulbi), z. B. durch Tennis-/Squash-Bälle, durch Schlägereien, Autounfälle etc., reichen vom Bild einer einfachen Prellung bis hin zur Orbitafraktur und zum Schädelbasisbruch.
Verätzungen mit Laugen (z. B. Waschmittel, ungelöschter Kalk, Chemikalien) oder Säuren (z. B. Batteriesäure, Reinigungsmittel) bedürfen ebenso wie **Verbrennungen/ Verbrühungen** (z. B. durch Stichflamme, heiße Dämpfe oder Gase, kochendes Wasser, heißes Fett/Öl, glühendes Metall) einer sofortigen Erstbehandlung (s.u.).

Symptome
Schmerz (kann bei glatter Perforation weitgehend fehlen!)
Blepharospasmus
Lichtscheu
Sehstörungen bis hin zum totalen Sehverlust
Starker Tränenfluß
Rotes Auge:
– leichte Verätzung: Bindehaut teils hyperämisch (rot), teils ischämisch (blaß)
– schwere Verätzung: partielle oder totale Hornhauttrübung („gekochtes Fischauge")

Therapeutische Maßnahmen
Keine unnötigen Manipulationen am Auge, präklinische spezifische Therapie nur bei
- V.a. nicht penetrierenden Fremdkörper
▶ evt. Versuch der Entfernung
- Augenverätzung und Augenverbrennung
▶ sofortige Augenspülung

Bei allen anderen Augenverletzungen:
▶ Oberkörper hochlagern,
▶ sterile Abdeckung: beide Augen locker mit sterilen
  Mullkompressen abdecken (Ruhigstellung der Augen),
▶ ggf. venöser Zugang.

▶ Augenspülung

> Bei Kalkverätzungen: zunächst Entfernung aller sichtbaren
> Kalkpartikel möglichst trocken (Tupfer, Wattestäbchen),
> dann aber nicht mit ausgiebiger Spülung zögern!

ggf. Lokalanästhesie
  Oxybuprocain-   z. B. Conjuncain-EDO 1–2 Trpf.
  Tropfen   eintropfen
  notfalls
  Lidocain   z. B. Xylocain 1–2 Trpf. eintropfen

Grobe Partikel mit Kompressenzipfel oder Wattestäbchen
entfernen,
Kopf zur Seite des erkrankten Auges hin drehen lassen,
Auge durch Helfer öffnen und offenhalten lassen.
Spülung, z. B. mit
▶ Wasser (z. B. unter laufendem Wasserstrahl am Waschbecken),
▶ Ringer-Lösung (z. B über Infusionsschlauch),
▶ Isogutt mit Spülflasche/Spülbeutel o.ä.
Dabei ausgiebig Flüssigkeit über Horn- und Bindehaut laufen lassen und gezieltes
Nachspülen der Bindehautumschlagsfalten mit 10- oder 20-ml-Spritze mit aufgesetzter
Plastikverweilkanüle, dazu ggf. Oberlid ektropionieren; ggf. Fortführung der Spülung
auch während des Transports zur (Augen)Klinik.

▶ Ektropionieren

> Nicht ektropionieren bei V.a. perforierenden Verletzungen!
> Bei ausgeprägtem Blepharospasmus ggf. vorher
> Lokalanästhesie (s.o.).

Pat. nach unten blicken lassen,
Wimpern des Oberlids mit der einen Hand nach unten vom Bulbus wegziehen.
Gleichzeitig mit der anderen Hand mit einem Stäbchen (Streichholz, Wattestäbchen
o.ä.) das Oberlid oberhalb des Lindknorpels eindrücken und durch Zug an den
Wimpern über das Stäbchen nah oben klappen. Stäbchen herausziehen, Patienten
Blickbewegungen in alle Richtungen machen lassen.

▶ Medikamente
ggf. Sedierung:
  Diazepam 5–10 mg i.v.   z. B. ½–1 Amp. Valium i.v.
ggf. Analgesie:
  Morphin 5–10 mg   z. B. ½–1 Amp. Morphin i.v.
  alternativ
  Ketamin 0,25–0,5 mg/kg KG z. B. 20–40 mg Ketanest i.v.
                                   bzw. 10–20 mg
                                   Ketanest S i.v.

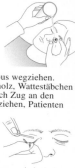

Beinahe-Ertrinken

(s. auch Kindernotfälle S. 344)

Definition
Verlegung der Atemwege nach Untertauchen im Wasser oder in anderen Flüssigkeiten.
Führt dieses Ereignis zum Tod, spricht man vom **Ertrinken**, kommt es zu einer
lebensbedrohlichen Notfallsituation vom **Beinahe-Ertrinken**. Ertrinken und Beinahe-
Ertrinken können mit und ohne Flüssigkeitsaspiration einhergehen („trockenes" und
„feuchtes" Ertrinken).
Der Ertrinkungsunfall ohne Aspiration wird durch einen reflektorischen Atemstill-
stand beim Eintauchen des Kopfes unter Wasser und einen reflektorischen Glottis-
schluß bei Eindringen von Wasser in den Kehlkopfbereich erklärt.
Jede Form des Ertrinkens ist jedoch primär durch die akute Hypoxämie und nicht
durch die Aspiration lebensbedrohlich.
Auch beim „feuchten" Ertrinken hat die Menge des aspirierten Wassers normalerweise
eine Größenordnung, in der sie von den Alveolen problemlos resorbiert werden kann.
Kommt es zur Aspiration größerer Wassermengen (> 2 l), so führt **Süßwasser** durch
seinen niedrigen osmotischen Druck zu Hypervolämie und Hämolyse, **Salzwasser**
durch seinen hohen osmotischen Druck zu Lungenödem, Hypovolämie und Hämo-
konzentration.

Beim Ertrinkungsunfall ist besonders zu beachten, daß
1. ein anderes gravierendes Krankheitsbild (z. B. Herzinfarkt, epileptischer Anfall
   u. a.) die Ertrinkungssituation ausgelöst haben kann,
2. die Hypoxietoleranz aufgrund der zumeist einsetzenden Unterkühlung deutlich
   vergrößert sein kann und daß
3. Patienten, die einen akuten Ertrinkungsunfall überlebt haben, noch nicht endgültig
   außer Gefahr sind, da sich nach Minuten bis Stunden ein schweres Lungenödem
   ausbilden und zum „sekundären Ertrinken" führen kann.

Symptome
Panische Angst, Erregung
Angestrengte, unregelmäßige Atmung
Bewußtlosigkeit, Apnoe, Zyanose
Zeichen eines Lungenödems
Krämpfe
Kreislaufstillstand
Hypothermie

Therapeutische Maßnahmen
▶ Lagerung: in Abhängigkeit vom Bewußtseinszustand
             Flachlagerung oder stabile Seitenlage

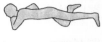
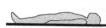

▶ Freimachen und Freihalten der Atemwege
▶ Sauerstoffgabe:
▶ Venöser Zugang
▶ Falls erforderlich, Reanimation
▶ Großzügige Indikation zur Intubation und Beatmung mit PEEP (4–6 cm H_2O)
▶ Magensonde
▶ Hypothermie verhindern (nasse Kleidung ausziehen!)

4–6 l O_2/min
Ringer-Lactat-Lsg.

3

▶ Medikamente
Medikamente im Rahmen der Reanimation (s. S. 78)
Bei Zeichen eines Lungenödems:
    Furosemid 20–40 mg i.v.
    1 Amp. Lasix = 20 mg   z. B. 2 Amp. Lasix i.v.

Hirnödemprophylaxe:
    Dexamethason 100 mg i.v.   z. B. 100 mg Fortecortin i.v.
    oder   oder
    Prednisolon 1–2 g i.v.   z. B. 1–2 g Solu-Decortin-H i.v.
    oder   oder
    Methylprednisolon 250 mg i.v.   z. B. 250 mg Urbason i.v.

Blitzunfall

(s. auch Elektrounfall S. 143)

Definition
Relativ seltener Notfall mit hoher Mortalität (30–50 %); Sonderfall eines Hochspannungsunfalls mit Strömen größter Stromstärke und kürzester Einwirkzeit.
Personen sind entweder betroffen durch direkten Einschlag oder durch Überspringen (Schrittspannung) bei Einschlag in nächster Nähe.
Neben den direkten Stromeinwirkungen mit vorwiegend thermischen Schäden treten häufig auch zusätzliche Schäden durch die explosionsartigen Druckwellen (Stoß- und Ultraschallwellen) auf.

Charakteristik eines Blitzunfalls
Spannung: ca. 3–200 Millionen Volt Gleichstrom
Stromstärke: ca. 100 000–200 000 Ampere
Einwirkzeit: Mikro- bis Millisekundenbereich (0,0001–0,003 s)
Temperatur: mehrere 10 000 °C
Druck: mehrere 10 000 Kilopascal im Blitzkanal
Durchmesser der Entladung: ca. 1 cm
Stromabfluß: hauptsächlich über die Körperoberfläche (flashover) zum Boden

Symptome
Direkter Blitzeinschlag
– Sofortige Bewußlosigkeit bei Durchströmung des Kopfes
– Herzstillstand, Kammerflimmern bei Herzbeteiligung
– Atemstillstand durch Muskelkontraktionen
– Sehstörungen, Trommelfellperforationen
– Schwere Verbrennungen
– Farnkrautartige Hautveränderungen („Lichtenberg-Blitzfiguren")
– Stumpfe Verletzungen an Rumpf und Extremitäten

Indirekter Blitzeinschlag (Schrittspannung):
– Bewußtseinsstörungen (Desorientiertheit, Amnesie, Erregung)
– Primäre oder sekundäre Bewußtlosigkeit
– Zerebrale Krampfanfälle
– Herzrhythmusstörungen bis hin zum Kammerflimmern
– Mißempfindungen, Paresen
– Hypotension, Schock

Therapeutische Maßnahmen

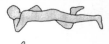

Patient kann gefahrlos berührt werden!
▶ Lagerung: in Abhängigkeit von der Bewußtseinslage
▶ stabile Seitenlage, Schocklage
▶ Sicherung der Vitalfunktionen
▶ Sauerstoffgabe, ggf. Intubation und Beatmung   4–8 1 O_2/min
▶ Ständige Überwachung von Puls, RR und EKG
▶ Steriles Abdecken von Brandwunden
▶ Wärmeerhaltung
▶ Venöser Zugang   Ringer-Lactat-Lsg.
▶ Falls erforderlich, Reanimation (s. S. 75)
▶ Falls erforderlich, Defibrillation (s. S. 64)

▶ Medikamente
Medikamente im Rahmen der Reanimation (s. S. 78)

Sedierung:
    Diazepam 5–10 mg   1 Amp. Valium = 10 mg   z. B. ½–1 Amp. Valium i.v.

Schmerzbekämpfung:
    Morphin 5–10 mg   z. B. ½–1 Amp. Morphin i.v.
    alternativ
    Ketamin 0,25–0,5 mg/kg KG   z. B. 20–40 mg Ketanest i.v.
    bzw. (S)-Ketamin 0,125–0,25 mg/kg KG   bzw. 10–20 mg Ketanest S i.v.

Bei Herzrhythmusstörungen:
    Lidocain 1 mg/kg KG   z. B. 1 Amp. Xylocain i.v.

Blutungen

(s. auch Gynäkologische Blutungen, S. 317
Extremitätentrauma, S. 243
Magen-Darm-Blutungen, S. 208
Polytrauma, S. 246
Ösophagusvarizenblutung, S. 213
Hypovolämischer Schock, S. 220)

Definition
Die Ursachen für Blutungen können unterschiedlichster Art sein, alle haben jedoch
eine Verminderung des zirkulierenden Blutvolumens mit entsprechenden pathophysiologischen Abläufen zur Folge.
Die **Gesamtblutmenge** des Menschen entspricht in etwa 9 % seines Körpergewichts
(d. h. beispielsweise bei einem 70 kg schweren Menschen ca. 6,3 l Blutvolumen).
Mit dem Auftreten eines Volumenmangelschocks ist ab einer Verminderung des
zirkulierenden Blutvolumens von ca. 20 % zu rechnen.
Die erste Reaktion des Körpers auf einen Blutverlust ist die Umverteilung des noch
vorhandenen Blutes auf lebenswichtige Organe (Gehirn, Herz, Lunge) mittels
Engstellung der peripheren Gefäße (Zentralisation).
Gleichzeitig wird über eine Sympathikusstimulation eine Tachykardie ausgelöst.
Hält die Volumenmangelsituation länger an, werden zunehmend Mikrozirkulations-
störungen manifest, die irreversible Schäden hervorrufen können.

Symptome
Blässe, Frieren, Kaltschweißigkeit
Verminderte Venenfüllung
Unruhe, im fortgeschrittenen Stadium Bewußtseinsverlust
Tachykardie (zunehmend)
Blutdruckabfall (zunehmend)
Kreislaufzusammenbruch und Herz-Kreislauf-Stillstand

Therapeutische Maßnahmen
▶ Falls möglich – insbesondere bei arteriellen Blutungen – Stoppen der Blutung
  (Abdrücken, Druckverband, Abbinden, Hochlagern der betroffenen Extremität)
  (s. auch S. ■)
▶ Lagerung: sofern möglich Schocklage

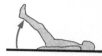

▶ Freihalten der Atemwege
▶ Sauerstoffgabe:
▶ Falls erforderlich, kardiopulmonale Reanimation

4–6 l O_2/min

3

▶ Großlumige venöse Zugänge, z. B. Plastikverweilkanülen
  gelb = 17 Gauge = Durchfluß max. 125 ml/min
  braun = 14 Gauge = Durchfluß max. 270 ml/min

Merke:
Immer zuerst versuchen, einen – sei es auch noch so kleinen – peripheren Zugang zu
schaffen und über diesen bereits während der weiteren Venensuche Druckinfusionen
laufen zu lassen.
Nur wenn aufgrund der Zentralisation keinerlei periphere Venen zu finden sind, primär
zentrale Venenwege wählen (zeitaufwendig, schwierig).

▶ Volumenersatz:

> **Druckinfusionen** mit Plasmaersatzmittel und/oder
> Ringer-Lactat-Lsg.
> Menge: abhängig vom klinischen Bild
> 1000–3000 ml und mehr, z.B Gelatine, HAES, Dextrane

Bolusgeschehen (Bolusverlegung der oberen Luftwege)

(s. auch Aspiration, S. 128)

Definition
Bei einer Bolusverlegung handelt es sich um die extremste Form der **Fremdkörper-aspiration**, wo durch den Fremdkörper die oberen Luftwege partiell oder komplett verschlossen werden. Das Bolusgeschehen tritt am häufigsten während des Essens auf (zu große Fleischbrocken, mangelhaftes Kauen, Reden während des Essens, Herumlaufen mit vollem Mund; verminderte Schutzreflexe unter dem Einfluß von Sedativa oder Alkohol).
Der Fremdkörper findet sich zumeist im Oro- oder Hypopharynx.

Symptome
Plötzliche Atemnot,
Unfähigkeit zu sprechen und zu atmen,
zunehmende Zyanose mit Entwicklung eines hypoxischen Kreislaufstillstands,
inverse Atmung,
evtl. auch sofortiger Kreislaufstillstand durch vasovagale Reflexe.

Therapeutische Maßnahmen
▶ Bei **Kindern:** Hochheben an beiden Beinen und
   Schläge auf den Rücken.
▶ Beim **bewußtseinsklaren Erwachsenen:** zum kräftigen
   Husten auffordern, Schläge auf den Rücken im Stehen
   oder im Sitzen (4 harte, kurz hintereinander ausgeführte
   Schläge mit der flachen Hand zwischen die Schulter-
   blätter).
▶ Heimlich-Handgriff (s. auch S. 9).

Die **Kombination** von Schlägen auf den Rücken und Heimlich-Manöver ist effektiver als eine der beiden Maßnahmen alleine.

Bei Erfolglosigkeit:
▶ Lagerung: Kopftieflage.
▶ Versuch der manuellen Fremdkörperentfernung:
  Austasten von Rachen- und Kehlkopfeingang,
  ggf. Einstellen des Pharynx und des Kehlkopfs
  mit dem Laryngoskop, falls Fremdkörper sicht-
  bar, Entfernung mit der Magill-Zange.
▶ Versuch, durch kräftige Beatmung mit dem
  Beatmungsbeutel Luft an dem Fremdkörper
  vorbeizuschleusen.

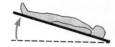

3

Bei Erfolglosigkeit:
▶ Notkoniotomie, Trachealpunktion (s. auch S. 51).
▶ Bei Herz-Kreislauf-Stillstand: Herzmassage.

Differentialdiagnose
Aufgrund des eindeutigen Hergangs werden lediglich bei reflektorischem Bolustod
differentialdiagnostische Schwierigkeiten auftreten, z. B. plötzlicher Herztod, Herzinfarkt.

Delirsyndrome

(s. auch Alkoholentzugsdelir, S. 119)

Definition

Bei dem Delir handelt es sich um eine rückbildungsfähige Psychose, ausgelöst durch äußere Einflüsse, wie z. B.
– durch den Entzug oder die Verabreichung von Alkohol, von Medikamenten oder Rauschmitteln,
– durch Veränderungen im Stoffwechsel (z. B. Hypo-/Hyperglykämie, Urämie, hepatische Enzephalopathie),
– durch andere Erkrankungen (z. B. Meningitis, SHT, Hirntumor, Demenz).
Bei dem Prädelir sind die Symptome insgesamt noch nicht so stark ausgeprägt, vor allem tritt die Bewußtseinsstörung noch nicht so relevant in den Vordergrund.

Symptome

Prädelir:
Körperlich-vegetative Erscheinungen (Schwitzen, Tachykardie, Temperaturerhöhung, Tremor)
Reizbarkeit, Ängstlichkeit, Unruhe
Illusionäre Verkennungen, flüchtige Halluzinationen

Delir:
Beginn typischerweise plötzlich abends oder in der Nacht, nicht selten Beginn mit einem zerebralen Krampfanfall!
Psychomotorische Unruhe (Nesteln, Umherirren) bis hin zu schweren Erregungszuständen
Halluzinationen (optische, akustische, sensible), Wahnbildung
Bewußtseinsstörung mit zeitlicher und örtlicher Desorientierung
Vegetative Erscheinungen (Schwitzen, Tachykardie, Temperaturerhöhung, Hypotonie, Übelkeit)

Therapeutische Maßnahmen

▶ Alles vermeiden, was Unruhe schafft und Halluzinationen provozieren kann
▶ Verbale Beruhigung
▶ Lagerung den Bedürfnissen des Patienten anpassen
▶ Kreislaufüberwachung
▶ Venöser Zugang
▶ Blutzuckerbestimmung

▶ Medikamente
Sedierung: Diazepam 5–10 mg   z. B. ½–1 Amp. Valium i.v.

Antipsychotisch: Haloperidol 5–10 mg   z. B. ½–1 Amp. Haldol i.v.

Infusion (falls möglich):   Ringer-Lactat-Lsg. 500 ml i.v.
Falls orale Medikamentenaufnahme möglich:
Clomethiazol p.o.   z. B. 2–4 Kps. Distraneurin 0,5 p.o.

Elektrounfall

Definition
Direkter Körperschluß zwischen 2 Punkten, zwischen
denen eine elektrische Spannung besteht. Da die
Stromnetze in der Regel mit einem Leiter geerdet sind,
genügt auch die Berührung der nichtgeerdeten Phase,
um einen Stromdurchfluß durch den menschlichen
Körper hervorzurufen.

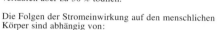

Etwa 80 % aller Stromunfälle zählen zu den **Nieder-
spannungsunfällen** (Spannung bis 1000 V), ca. 3 %
davon verlaufen tödlich. Die **Hochspannungsunfälle**
(Spannung über 1000 V) sind entsprechend seltener,
verlaufen aber zu 30 % tödlich.

Die Folgen der Stromeinwirkung auf den menschlichen
Körper sind abhängig von:
– Stromart (Gleich-, Wechselstrom),
– Spannung (Nieder-, Hochspannung),
– Stromfrequenz (die im Haushalt üblichen 50 Hz sind für das Herz besonders
  gefährlich!),
– Widerstand an den Stromübertrittstellen (z. B. Hautwiderstand an trockener, dicker
  Haut ca. 10 000–20 000 Ohm, an dünner, feuchter Haut 110 Ohm),
– Stromstärke und Stromdichte (diese Werte sind wiederum von Spannung und
  Widerstand abhängig; die Stromstärke wird in Ampere [A] gemessen. Werte
  < 0,5 mA sind nicht spürbar, Werte > 15–25 mA rufen Muskelkontraktionen hervor,
  die ein selbständiges Lösen aus dem Stromkreis i. allg. unmöglich machen),
– Stromweg (liegen wichtige Organe, wie z. B. Herz, Gehirn, auf dem Stromweg?),
– Einwirkungszeit (je länger die Einwirkungszeit, desto größer die Schädigung).

Symptome
Die Symptome sind von allen o. g. Faktoren abhängig und entsprechend variabel.

– Patient „klebt" evtl. durch Muskelkrämpfe an der Stromquelle
– Bewußtseinsstörung bis Bewußtlosigkeit
– Tachykardie, Rhythmusstörungen
– evtl. Herz-Kreislauf-Stillstand (in ca. 70 % durch Kammerflimmern, in ca. 30 %
  durch Asystolie bedingt)
– Atemstillstand
– Verbrennungen I.–III. Grades (Strommarken)

Therapeutische Maßnahmen

Eigensicherung:
– Sicherheitsabstände einhalten: bis   30 000 V mindestens 1,5 m
                               bis 110 000 V mindestens 2,0 m
                               bis 220 000 V mindestens 3,0 m
                               bis 380 000 V mindestens 4,0 m
– Abschalten des Stromkreises und Sicherung gegen Wiedereinschaltung durch
Fachleute (Feuerwehr, E-Werk)
– Überprüfen der Spannungsfreiheit durch Fachleute
– Absicherung gegen unter Spannung stehende benachbarte Teile

▶ Lagerung: in Abhängigkeit von der Bewußtseinslage
              Oberkörper hoch/stabile Seitenlage

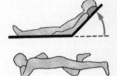

▶ Sicherung der Vitalfunktionen
▶ Sauerstoffgabe: 4 l O₂/min
▶ Ständige Überwachung von Puls, RR und EKG
▶ Steriles Abdecken von Verbrennungen
▶ Wärmeerhaltung
▶ Venöser Zugang   Ringer-Lactat-Lsg.
▶ Falls erforderlich, Reanimation (s. S. 75)
▶ Falls erforderlich, Defibrillation (s. S. 64)

▶ Medikamente
Medikamente im Rahmen der Reanimation (s. S. 78)

Sedierung:
    Diazepam 5–10 mg   1 Amp. Valium = 10 mg   z. B. ½–1 Amp. Valium i.v.

Schmerzbekämpfung:
    Morphin 5–10 mg   z. B. ½–1 Amp. Morphin i.v.

Bei Herzrhythmusstörungen:
    bei ventrikulärer Extrasystolie
    Lidocain 100 mg i.v.   z. B. 1 Amp. Xylocain 2 % i.v.
    bei supraventrikulärer tachykarder Extrasystolie
    Verapamil 2,5–5 mg i.v.   z. B. ½–1 Amp. Isoptin i.v.

Epilepsie (zerebrales Krampfleiden)

(s. auch Zerebrales Koma, S. 200)
(Krampfanfall in der Schwangerschaft s. S. 313)
(Krampfanfall bei Kindern s. S. 346)

Definition
Unspezifische Reaktion des Gehirns auf Störungen unterschiedlichster Genese in
Form von partiellen oder generalisierten Krampfanfällen. Die häufigsten Ursachen
epileptischer Anfälle in den verschiedenen Altersgruppen sind:

Im Kindesalter
Fieberkrämpfe
(einfache oder komplizierte)
ZNS-Infektionen
Residualepilepsie
(frühkindlicher Hirnschaden)
Idiopathische Epilepsie
Angeborene Stoffwechselerkrankungen
Neurokutane Malformationen
(Phakomatosen)
Traumen

10.–25. Lebensjahr
Idiopathische Epilepsie
Residualepilepsie
(frühkindlicher Hirnschaden)

Trauma
ZNS-Infektion
Angiom

25.–60. Lebensjahr (Spätepilepsie)
Chronischer Alkoholismus
(Gelegenheitsanfälle)
Hirntumoren
Traumen
Residualepilepsie
(frühkindlicher Hirnschaden)
Entzündungen (Vaskulitis, Enzephalitis)

Jenseits des 60. Lebensjahres
Zerebrovaskuläre Erkrankungen
Hirnmetastasen

Grundsätzlich werden **partielle** von **generalisierten Anfällen** unterschieden.
Bei den partiellen (fokalen, lokalen) Anfällen sind nur einzelne Muskeln oder Mus-
kelgruppen von den Krämpfen erfaßt, bei den generalisierten Anfällen breiten sich die
Anfälle über den ganzen Körper aus.
Übergangsformen im Sinne von partiellen Anfällen mit einer sekundären Generali-
sierung sind möglich.

Die Krampfanfälle können **tonisch**, d. h. mit langdauernden Muskelkontraktionen,
klonisch, d. h. mit schnell aufeinanderfolgenden Muskelzuckungen oder **tonisch-
klonisch** auftreten.
Für den notärztlichen Einsatz ist sicherlich in erster Linie der **generalisierte klonisch-
tonische Anfall (Grand mal)** von Bedeutung, insbesondere wenn dieser droht, in
einen anhaltenden Krampfstatus, den **Status epilepticus**, überzugehen.

Symptome
Fokale Anfälle:
– Krämpfe einzelner Muskelgruppen, evtl. sich einseitig ausbreitend
– Sensibilitätsstörungen in begrenzten Körperregionen
– Automatismen (Nesteln der Hände, Schmatzen etc.)
– Bewußtsein meist nicht gestört (Ausnahme: Absencen, psychomotorische Anfälle,
  komplexe partielle Anfälle)
– Amnesie für das Anfallsereignis

Generalisierte Anfälle (Grand mal):
– Initialschrei
– Hinstürzen
– meist weite, lichtstarre Pupillen
– ca. 10–30 s tonischer Krampf mit Apnoe, dann klonischer Krampf (1–5 min) mit
  rhythmischen Zuckungen von Armen und Beinen
– Zungenbiß
– evtl. Einnässen
– evtl. Schaum vor dem Mund
Nach dem Anfall:
– Benommenheit, Desorientiertheit
– Terminalschlaf
– Amnesie für das Anfallsereignis

Therapeutische Maßnahmen
▶ Lagerung: Vermeidung von Selbstverletzungen;
  bei Bewußtseinsstörung: stabile Seitenlagerung

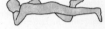

▶ Freihalten der Atemwege,
▶ evtl. Sauerstoffzufuhr:
▶ Blutzuckerbestimmung (Ausschluß Hypoglykämie)

| 4 l O₂/min |

Bei fokalen Anfällen und einem einzelnen Grand-mal-Anfall ist keine weitere
spezifische Therapie erforderlich.
▶ Venöser Zugang in allen anderen Fällen

▶ Medikamente

Diazepam rektal oder i.v.

Diazepamdosis	rektal [mg]	i.v. [mg]
Säugling	4–10	2–5
Kleinkind	10–20	5–10
Erwachsener	20–40	10–20

z. B. Diazepam Desitin rectal tube
  5 mg/10 mg
  Valium 1 Amp. = 10 mg

oder

oder

Midazolam i.v. oder i.m.
z. B. Dormicum 5–10 mg langsam i.v.
  Dormicum 10–15 mg i.m.

¹⁄₃–²⁄₃ Amp. Dormicum 15 mg i.v.
²⁄₃–1 Amp. Dormicum 15 mg i.m.

Phenytoin

Phenytoindosis	i.v. [mg]
Säugling	max. 125
Kleinkind	125–250
Erwachsener	250–500

z. B. 1 Amp. Phenhydan = 250 mg Phenytoin
  max. 25 mg/min!, langsam
  injizieren, RR- und EKG-Kontrollen!

Die Wirkung von Phenytoin setzt später ein, hält dafür aber länger an als die von
Diazepam. Die Kombination der beiden Medikamente ist deshalb unter besonderer
Berücksichtigung der Atem- und Kreislaufverhältnisse möglich.

alternativ:
Clonazepam 1 mg i.v.

z. B. Rivotril 1 Amp. = 1 mg i.v.

bei V.a. Hypoglykämie:
Glukose 40 %

z. B. 50–100 ml Glukose 40 % i.v.

Falls der Status epilepticus durch o. g. Maßnahmen nicht durchbrochen werden kann
und/oder bei längerer Zyanose ($SaO_2 < 90$ % trotz O_2-Gabe):
Narkoseeinleitung mit
Thiopental (Trapanal) 3–5 mg/kg KG i.v.

z. B. 250 mg Trapanil i.v.
= ½ Amp. zu 500 mg

3

Intubation und Beatmung

Differentialdiagnose
Der Terminalschlaf nach einem abgelaufenen Krampfanfall läßt sich von komatösen
Zuständen anderer Genese kaum unterscheiden. Hier gibt oft allein die Fremd-
anamnese die entscheidenden Hinweise. Immer BZ-Bestimmung! Die Kriterien zur
Abgrenzung des epileptischen Anfalls von der Synkope und dem psychogenen Anfall
sind in untenstehender Tabelle aufgeführt.

Differentialdiagnose von Anfällen

	Epileptischer Anfall (Grand mal)	Synkope	Psychogener Anfall
Prodromi	Aura	Schwarzwerden vor Augen, Schwindel, Speichelsekretion Tinnitus	Variabel
Auftreten	Oft aus dem Schlaf heraus oder morgens	Tagsüber	Tagsüber
Dauer	3–10 min	10–60 s	Variabel, oft Minuten
Klinik	Haut zyanotisch	Haut blaß	Haut nicht verfärbt, ggf. Gesichtsrötung
	Lateraler Zungenbiß	Extrem selten Zungenbiß	Kein oder medialer Zungenbiß
	Oft Urinabgang	Sehr selten Urinabgang	Kein Urinabgang
	Oft postiktale Verletzungen (Kopf, Extremitäten, Wirbelsäule), Umdämmerung, Verwirrtheit für Minuten	Je nach Art des Sturzes selten Umdämmerung für Sekunden, extrem selten Verwirrtheit	Keine oder demonstrative Bewußtseinsstörung oder Verwirrtheit, evtl. Reaktion auf Umgebung
	Oft Gliederschmerzen (Muskelkater), Amnesie für gesamten Anfall	Keine Gliederschmerzen Partielle Amnesie	Variable Angabe Keine Amnesie

Erfrierung

Definition und Symptome
Die Erfrierung stellt eine umschriebene, lokale Schädigung durch ein einmaliges, intensives Kältetrauma dar. Sie wird nach ihrem Schweregrad eingeteilt in:

Erfrierung 1. Grades Gestörte Durchblutung der Haut, gräulich-weiße Verfärbung, Gefühllosigkeit; später Rötung, Schwellung, brennender Schmerz.

Erfrierung 2. Grades Blasenbildung, Rötung, Schmerzen, Schwellung.

Erfrierung 3. Grades Anfänglich weißes Aussehen der Haut (Totenblässe), Gefühllosigkeit, Hauteinblutungen; später bläulich-schwarze Nekrosen der Haut.

Erfrierung 4. Grades Totale Vereisung von Körperteilen, die deshalb bei geringer Berührung abbrechen können. Irreversible Zerstörung des Gewebes, das beim Auftauen zerfällt.

Therapeutische Maßnahmen
▶ Langsames Erwärmen der betroffenen Körperteile, z. B. mit eigener Körperwärme oder warmem Wasserbad.
▶ In warme Umgebung bringen.
▶ Keine mechanischen Traumatisierungen durch Ein- und Abreibungen!
▶ Sterile, trockene und lockere Verbände.
▶ Schutz vor weiterer Auskühlung.
▶ Falls erforderlich, venöser Zugang.

▶ Medikamente
Sedierung:
    Diazepam 5–10 mg   1 Amp. Valium = 10 mg z. B. ½–1 Amp. Valium i.v.
Schmerzbekämpfung:
    Morphin 5–10 mg   z. B. ½–1 Amp. Morphin i.v.
ggf. Vasodilatation zur Lösung von Gefäßspasmen:
    Nitroglycerin-Spray 1–2 Hübe   z. B. 1–2 Hübe Nitrolingual-Spray

    Nifedipin 5–10 mg p.o.   z. B. Adalat Kps. (10 mg) p.o.

Erhängen/Erwürgen/Erdrosseln/Strangulation

Definition
Erhängen: Tötung durch Zusammenschnüren des Halses in einer festen oder – meist – laufenden Schlinge unter Einfluß des Körpergewichts, wobei Bewußtlosigkeit und Tod rasch durch Blutleere des Gehirns (Kompression der Aa. carotides und vertebrales) eintreten, evtl. auch durch mechanische Verlegung der Atemwege (Druck des Zungengrunds gegen die Rachenhinterwand), selten durch Fraktur des Dens axis (Genickbruch).

Erwürgen: Töten durch ein- oder beidhändiges Zusammendrücken des Halses (Drosselung der Blutzufuhr zum Gehirn und Kompression der Luftwege, evtl. auch Reizung des Glomus caroticum mit Sekundenherztod).

Erdrosseln: Zusammenschnüren des Halses mittels eines horizontal umgelegten Strangulierwerkzeugs. Durch unvollständige Kompression der Halsarterien bei weitgehendem Verschluß der Venen treten zunächst Blutstauung im Kopfbereich, später Bewußtseinsverlust und Tod infolge Sauerstoffmangels auf; bei Druckeinwirkung auf den Sinusknoten evtl. Reflextod.

Strangulation: Abschnürung eines Organs oder Organteils und damit Unterbindung der Blutzufuhr, insbesondere Karotisabschnürung bei Erhängen, Erdrosseln, Erwürgen.

Symptome
Verletzungsmuster entsprechend der Gewalteinwirkung (Hämatome, Kratzspuren, Würgemale, zirkuläre Striemen, tiefe Einschnürungen etc.)
Zyanose:
punktförmige Blutungen in den Augenbindehäuten und/oder im Gesicht,
Stauungszeichen
Stuhl-/Urinabgang
Bei Überleben:
Angst, Verwirrtheit, Euphorie, evtl. retrograde Amnesie (durch Hypoxie!), massive Schluckbeschwerden, geschwollene Zunge, Luftnot, Heiserkeit

Therapeutische Maßnahmen
Wenn sichere Todeszeichen vorliegen (cave: Hämatome/Würgemale am Hals nicht mit Totenflecken verwechseln!), an der vorgefundenen Situation nicht ändern, keine Spuren verwischen, falls noch nicht geschehen, Polizei informieren.
▶ Basismaßnahmen zur Sicherung der Vitalfunktionen
▶ Freimachen und Freihalten der Atemwege, ggf. Intubation und Beatmung
▶ HWS-Immobilisation
▶ Sauerstoffgabe   4–8 l O$_2$/min
▶ Venöser Zugang   Ringer-Lactat-Lsg.

▶ Medikamente
In Abhängigkeit von der Symptomatik,
ggf. Sedierung:
    Diazepam 5–10 mg i.v.   z. B. ½–1 Amp. Valium i.v.
ggf. Analgesie:
    Morphin 5–10 mg   z. B. ½–1 Amp. Morphin i.v.
    alternativ
    Ketamin 0,25–0,5 mg/kg KG   z. B. 20–40 mg Ketanest i.v.
    bzw. (S)-Ketamin 0,125–0,25 mg/kg KG   bzw. 10–20 mg Ketanest S i.v.

Erregungszustand

(s. auch Alkoholentzugsdelir, S. 119
Alkoholintoxikation, S. 120
Drogenintoxikation, S. 273)

Definition
Im Zusammenhang mit psychiatrischen Erkrankungen, mit Mißbrauch von Medikamenten oder Rauschmitteln oder infolge akuter psychischer Belastung auftretender Unruhezustand, wahnhafte Verkennung oder Störung des Antriebs.

Symptome
Unruhe, Tobsucht
evtl. Verwirrtheit, Desorientiertheit
evtl. Euphorie
evtl. Wahnvorstellungen, Halluzinationen
evtl. fehlende Kooperationsfähigkeit, Selbst- oder Fremdgefährdung
Tachykardie
Blutdruckanstieg

Therapeutische Maßnahmen
▶ Beruhigung, selbst Ruhe bewahren
▶ Ablenkung
▶ Falls erforderlich, Hilfe anderer Personen (Familienangehörige), bei Selbst- oder Fremdgefährdung auch Hilfe der Polizei in Anspruch nehmen, Patienten keinen Augenblick alleine lassen!

▶ Medikamente
Beim agitierten Patienten
Sedierung:
   Diazepam 5–10 mg   z. B. ½–1 Amp. Valium i.v.
Beim verwirrten Patienten:
   Haloperidol 5–10 mg   z. B. ½–1 Amp. Haldol i.v.

Infusion: Ringer-Lactat-Lsg. 500 ml i.v.
                         oder
                         Glukose 5 % oder Glukose 10 % 500 ml i.v.

Gallenkolik

Definition
Krampfartige Schmerzen im rechten Mittel- oder Oberbauch, in der Regel durch Mobilisierung von Gallensteinen in den Gallenwegen hervorgerufen.

Symptome
Stärkste, krampfartige Schmerzen im rechten Mittel- oder Oberbauch, evtl. Ausstrahlung in den Rücken oder die rechte Schulter; Übelkeit, Erbrechen; Unruhe.

Therapeutische Maßnahmen
▶ Beruhigung

▶ Medikamente
Analgetika:

Pentazocin i.m./i.v.	30 mg	z. B. 1 Amp. Fortral i.m./i.v. oder
Penthidin i.m./i.v.	25–100 mg	
1 ml Dolantin = 50 mg		z. B. 0,5–2 ml Dolantin i.v. oder
(keine anderen Morphinderivate – teilweise spasmogene Wirkung!)		
Tramadol i.m./i.v.	50–100 mg	z. B. ½–1 Amp. Tramal 100 i.v.
Metamizol i.v.	2,5 g	
(Cave Nebenwirkungen: akuter Schockzustand in seltenen Fällen)		
1 ml Novalgin = 0,5 g		z. B. 5 ml Novalgin i.v. oder

Spasmolytika:

Nitroglycerin	1,2–2,4 mg	z. B. 1–2 Kps. Nitrolingual forte oder
(Cave: Keine Nitrate bis 24 h nach Einnahme von Viagra (Sildenafil))		
Butylscopolaminiumbromid	10–20 mg i.v.	z. B. ½–1 Amp. Buscopan i.v.

Glaukomanfall

Definition

Das Kammerwasser des Auges fließt aus der Vorderkammer durch das Trabekelwerk in den Schlemm-Kanal. Wenn dieser Abfluß plötzlich verlegt wird, steigt der Augeninnendruck innerhalb weniger Stunden von Normalwerten, die bei 10–20 mm Hg liegen, auf sehr hohe Werte (über 60 mm Hg) an.
Ursache für die Abflußbehinderung ist in der Regel eine flach ausgebildete Augenvorderkammer mit engem Kammerwinkel; wodurch allerdings der akute Glaukomanfall ausgelöst wird, ist häufig nicht feststellbar.

Symptome

(Die aufgeführten Symptome sind nicht obligat und gelten in der Regel nur für den ausgeprägten Glaukomanfall mit Augeninnendruckerhöhungen von mehr als 60 mm Hg.)

Starke Schmerzen im Auge oder dessen Umgebung
Übelkeit, Erbrechen, Kopfschmerzen (DD: Hirndrucksteigerung!)
Sehverschlechterung (diese wird vom Patienten oft nicht bemerkt, da das andere Auge die Funktionsminderung ausgleicht)
Entzündlich gerötetes Auge
Pupille unregelmäßig erweitert, träge Lichtreaktion
„Steinharter" Bulbus (Palpation durch das Oberlid, Patienten nach unten sehen lassen)

Therapeutische Maßnahmen

▶ Lagerung: Oberkörper hoch

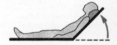

▶ Beruhigung
▶ Sauerstoffgabe   4–6 l O₂/min
▶ Venöser Zugang
▶ Orale Verabreichung von geringen Mengen Alkohol, z. B. 20 ml Rum oder Weinbrand (senkt den Augeninnendruck!)

▶ Medikamente
Pupillenverengung:

	Pilocarpin	z. B. 1 %ige Pilocarpin-Lsg. im Abstand von 10 min ins Auge eintropfen

Sedierung: Diazepam 5–10 mg   z. B. ½–1 Amp. Valium i.v.
Schmerzbekämpfung: Morphin 5–10 mg i.v.   ½–1 Amp. Morphin i.v.

Mit dem Carboanhydrasehemmer Acetazolamid (Diamox Parenteral Trockensubstanz, 1 Injektionsflasche = 500 mg zur Lösung in 5 ml Aqua bidest.) steht ein Präparat zur Verfügung, mit dem die Bildung des Augenkammerwassers verringert werden kann. Präklinisch wird das Präparat jedoch kaum angewendet (verzögerter Wirkungseintritt).

Herzbeuteltamponade
Synonym: Herztamponade

Definition
Durch vermehrte Flüssigkeits- bzw. Blutansammlung im Herzbeutel bedingte,
konzentrische Herzkompression. Diese führt zu
– mechanischer Behinderung der Herzerschlaffung in der Diastole,
– Einflußstauung,
– Schlagvolumenabnahme.
Auftreten bei Perikarditis und bei akuter Blutung (Hämoperikard bei penetrierenden
Thoraxverletzungen mit Herztrauma, Myokardruptur nach Infarkt mit Herzwand-
aneurysma).
Eine extraperikardiale Herztamponade ist durch einen Spannungspneumothorax oder
ein Mediastinalemphysem möglich.

Symptome
– Thoraxschmerz, Druckgefühl
– Blutdruckabfall
– Einflußstauung (gestaute Halsvenen, evtl. auch akute Oberbauchzeichen)
– Tachykardie
– Zyanose, Atemnot
– Leise Herztöne
– Pulsus paradoxus (deutliche Abnahme der Pulsdruckamplitude bzw. des Blutdrucks
  während der Inspiration)

Therapeutische Maßnahmen
▶ Lagerung: Oberkörper angehoben
▶ Sauerstoffgabe | 4–8 l O_2/min
▶ Venöser Zugang | Ringer-Lactat-Lsg.
▶ Ständige Puls- und RR-Überwachung
▶ Bei drohender oder manifester Ateminsuffizienz: großzügige Indikation zur
  Intubation und Beatmung

▶ Medikamente
Katecholamine s. S. 157

Bei katecholaminresistentem Schock und als Ultima ratio bei dringendem Verdacht auf
Perikardtamponade
▶ Perikardpunktion s. S. 106

Herzinfarkt (akuter Myokardinfarkt)

(s. auch Angina pectoris, S. 122
Herz-Kreislauf-Stillstand, S. 165
Herzrhythmusstörungen, S. 167
Reanimation, S. 75)

Definition
Untergang von Herzmuskelgewebe durch Sauerstoffmangel, meist auf der Basis einer **stenosierenden Koronarsklerose.**
Die akute Unterbrechung der Sauerstoffversorgung erfolgt durch den Verschluß mindestens eines Koronargefäßes, wobei in über 90 % der Fälle ein **thrombotisches Geschehen** als Auslöser angesehen werden kann.
Entschieden seltener stellt ein **anhaltender Koronarspasmus** ohne sklerotische Vorschädigung die Ursache für die akute koronare Minderperfusion dar.
Für das Ausmaß eines Infarkts ist neben der Art des betroffenen Gefäßes (Hauptast, Nebenast) vor allem die Dauer bis zur Einleitung effektiver Maßnahmen entscheidend.
Man geht davon aus, daß etwa 4–6 h nach dem Infarkt die Ausdehnung der Herzmuskelnekrose dem Versorgungsgebiet des verschlossenen Gefäßes entspricht.
Die Prähospitalphase ist die gefährlichste Phase des Herzinfarkts; von den Patienten, die innerhalb von 24 h am Infarkt sterben, tun dies
– ca. 50 % innerhalb der ersten 15 min,
– ca. 30 % nach 15–60 min und
– ca. 20 % 1–24 h nach dem Infarkt.

Für die Komplikationen beim Herzinfarkt sind in erster Linie **bedrohliche Herzrhythmusstörungen** (insbesondere Kammerflimmern) und **hämodynamische Störungen** (Herzinsuffizienz) verantwortlich, die zum Bild des **kardiogenen Schocks** führen können.

Symptome
Anhaltender retrosternaler Schmerz mit oder ohne Ausstrahlung in den linken oder rechten Arm, evtl. auch in Abdomen, Hals, Unterkiefer. Keine Wirkung von Nitroglycerin.
Vernichtungsgefühl, Todesangst.
Übelkeit, Erbrechen.
Dyspnoe.
Unruhe.
Fahle, blasse, evtl. kaltschweißige Haut.
Symptome des kardiogenen Schocks:
– Blutdruckabfall,
– gestaute Halsvenen,
– Tachykardie,
– evtl. Zeichen eines Lungenödems.

Therapeutische Maßnahmen

Merke:
Möglichst wenig Zeit mit der Sicherung der Diagnose verlieren, im Zweifelsfall immer
wie einen Infarkt behandeln!

▶ Lagerung: Oberkörper leicht angehoben

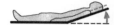

▶ Jede Anstrengung des Patienten verhindern
▶ Beruhigung
▶ Sauerstoffgabe:
▶ EKG-Monitoring, ständige RR- und Pulsüberwachung
▶ Venöser Zugang
▶ Wärmeerhaltung

4–6 l O$_2$/min

Ringer-Lactat-Lsg.

▶ Medikamente

Keine i.m. Injektionen! (Sonst später keine Fibrinolyse mehr möglich; Verfälschung
der Herzenzyme [CK-Werte])

Herzentlastung:
    Nitroglycerin-Spray 0,8 mg sublingual   z. B. 2 Hübe Nitrolingual-Spray
    (Cave: keine Nitrate bis 24 h nach   oder
    Einnahme von Viagra (Sildenafil))   1 Kps. Nitrolingual

    bei ausreichendem Blutdruck: Wiederholung alle 5–10 min

Sedierung:
    Diazepam 2–5–10 mg   z. B. ¼–½–1 Amp. Valium i.v.
    oder   oder
    Trifflupromazin 5–10   ½–1 Amp. Psyquil i.v
Schmerzbekämpfung:
    Morphin 2,5–5–10 mg   ¼–½–1 Amp. Morphin i.v.

Plättchenaggregationshemmung:
    Acetylsalizylsäure 500 mg i.v.   1 Amp. Aspisol i.v.
Blutgerinnungshemmung:
    Heparin   5000 I.E. Heparin i.v.

β-Blocker
werden präklinisch in der Infarkttherapie in Deutschland noch (zu) wenig eingesetzt.
Ihre erwiesene Effektivität, insbesondere durch
– die Senkung des myokardialen Sauerstoffverbrauchs,
– die Begrenzung der Infarktgröße,
– die Erhöhung der Flimmerschwelle des Herzens,
– den positiven Einfluß bei Reflextachykardie und tachykarden supraventrikulären
   Rhythmusstörungen und
– die Senkung hypertoner Blutdruckwerte,

sollte unter Beachtung der Kontraindikationen
- schwere akute Herzinsuffizienz,
- Hypertension,
- Bradykardie,
- AV-Blockierungen,
- Asthma bronchiale
besser genutzt werden.

Eingesetzt werden u.a. Substanzen Metoprolol und Esmolol

	Handels-name	Wirkdauer	Selekti-vität	Zubereitung	i.v. Dosierung
Metoprolol	Beloc	Mittellang (2–4 h)	β_1-selektiv	1 Amp. 5 ml = 5 mg	2,5–5 mg, z. B. ½–1 Amp., fraktioniert in 0,5 mg Boli langsam i.v.
Esmolol	Brevibloc	Kurz (< 10 min)	β_1-selektiv	Infusionslösung 100 mg/10 ml; Indusions-konzentrat 2,5 g/10 ml	0,5 mg/kg KG, z. B. 35 mg über 1 min, dann evtl. 50–100 µg/kg/min kontinuierlich

ACE-Hemmer
ACE-Hemmer sind nach dem derzeitigen Stand der Studien in der (prähospitalen) Frühphase (< 24 h) des Myokardinfarkts nicht indiziert!

Bei Zeichen einer Linksherzinsuffizienz:
    Fuosemid 40 mg i.v.   z. B. 1–2 Amp. Lasix i.v.

Bei Bradykardie:
    1. Atropin 0,5–1 mg i.v.   1–2 Amp. Atropin i.v.
    2. evt. Orciprenalin 0,25–0,5 mg i.v. ½–1 Amp. Alupent i.v
    3. passagerer externer Schrittmacher

Bei Extrasystolie oder Kammertachykardie:
    Lidocain 100 mg langsam i.v.   z. B. 1 Amp. Xylocain 2 % i.v.
    halbe Dosis ggf. nach 10 min wiederholen oder
    Lidocaininfusion   Xylocain 2–5 mg/min über Infusion oder Perfusor

Bei absoluter Arrhythmie bei Vorhofflimmern mit schneller Überleitung:
    Verapamil 5–10 mg i.v.   z. B. 1–2 Amp. Isoptin i.v.
    und/oder   und/oder
    Digitalispräparat   z. B. Novodigal 0,4 mg i.v.
                            oder
                            Lanitop 0,2 mg i.v.

Magnesium

Für die hochdosierte parenterale Gabe von Magnesium unmittelbar nach frischem
Herzinfarkt wird eine mögliche Senkung der Letalität postuliert.
Dazu sollten z. B. 8 mmol Magnesium langsam (über mindestens 5 min) i.v. gegeben
werden. Kontraindiziert ist die Gabe bei ausgeprägter Bradykardie!

> Dosierung: Magnesiumsulfat   z. B. ½–1 Amp. Cormagnesin 200
>   4–8 mmol i.v.   langsam i.v.

Bei massiver Linksherzinsuffizienz (RR < 80 mm Hg) und beginnendem oder
bestehendem kardiogenem Schock müssen Katecholamine verabreicht werden.

Katecholamine

Hier kommen in erster Linie Dopamin und Dobutamin zum Einsatz.
Dopamin sollte primär bei **hypotonen Schockzuständen** und bei der **kardiopulmonalen Reanimation** angewandt werden.
Dobutamin sollte primär bei **linksventrikulärem Rückwärtsversagen** mit **Dyspnoe**
und **Lungenstauung** ohne wesentlichen Blutdruckabfall eingesetzt werden.

Vergleich der Wirkprofile von Dopamin und Dobutamin

Dopamin (körpereigene Substanz, endogenes Katecholamin)		Dobutamin (synthetisiertes Katecholamin)
+++	β₁-Rezeptoren	+++
–	β₂-Rezeptoren	+
(nur bei hoher Dosierung) +	α-Rezeptoren	– (+)
+++	Dopaminrezeptoren (Niere, Splanchnikusbereich)	–
↑↑	Kontraktionskraft	↑↑
↑↑	Herzauswurfleistung	↑↑
↑	Linksventrikulärer Füllungsdruck	O
O (dosisabhängig) ↑	Herzfrequenz	O (dosisabhängig) ↑
↑ (dosisabhängig) ↓	Peripherer Widerstand	↓
↑ (dosisabhängig) O	Arterieller Mitteldruck	O ↑
↑↑	Renale Vasodilatation	⇧
↑↑	Mesenteriale Vasodilatation	⇧
↑↑	Diurese	⇧

↑ = Direkte Wirkung
⇧ = Indirekte Wirkung über verbesserte Herzleistung

HERZINFARKT

Vergleich der Wirkprofile von Dopamin und Dobutamin (Forts.)

Dopamin	Charakteristika	Dobutamin
– Deutliche Dosisabhängigkeit: in niedrigem Dosisbereich β_1-Rezeptoren-Stimulation; in hohem Dosisbereich zunehmend α-Rezeptoren-Stimulation		– Deutliche Dosisabhängigkeit, β-Rezeptoren, bes. β_1-Rezeptoren-Stimulation
– Direkte Beeinflussung von Nierendruchblutung und Nierenfunktion		– Keine direkte Beeinflussung von Nierendurchblutung und Nierenfunktion (nur indirekt über verbesserte Herzleistung)
– Blutdrucksteigerung		– Unzureichende Blutdrucksteigerung
Differentialtherapeutische Konsequenzen		
Kardiales Pumpversagen bei – normalem linsventrikulären Füllungsdruck, – niedrigem oder normalem peripheren Widerstand, – gleichzeitiger renaler Funktionseinschränkung, – stark erniedrigtem Blutdruck		Kardiales Pumversagen – bei erhöhtem linksventrikulären Füllungsdruck

Idealerweise wird bei akuter Herzinsuffizienz bzw. kardiogenem Schock eine Kombination aus beiden Substanzen verabreicht, wobei folgende Richtlinie einen Anhalt gibt:

Blutdruck < 95 mm Hg	⅔ Dopamin + ⅓ Dobutamin
Blutdruck > 95 mm Hg	⅓ Dopamin + ⅔ Dobutamin

Die Verabreichung der Katecholamine sollte grundsätzlich nur als Infusion, am besten über einen Infusomaten oder Perfusor, erfolgen.

Dopamin
1 Amp. zu 5 ml = 50 mg
1 Amp. zu 10 ml = 200 mg

Dosierung: 2,5–10 µg/kg KG pro min
d. h. ca. 200–800 µg/min
d. h. ca. 12–50 mg/h

> Dopamin 12–50 mg/h i.v.

Es bietet sich an, die 50-mg-Ampulle Dopamin mit NaCl-Lösung auf 50 ml zu verdünnen und über einen **Perfusor** laufen zu lassen, der ja üblicherweise die Dosierung in ml/h angibt. Dann entspricht die gewünschte Dosis in mg/h der Einstellung in ml/h.

Dopamin

Kardiologische Dosierung beim Erwachsenen über Prefusor
1 Amp. zu 5 ml = 50 mg mit NaCl 0,9 % oder Glukose 5 %, auf 50 ml aufgezogen
(50 mg/50 ml)

Körpergewicht (kg)	50	60	70	80	90	100
Dosis (ml/h)						
von	7,5	9,0	10,5	12,0	13,5	15,0
bis	30,0	36,0	42,0	48,0	54,0	60,0

Verwendet man eine **Infusionslösung**, so sollte man z. B. 100 mg Dopamin in 500 ml
NaCl 0,9 % oder 500 ml Glukose 5 % geben und sie dann mit einer Tropfgeschwindigkeit von ca. 60–120 Tr./min verabreichen.

Dobutamin (Dobutrex)
  Injektionsflaschen zu 250 mg

  Dosierung: 2,5–10 µg/kg KG pro min
    d. h. ca. 200–1000 µg/min
    d. h. ca.   12–60 mg/h

> Dobutrex 12–60 mg/h i.v.

Wenn man hier die 250 mg Dobutamin in 50 ml NaCl 0,9 % auflöst, so enthält 1 ml der
Lösung 5 mg Dobutamin.
Der **Perfusor** müßte dann auf ca. 2,5–12 ml/h eingestellt werden.

Dobutamin

Dosierung beim Erwachsenen über Perfusor: 2,5–10 µg/kg KG/min
1 Injektionsflasche = 250 mg mit NaCl 0,9 % oder Glukose 5 %, auf 50 ml aufgezogen
(250 mg/50 ml; 1 ml = 5000 µg)

Körpergewicht (kg)	50	60	70	80	90	100
Dosis (ml/h)						
von	1,5	1,8	2,1	2,4	2,7	3,0
bis	6,0	7,2	8,4	9,6	10,8	12,0

Verwendet man eine **Infusionslösung**, so sollte man die 250 mg Dobutamin in 10 ml
NaCl 0,9 % auflösen und dann in eine 500-ml-Infusionsflasche NaCl 0,9 % geben. Die
Tropfgeschwindigkeit müßte dann bei 25–50 Tr./min liegen.

Lysetherapie

Grundsätzlich gilt die Empfehlung, daß eine Lysetherapie möglichst frühzeitig, spätestens aber innerhalb 6 h nach dem Infarktereignis durchgeführt werden sollte. Die Notwendigkeit und der Nutzen einer **prähospitalen** Lyse sind jedoch umstritten, da sich angesichts der in unseren Regionen doch insgesamt sehr kurzen Transportzeiten ein eindeutig positives Nutzen-Risiko-Verhältnis nicht belegen ließ.
Eine präklinische Lysetherapie sollte deshalb nur unter bestimmten personellen und organisatorischen Voraussetzungen und unter konsequenter kritischer Nutzen-Risiko-Analyse in die Notfalltherapie eingeführt werden.

Voraussetzungen Personal

Notarzt: eingehende Kenntnisse der EKG-Diagnostik, Vertrautheit mit den Therapiestrategien und den einzusetzenden Medikamenten, (intensivmedizinische) Erfahrungen mit Umgang mit Komplikationen, Abstimmung der Therapieregime mit den potentiellen Aufnahmekliniken.
Rettungsassistenten: Schulung auf dem Gebiet der Lysebehandlung.

Voraussetzungen technische Geräte

12-Kanal-EKG (mit Ausdruck), evtl. auch Möglichkeit der telemetrischen EKG-Übertragung an kardiologische Abteilung.

Indikationen der präklinischen Lyse

Nachweis eines akuten Myokardinfarkts, d. h.
– typische Infarktsymptomatik mit fehlendem Ansprechen auf Nitroglycerin > 20 min; < 4–6 h
– EKG-Veränderungen (ST-Strecken-Hebungen von mindestens 0,1 mV in mindestens 2 Extremitäten oder Brustwandableitungen),
– evtl. positiver Troponin-T-Test (z. B. Tropt-Schnelltest).
Keine absoluten Kontraindikationen, wie
– manifeste Blutung oder Blutungsneigung, Antikoagulazientherapie (z. B. Marcumar),
– unkontrollierte Hypertonie (RR syst. > 200 mm Hg, RR diastol. > 120 mm Hg),
– größere Op. oder Trauma in den letzten 2 Wochen, vorausgegangene Entbindung,
– Gravidität im 1. Trimenon.
Möglichst keine relativen Kontraindikationen, wie
– unmittelbar vorausgegangene i.m. Injektion, Schlaganfall vor 3–6 Monaten, Magen-Darm-Ulzera in der Anamnese, vorausgegangene Lyse in den letzten 3 Monaten.

Aufklärung und Einverständniserklärung müssen beim (nicht bewußtseinseingetrübten) Patienten eingeholt werden!

Medikamente

Lysesubstanz	Handelsname	Dosierung
rt-PA (Alteplase)	Actilyse	Insges. 100 mg i.v.: zunächst 15 mg als Bolus + 50 mg in 30 min + 35 mg in 30–60 min (Heparin-Bolus von 5000–10 000 IE vor Therapiebeginn!)
APSAC (Anistreplase)	Eminase	30 E in 5 min (zur Allergieprophylaxe, z. B. 40 mg Dexamethason i.v. geben!)
Streptokinase	Streptase u. a.	1,5 Mio. E in 60 min (zur Allergieprophylaxe, z. B. 40 mg Dexamethason i.v. geben!)
Urokinase	Actosolv u. a.	1,5 Mio. E als Bolus, dann 1,5 Mio. E in 60 min (Heparin-Bolus von 5000–10 000 IE vor Therapiebeginn)

3

Akute Herzinsuffizienz

(s. auch Asthma bronchiale, S. 130
Lungenembolie, S. 202
Lungenödem, S. 204
Herzinfarkt, S. 154
Herzrhythmusstörungen, S. 167)

Definition
Akute Leistungseinschränkung des Herzens, die zu einer verminderten Organdurch-
blutung infolge der verschlechterten myokardialen Funktion (**Vorwärtsversagen**) und
einer relativen Blutüberfüllung im Venensystem und der Lungenstrombahn
(**Rückwärtsversagen**) führt.
Je nachdem, welcher Teil des Herzens betroffen ist, spricht man von einer
– Linksherzinsuffizienz,
– Rechtsherzinsuffizienz oder
– Globalinsuffizienz.
In der Notfallmedizin sind akute Linksherzinsuffizienz und Globalinsuffizienz von
großer Relevanz, die isolierte Rechtsherzinsuffizienz tritt außer bei massiver Lungen-
embolie oder Asthma bronchiale relativ selten auf.
Bei der akuten Herzinsuffizienz unterscheidet man kardiale und extrakardiale
Ursachen:

Kardiale Ursachen	**Extrakardiale Ursachen**
Herzinfarkt	Hypertensive Krise
Herzklappenfehler	Massive Lungenembolie
Herzrhythmusstörungen	Zufuhr großer Flüssigkeitsmengen
Herzmuskelentzündungen	Pneumonie, Asthma bronchiale
Kardiomyopathien	Anämie
Koronare Herzkrankheit	Hyperthyreose
	Medikamente

Symptome
Linksherzinsuffizienz
– Atemnot (Ruhedyspnoe, Orthopnoe),
– Angst, Unruhe,
– Stauungsbronchitis, Asthma cardiale,
– Lungenödem,
– Blässe, Lippenzyanose,
– Tachykardie,
– normotone oder hypotone Blutdruckwerte,
– evtl. kardiogener Schock mit Bewußtseinsverlust.

Rechtsherzinsuffizienz
– Atemnot,
– obere Einflußstauung,
– Ödeme, Aszites,
– evtl. Oberbauchsymptomatik (Stauungsgastritis),
– meist deutliche Zyanose,
– Tachykardie.

Bei einer Globalinsuffizienz findet sich eine Kombination der o.g. Symptome.

Therapeutische Maßnahmen
► Lagerung: halb sitzend oder sitzend

► Sauerstoffgabe: 4–6 l O_2/min
► Beruhigung
► Wärmeerhaltung
► Venöser Zugang   Ringer-Lactat-Lsg.

► Ständige Überwachung von RR und Puls
► evtl. Intubation und Beatmung mit PEEP (5 cm H_2O) und 100 % O_2

3

► Medikamente
Vasodilatation:
   Nitrate sublingual   z. B. 2 Hübe Nitrolingual-Spray
                                         oder 1 Kps. Nitrolingual

   in Abhängigkeit vom Blutdruck höher dosieren bzw.
   Wiederholung nach ca. 10 min
   Bei hypertonen Blutdruckwerten: 10 mg Nifedipin
                                    z. B. 1 Kps. Adalat p.o.
Diuretika:
   Furosemid 20–60 mg i.v.
   1 Amp. Lasix = 20 mg   z. B. 1–3 Amp. Lasix i.v.

Sedierung:
   Diazepam 5–10 mg i.v.   z. B. ½–1 Amp. Valium i.v.
   Bei ausgeprägter Unruhe und/oder Schmerzen
   Morphin 5–10 mg i.v.   z. B. ½–1 Amp. Morphin i.v.
   (Morphin bewirkt neben der Sedierung auch eine
   therapeutisch relevante Entlastung des kleinen Kreislaufs!)

Katecholamine (s. auch Herzinfarkt, S. 157)
Hier kommen in erster Linie Dopamin und Dobutamin zum Einsatz.
Dopamin sollte primär bei **hypotonen Schockzuständen** und bei der **kardiopulmo-nalen Reanimation** angewandt werden.
Dobutamin sollte primär bei **linksventrikulärem Rückwärtsversagen** mit **Dyspnoe** und **Lungenstauung** ohne wesentlichen Blutdruckabfall eingesetzt werden.

Idealerweise wird bei akuter Herzinsuffizienz bzw. kardiogenem Schock eine Kombi-nation aus beiden Substanzen verabreicht, wobei folgende Richtlinie einen Anhalt gibt:

| Blutdruck < 95 mm Hg | ⅔ Dopamin + ⅓ Dobutamin |
| Blutdruck > 95 mm Hg | ⅓ Dopamin + ⅔ Dobutamin |

Die Verabreichung der Katecholamine sollte grundsätzlich nur als Infusion, am besten über einen Infusomaten oder Perfusor, erfolgen.

Dopamin
    1 Amp. zu 5 ml = 50 mg
    1 Amp. zu 10 ml = 200 mg

    Dosierung: 2,5–8 µg/kg KG pro min
        d. h. ca. 200–800 µg/min
        d. h. ca. 12–50 mg/h   Dopamin 12–50 mg/h i.v.

Dopamin

Kardiologische Dosierung beim Erwachsenen über Prefusor
1 Amp. zu 5 ml = 50 mg mit NaCl 0,9 % oder Glukose 5 %, auf 50 ml aufgezogen
(50 mg/50 ml)

Körpergewicht (kg)	50	60	70	80	90	100
Dosis (ml/h)						
von	7,5	9,0	10,5	12,0	13,5	15,0
bis	30,0	36,0	42,0	48,0	54,0	60,0

Dobutamin (Dobutrex)
    Injektionsflaschen zu 250 mg

    Dosierung: 2,5–10 µg/kg KG pro min
        d. h. ca. 200–1000 µg/min
        d. h. ca. 12–60 mg/h   Dobutrex 12–60 mg/h i.v.

Wenn man hier die 250 mg Dobutamin in 50 ml NaCl 0,9 % auflöst, so enthält 1 ml der
Lösung 5 mg Dobutamin.
Der **Perfusor** müßte dann auf ca. 2,5–12 ml/h eingestellt werden.

Dobutamin

Dosierung beim Erwachsenen über Perfusor: 2,5–10 µg/kg KG/min
1 Injektionsflasche = 250 mg mit NaCl 0,9 % oder Glukose 5 %, auf 50 ml aufgezogen
(250 mg/50 ml; 1 ml = 5000 µg)

Körpergewicht (kg)	50	60	70	80	90	100
Dosis (ml/h)						
von	1,5	1,8	2,1	2,4	2,7	3,0
bis	6,0	7,2	8,4	9,6	10,8	12,0

Verwendet man eine **Infusionslösung,** so sollte man die 250 mg Dobutamin in 10 ml
NaCl 0,9 % auflösen und dann in eine 500-ml-Infusionsflasche NaCl 0,9 % geben. Die
Tropfgeschwindigkeit müßte dann bei 25–50 Tr./min liegen.

Weitere Maßnahmen sind von der Genese der Herzinsuffizienz abhängig und werden
in den entsprechenden Kapiteln (vgl. Lungenembolie, S. 202; Lungenödem, S. 204;
Herzinfarkt, S. 154; Herzrhythmusstörungen, S. 167) beschrieben.

Herz-Kreislauf-Stillstand

(s. auch Kardiopulmonale Reanimation, S. 75)

Definition
Unfähigkeit des Herzens, ein effektives Auswurfvolumen zu fördern mit unmittelbarer Unterbrechung der Blutzirkulation und plötzlicher Mangelversorgung aller Organe mit oxygeniertem Blut.
Der Kreislaufstillstand tritt in erster Linie aufgrund kardialer Störungen (Asystolie, Herzrhythmusstörungen) auf, er kann aber auch ein Symptom anderer schwerwiegender (z. B. zentraler, pulmonaler) Erkrankungen sein.
Die akute Durchblutungsstörung der Organe Gehirn und Herz führt zu den kardialen, von der Genese des Stillstands unabhängigen Symptomen.

3

Symptome
Bewußtlosigkeit (tritt ca. 6–12 s nach dem Stillstand auf, evtl. vorher kurzfristige, generalisierte Krämpfe)
Atemstillstand (ca. 30–60 s nach dem Stillstand)
Pulslosigkeit
Weite, lichtstarre Pupillen (ca. 30–45 s nach dem zerebralen Perfusionsstillstand)
Fahle, gräulich-blasse Haut

Therapeutische Maßnahmen
Kardiopulmonale Reanimation
Die Basismaßnahmen der kardiopulmonalen Reanimation werden beim bewußtlosen Patienten ohne Spontanatmung wie folgt durchgeführt:

a) Flachlagerung

b) Atemwege freimachen (Freiräumen des Mund-Rachen-Raums, Überstrecken des Kopfes)

Atemwege freihalten

c) Beatmung (Mund zu Nase, Beatmungsbeutel)

d) Herzdruckmassage

Beatmung

1-Helfer-Methode	2-Helfer-Methode
Kompressions-Ventilations-Verhältnis	
15:2	**5:1**
Initial wird immer mit 2 Beatmungen begonnen, dann folgen	
15 Kompressionen 2 Beatmungen	5 Kompressionen 1 Beatmung (1. Helfer)
Die Kompressionsfrequenz liegt bei beiden Methoden bei ca. 80–100/min.	

Circulation (Herz-Lungen-Wiederbelebung)

e) Erfolgskontrolle: Tasten von Femoralis- oder Karotispuls; Wiedereinsetzen von Eigenaktionen und/oder Spontanatmung

Reanimation – Ablaufschema (Erwachsene)

(Reanimation – Ablaufschema Kinder s. auch S. 80)

Herz-Kreislauf-Stillstand
Basismaßnahmen (z. B. Lagern, Freimachen der Atemwege

Beatmung
ohne Hilfsmittel als Mund-zu-Nase-
Beatmung, sonst Notintubation ohne
Prämedikation

Tuben für Jugendliche und Erwachsene	Innen-durchmesser [mm]	Außen-durchmesser [Charr]
	7,0	30
Frauen	7,5	32
	8,0	34
Männer	8,5	36
	9,0	38
Umrechnungsformel von Charrière in mm und umgekehrt: (Charr – 2) : 4 = mm-Größe (mm · 4) + 2 = Charr-Größe		

Beatmung dann über Atembeutel oder
maschinell. Anschluß des Beatmungsgeräts nach auskulatorischer Kontrolle
der Tubuslage

Grundeinstellungen

Atemzugvolumen: 10–15 ml/kg KG

Atemfrequenz: 10–12/min (Erwachsener)

Atemminutenvolumen: 6–10 l/min

FiO_2: 50–200 %

Verhältnis In- zu Expirationszeit: 1 : 2

	Atem-frequenz/min	Atem-zugvolumen
Jugendliche	14–16	300–500 ml
Erwachsene	10–14	500–1000 ml

Herzmassage
Druckpunkt: unteres Drittel des Sternums
Kompressionstiefe: ca. 4–5 cm
Frequenz: ca. 60–80/min
1-Helfer-Methode:
      15 : 2
2-Helfer-Methode:
      5 : 1

EKG-Diagnostik
bei Kammerflimmern:
Defibrillation
initial mit 200 J
(ggf. 2–3mal wiederholen)
Steigerung bis max. 360 J
bzw. 5 J/kg KG

Medikamente
Adrenalin
Suprarenin 1 Amp. = 1 mg = 1 ml mit
9 ml NaCl verdünnen
initial 1 mg i.v. oder 3 mg endobronchial
Wiederholung nach 3–5 min möglich

Atropin
1 Amp. = 1 ml = 0,5 mg
1–3 mg = 2–6 Amp. i.v. oder endobronchial

Lidocain
2 %ige Lösung
1 Amp. = 5 ml = 100 mg
initial ca. 1–1,5 mg/kg KG, also
½–1 Amp. i.v. oder 300–500 mg endobronchial
Wiederholung nach 5–10 min möglich

Natriumbikarbonat
8,4 %ige Lösung
initial 1 mmol/kg KG, also 60–80–100 ml
als Kurzinfusion
Wiederholung mit 0,5 mmol/kg KG nach
10 min

Herzrhythmusstörungen

(s. auch EKG-Diagnostik, S. 56
Bradykarde Herzrhythmusstörungen, S. 169
Defibrillation, S. 62
Tachykarde Herzrhythmusstörungen, S. 175
Herzschrittmacherdefekt, S. 171)

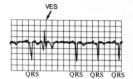

Definition

Alle Störungen der normalen Herzschlagfolge, wobei die **Reizbildung,** die
Erregungsleitung oder die **Kombination** von beiden betroffen sein können.
Herzrhythmusstörungen können **primär** aufgrund einer kardialen Ursache oder
sekundär infolge anderer Erkrankungsbilder auftreten.
Eine sichere Diagnose ist in der Regel nur mit Hilfe einer elektrokardiographischen
Registrierung möglich.
Inwieweit Rhythmusstörungen im Rahmen eines Notarzteinsatzes therapiert werden,
hängt immer von den **hämodynamischen Auswirkungen** und dem klinischen
Gesamtzustand des Patienten ab.

Notfälle können folgende Herzrhythmusstörungen darstellen:

Tachykarde Rhythmusstörungen
– Sinustachykardie
– Paroxysmale supraventrikuläre Tachykardie
– Vorhofflimmern und -flattern mit schneller Überleitung
– WPW-Tachykardie
– Kammertachykardie

Bradykarde Rhythmusstörungen
– Sinusbradykardie
– Sinusknotensyndrom
– AV-Block 3. Grades

Herz-Kreislauf-Stillstand
– Kammerflimmern
– Asystolie

Herzschrittmacherdefekte

Symptome

Die Symptome einer Herzrhythmusstörung sind allein von den direkten oder
indirekten hämodynamischen Auswirkungen der Störung bestimmt. Ein einheitliches
Bild gibt es dabei nicht, deshalb: immer daran denken und **EKG-Monitoring** als
Screeningmaßnahme bei jedem Notfallpatienten!
Differentialdiagnostisch erwogen werden müssen Rhythmusstörungen insbesondere
bei
– Synkope,
– Blutdruckabfall,
– Bewußtlosigkeit,
– klinischem Bild des Herz-Kreislauf-Stillstands,
– Dyspnoe,
– Angina pectoris.

Diagnostisches Vorgehen

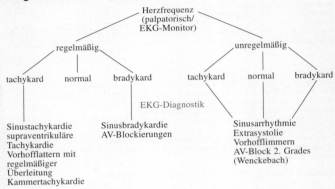

Therapeutische Maßnahmen
▶ Allgemeine Maßnahmen (Lagerung, Sicherung der Vitalfunktionen, Sauerstoffgabe).
▶ Manuelle Maßnahmen (z. B. Karotissinusdruckmanöver/Vagusreizung).
▶ Medikamentöse Maßnahmen (Sedierung, Antiarrhythmika).
▶ Elektrische Maßnahmen (Defibrillation, temporäre Stimulation).

Weitere Abklärung und Überwachung im Krankenhaus!
Darüber hinausgehende Maßnahmen sind abhängig von der Art der Rhythmusstörung und werden bei den entsprechenden Krankheitsbildern aufgeführt.

Bradykarde Herzrhythmusstörungen

Definition
Absinken der Herzfrequenz unter 60/min, Behandlungsbedürftigkeit ist nur dann
gegeben, wenn sich hämodynamische Auswirkungen bemerkbar machen.

Sinusbradykardie

Vom Sinusknoten gesteuerte, langsame, regelmäßige Herztätigkeit. Kann physio-
logisch sein als Ausdruck einer vagotonen Reaktionslage oder bei Sportlern.
Begleitsymptom, z. B. bei
– Hirndrucksteigerung,
– Herzhinterwandinfarkt,
– Medikamenteneinnahme (Betablocker, Digitalis, Antiarrhythmika,
  Ca-Antagonisten).

Sinusbradykardie

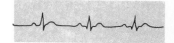

AV-Leitungsstörungen

Teilweise oder völlige (AV-Block 3. Grades) Unterbrechung der Erregungsleitung
zwischen Vorhof und Kammer.

AV-Block 1. Grades: PQ-Zeit > 0,20 s

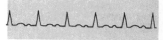

AV-Block 2. Grades Typ I (Typ Mobitz I,
Wenckebach-Periodik): PQ-Dauer verlängert sich zunehmend bis zum Höchstwert,
dann Ausfall einer AV-Überleitung

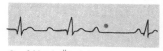

● = fehlende Überleitung

AV-Block 2. Grades Typ II (Typ Mobitz II):
ein- oder mehrmaliger Ausfall der AV-
Überleitung (z. B. 2:1, 3:1)

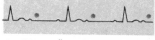

● = fehlende Überleitung

AV-Block 3. Grades: totale Unterbrechung
der AV-Überleitung

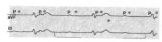

Sinusknotensyndrom (Sick-Sinus-Syndrom)

Definition
Organisch bedingte Funktionsstörung des Sinusknotens (koronare Herzkrankheit, Fibrose des Sinusknotens), die zu vorwiegend bradykarden transitorischen Herzrhythmusstörungen führen kann.
Es können sowohl Sinusbradykardien, SA-Blockierungen 2. Grades und Sinusstillstand als auch tachykarde Vorhofrhythmusstörungen ausgelöst werden.
Dementsprechend sind folgende EKG-Bilder möglich:

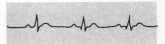

Sinusbradykardie: Herzfrequenz < 50/min, rhythmische Aktionen

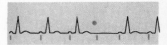

● = fehlende P-Welle

SA-Block 2. Grades (Typ II): plötzliche unerwartete Pause, deren Dauer das Doppelte oder ganzzahlige Vielfache des vorausgehenden PP-Intervalls ausmacht

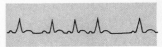

Bradykardie-Tachykardie-Syndrom: Wechsel zwischen bradykarden und tachykarden Phasen

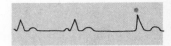

● = AV-Knoten Ersatzrhythmus

Sinusstillstand: allmähliches Absinken der Sinusfrequenz, gefolgt von einer Asystolie

Bradykardes Vorhofflimmern (Bradyarrhythmie)

Definition
Vorwiegend bei älteren Patienten auf dem Boden einer Koronarsklerose oder als
Nebenwirkung einer zu hohen Digitalisdosierung auftretende Rhythmusstörung.
Bei vorhandenem Vorhofflimmern werden dabei nur wenige Aktionen übergeleitet,
die Herztätigkeit ist langsam und arrhythmisch, die Blutdruckamplitude in der Regel
groß.

Bradyarrhythmie

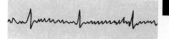

Herzschrittmacherdefekt

Definition
Fehlfunktion eines Herzschrittmachers, z. B. infolge einer Dislokation der Elektroden,
einer Erhöhung der myokardialen Reizschwelle oder eines Elektrodenbruchs.
Wichtig ist hier die Anamnese und ggf. die Frage nach dem Schrittmacherausweis, der
die wichtigsten Daten enthält.

Schrittmacher-Identifikationscode nach ICHD

CODE			Zusatzangaben	
1	2	3	4	5
Ort der Stimulation	Ort der Impulswahrnehmung „Sensing"	Steuerung (Antwort auf sensing)	Programmierbare Funktionen	Antitachyarrhythmiefunktionen
V (Ventrikel) Kammer	V Kammer	I (inhibiert)	P Programmierbar (Frequenz und/oder Stimulationsleistung)	B (bursts) Salven
A (Atrium) (re.) Vorhof	A (re.) Vorhof	T (triggered) getriggert	M Multiprogrammierbar (mehr als 3 Funktionen)	P (pacing) Stimulation
D (doppelt) (re.) Vorhof + Kammer	D (re.) Vorhof + Kammer	D Vorhof getriggert und Ventrikel inhibiert	C (communicating) Möglichkeit nichtinvasiver Unterbrechung	S (Shock)
	O Diese Funktion nicht vorhanden	O Diese Funktion nicht vorhanden	O Diese Funktion nicht vorhanden	D (dual, P+S)
S (single chamber) nur eine Kammer, spezielle Herstellerangabe	S (single chamber) nur eine Kammer, spezielle Herstellerangabe	R (reserve) Funktionsumkehrung (Stimulation reagiert eher auf Tachyarrhythmie als auf Bradyarrhythmie)	R (rate modulation) (frequenzadaptierend)	O keine

Beispiele:

Vorhofspike
Kammerspike

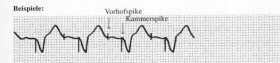

Korrekt funktionierender DDD-Schrittmacher:
Auf Spikes im Vorhof und dann im Ventrikel folgen die Vorhof- und Ventrikelaktionen. Bei Sinuseigenrhythmus fehlen die Vorhof-Spikes. bei normaler AV-Überleitung fehlen die Ventrikel-Spikes (abhängig von Programmierung)

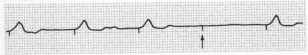

Schrittmacherdysfunktion: Schrittmacherimpuls wird nicht beantwortet
(Exitblock)

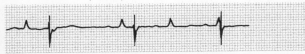

Schrittmacherdysfunktion: Schrittmacher nimmt die Eigenaktionen nicht wahr, gibt unnötige Impulse ab, z. T. in die Refraktärphase (Sensing-Dysfunktion)

Funktionsschemata häufig gebrauchter Schrittmacher

AAI (AAT)

Vorhofstimulation nach Bedarf. Vorhof inhibiert (triggert).

VVI (VVT)

Kammerstimulation nach Bedarf. Kammer inhibiert (triggert).

VAT

Vorhofgesteuerte Kammerstimulation. Kammer nicht inhibiert.

VDD

Vorhofgesteuerte Kammerstimulation nach Bedarf. Kammer inhibiert.

DVI

Sequentielle Vorhof- und Kammerstimulation nach Bedarf. Kammer inhibiert.

DDD

Nach Bedarf automatischer Funktionswechsel zwischen reiner Vorhofstimulation, Vorhof- und Kammerstimulation, vorhofgesteuerter Kammerstimulation. Vorhof und Kammer inhibiert.

3

Symptome

Die Symptome der bradykarden Rhythmusstörungen sind weniger vom auslösenden Krankheitsbild als von den hämodynamischen Auswirkungen bestimmt.

– Schwindel
– Übelkeit, Erbrechen
– Verlangsamung, Verwirrtheit
– Bewußtseinsstörungen bis hin zur Bewußtlosigkeit (Adams-Stokes-Anfall)
– Langsamer peripherer Puls
– Zeichen der Links- und/oder Rechtsherzinsuffizienz

Therapeutische Maßnahmen

▶ Lagerung: beim bewußtseinsklaren Patienten leicht erhöhter Oberkörper,

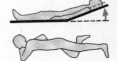

beim bewußtlosen Patienten stabile Seitenlage

▶ Sauerstoffgabe: 4 l O$_2$/min

▶ Wärmeerhaltung
▶ Ständige RR- und EKG-Überwachung
▶ Venöser Zugang

▶ Medikamente
  Atropin | 0,5 mg = 1 Amp. Atropin i.v. repetitiv bis zu maximal 3 mg

  Bei Wirkungslosigkeit
  Orciprenalin 0,5 mg i.v. z.B. 0,5 mg = 1 Amp. Alupent 1 ml i.v.
    ggf. nach 20 min wiederholen
    oder als Infusion:
    z.B. 500 ml NaCl 0,9 % + 20 mg Alupent,
    Tropfgeschwindigkeit nach Frequenz
    (10–30 µg/min)
  Ipratroiumbromid 0,5 mg i.v. z.B. 0,5 mg = 1 Amp. Itrop i.v.

▶ Temporäre ventrikuläre Stimulation

Technik

Im Gegensatz zur Defibrillation kann die externe Stimulation auch beim bewußtseinsklaren Patienten durchgeführt werden!

a) Reinigung der Haut des Patienten mit Wasser.

b) Anbringen der Klebeelektroden:

  – Die negative Elektrode wird anterior an der linken Thoraxseite (entsprechend EKG-Ableitung V$_2$–V$_3$) angebracht.

  – Die positive Elektrode wird posterior an der linken Thoraxseite unter der Skapula angebracht.

c) Gewünschte **Stimulationsfrequenz** wählen.

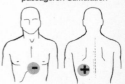

Elektroden zur
passageren Stimulation

anterior   posterior

Tachykarde Herzrhythmusstörungen

Definition
Steigerung der Herztätigkeit über 100/min. Behandlungsbedürftig ist eine Tachykardie in dem Moment, in dem sie zu einem hämodynamisch wirksamen Abfall des Herzzeit- und Herzschlagvolumens mit einer Minderperfusion von Koronargefäßen und Peripherie führt.
Diese obere Frequenzgrenze ist abhängig von Alter und Funktionszustand des Koronarsystems.
Gesunde Jugendliche können deshalb Frequenzen von 220–240/min noch verkraften, bei älteren, kardial vorgeschädigten Patienten kann diese Grenze dagegen bereits bei 160/min liegen.

EKG-Differentialdiagnose

Tachykardie	
Schmale Kammerkomplexe (QRS < 0,12 s)	Breite Kammerkomplexe (QRS > 0,12 s)
V.a. supraventrikuläre Tachykardie	V.a. ventrikuläre Tachykardie
– Sinustachykardie?	– Ventrikuläre Tachykardie?
– Paroxysmale supraventrikuläre Tachykardie?	– WPW-Syndrom?
– Vorhofflimmern/Vorhofflattern?	– Kammerflimmern/Kammerflattern?

Sinustachykardie

Regelmäßige, geordnete Schlagfolge von Vorhof und Kammer, Frequenz > 100/min, normales Bild im EKG: Schmale Kammerkomplexe!
Oft als **Begleitsymptom bei extrakardialen Erkrankungen** (Fieber, Hyperthyreose, Hypovolämie, vegetative Dysfunktion, Elektrolytstörungen) sowie bei plötzlicher psychischer oder physischer Belastung zu beobachten.
Kardiale Ursachen können Myokarditis, Herzinsuffizienz, Cor pulmonale, Herzbeuteltamponade, Kardiomyopathie und Herzinfarkt sein.

Sinustachykardie

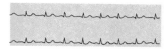

Symptome
Herzrasen,
rasche Ermüdbarkeit, Dyspnoe,
Unruhe, Angstzustand,
Schwindel.
Oft finden sich jedoch auch keine Symptome!

Therapeutische Maßnahmen
Eine Therapie ist nur in den wenigsten Fällen notwendig.
▶ Lagerung: in Abhängigkeit vom Gesamtzustand,
      bei Schockzeichen: Schocklagerung
▶ Karotissinusdruckversuch
▶ Beruhigung
▶ Sauerstoffgabe:

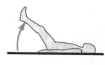

2–4 l O$_2$/min

▶ Medikamente
Sedierung: Diazepam 5–10 mg   z. B. ½–1 Amp. Valium i.v.

Frequenzsenkung
  (als Akuttherapie nur selten indiziert)
  Betablocker:Metoprolol 2,5–5 mg   z. B. ½–1 Amp. Beloc fraktioniert i.v.

          Esmolol   z. B. 35 mg Brevibloc als Infusion i.v.

Weitere Medikamente werden je nach zugrundeliegender Erkrankung verabreicht,
also z. B.
– Volumenersatz bei Hypovolämie,
– Schmerzmittel, falls erforderlich,
– Diuretika und/oder Digitalis zur Herzentlastung bei akuter Herzinsuffizienz,
– Sauerstoffgabe bei pulmonaler Dyspnoe.

Paroxysmale Tachykardie

Definition
Anfallsweise auftretendes Herzjagen mit einer regelmäßigen Frequenz von 150–220/
min, das abrupt auftritt und Sekunden bis Tage andauern kann, um dann ebenso abrupt
zu enden.
Entsprechend dem Reizursprungsort lassen sich 2 Formen unterscheiden:
1. **supraventrikuläre paroxysmale Tachykardie** (Ursprung der Erregung sitzt im
   Vorhof) und
2. **ventrikuläre paroxysmale Tachykardie** (Ursprung der Erregung im Ventrikel;
   seltenere Form).
Beiden Formen können wiederum entweder eine **ektope Reizbildung** oder ein
Erregungskreis (Reentryphänomen, z. B. beim WPW-Syndrom) zugrunde liegen.

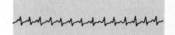

Supraventrikuläre Tachykardie: gleiche Frequenz von Vorhöfen und Kammern, P-Wellen meistens im normal breiten QRS-Komplex verborgen.

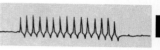

3

Ventrikuläre Tachykardie: QRS-Komplex > 0,12 s, P-Zacken evtl. mit langsamerer Frequenz als Kammerfrequenz.

WPW-Syndrom

Beim Wolff-Parkinson-White (WPW)-Syndrom besteht ein angeborenes abnormes Muskelbündel zwischen Vorhof und Kammer, das neben der regulären AV-Überleitung als zusätzliche Leitungsbahn dienen kann und zu einer **vorzeitigen Erregung (Präexzitation)** des Ventrikelmyokards führt.

Im EKG lassen sich diese vorzeitigen Erregungen des Ventrikels in Form einer verkürzten PQ-Dauer und anhand von Veränderungen am QRS-Komplex nachweisen.

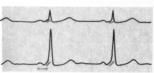

WPW-Syndrom   ⊢ PQ-Intervall verkürzt
                                    / Delta-Welle

Besteht das akzessorische Muskelbündel als Verbindung zwischen Vorhof und His-Bündel unter Umgehung des AV-Knotens, so spricht man vom Lown-Ganong-Levine(LGL)-Syndrom.

Hier läßt sich im EKG lediglich eine Verkürzung der PQ-Dauer ohne Veränderungen am QRS-Komplex nachweisen.

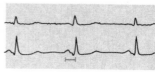

LGL-Syndrom   ⊢ PQ-Intervall verkürzt

Über die akzessorischen Bündel wird die Ausbildung von **Reentrytachykardien** begünstigt, die etwa bei 2/3 aller Fälle mit Präexzitationssyndrom zu beobachten sind. Die supraventrikulären tachykarden Herzrhythmusstörungen lassen sich im Anfall weder im EKG noch am Monitor exakt differenzieren, allen gemeinsam ist lediglich die **Tachykardie** mit **normal großen QRS-Komplexen.**
Tachykardien mit **breitem QRS-Komplex (QRS > 0,12 s)** sind dagegen fast immer ventrikulären Ursprungs.

Symptome
Herzrasen, Herzklopfen
rasche Ermüdbarkeit, Dyspnoe
Unruhe, Angstzustand
Schwindel
evtl. Angina pectoris
verstärkte Diurese, besonders nach dem Anfall
Schocksymptomatik
akute Linksherzinsuffizienz mit Lungenödem

Therapeutische Maßnahmen
▶ Lagerung: in Abhängigkeit vom Gesamtzustand,
      bei Schockzeichen: Schocklagerung

▶ EKG-Registrierung
  (zur Differentialdiagnose der Tachykardie oft wenig
  aussagefähig, deshalb immer Anamnese, Frage nach
  bekanntem WPW-Syndrom stellen!)

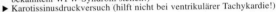

▶ Karotissinusdruckversuch (hilft nicht bei ventrikulärer Tachykardie!)
▶ Beruhigung
▶ Venöser Zugang
▶ Medikamente

Verdacht auf supraventrikuläre Tachykardie		
Sedierung	Diazepam 5–10 mg	z. B. ½–1 Amp. Valium i.v.
Bei länger anhaltender hoher Sinusfrequenz mit hämodynamischer Relevanz (z. B. systolischer Blutdruck < 90 mm Hg, Herzfrequenz > 200/min, AP-Symptomatik), fehlender Wirksamkeit des Karotisdruckmanövers und der Sedierung (Senkung des Sympathikotonus) und unter Berücksichtigung der Medikamentenanamnese kann folgendes Vorgehen empfohlen werden:		

Sinustachykardie?	Je nach Ursache:
	– Analgesie
	– Volumensubstitution
	– evtl. Betablocker
	   Metoprolol,
	   Esmolol (s. auch S. 156)
		(s. auch S. 175)
		z. B. Morphin
		z. B. Ringer-Lactat-Lsg.
		
		z. B. Beloc 2,5 mg i.v.
		z. B. Brevibloc 35 mg initial per inf.

Paroxysmale supraventrikuläre Tachykardie?	Adenosin 3–12 mg i.v. (Kinder: 0,05–0,3 mg/kg KG) alternativ Verapamil 2,5–5–10 mg i.v. alternativ Ajmalin 25–50 mg i.v.	Initial 3 mg Adrekar als i.v. Bolus, bei Erfolglosigkeit nach 2 min 6 mg Adrekar als i.v.-Bolus, bei Erfolglosigkeit nach 2 min 9 mg Adrekar als i.v.-Bolus bei Erfolglosigkeit nach 2 min 12 mg Adrekar als i.v.-Bolus alternativ z. B. ½–1 Amp. Isoptin i.v. alternativ z. B. Gilurytmal ½–1 Amp. langsam i.v
Vorhofflimmern/ Vorhofflattern?	Verapamil 2,5–5–10 mg i.v., evtl. Digitalisierung	(s. auch S. 182) z. B. ½–1–2 Amp. Isoptin i.v. z. B. 1–2 Amp. Novodigal 0,4 i.v.

Bei bekanntem WPW-Syndrom:
Digitalispräparate sind kontraindiziert, da bei bestehendem, nicht immer erkennbaren Vorhofflimmern die Gefahr droht, daß durch Digitalis die normale AV-Überleitung so stark blockiert wird, daß es über das akzessorische Bündel zu einer ungebremsten 1:1-Überleitung kommt!

Ajmalin 50 mg langsam i.v.   z. B. 1 Amp. = 50 mg Gilurytmal i.v.
                                                über 3–4 min

Bei Unwirksamkeit der o.g. Maßnahmen, elektrokardiographischen Hinweisen auf eine **ventrikuläre Tachykardie** oder lebensbedrohlichem Schockzustand:

▶ Defibrillation   z. B. beginnend mit 100–200 J
  (Im Sinne einer elektrischen
  Kardioversion)

▶ Lidocain 100 mg i.v.   z. B. 1 Amp. Xylocain 2 % i.v.
  alternativ
  Ajmalin 25–50 mg i.v.   z. B. Gilurytmal ½–1 Amp. langsam i.v.

▶ Kardiopulmonale Reanimation

3

Kammerflattern und Kammerflimmern

Definition
Bedrohlichste Formen der tachykarden Rhythmusstörungen.

Kammerflattern:
Frequenz zwischen 250–300/min.
Im EKG gleichmäßige, haarnadelkurvenartige Kammerkomplexe.

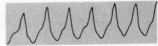

Kammerflattern

Kammerflimmern:
Frequenz oft nicht meßbar.
Im EKG unregelmäßige, ungleich hohe und ungleich breite Flimmerwellen.

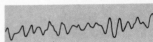

Kammerflimmern

Symptome
Bild des Herz-Kreislauf-Stillstands
Bewußtlosigkeit, Pulslosigkeit

Therapeutische Maßnahmen
▶ Kardiopulmonale Reanimation
  Reanimation – Ablaufschema
  (Erwachsene) s. auch S. 78
▶ Baldmöglichst Defibrillation

Algorithmus bei Kammerflimmern

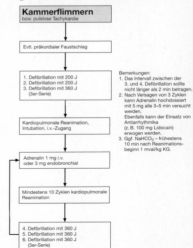

Kammerflimmern
bzw. pulslose Tachykardie

Evtl. präkordialer Faustschlag

1. Defibrillation mit 200 J
2. Defibrillation mit 200 J
3. Defibrillation mit 360 J
(3er-Serie)

Kardiopulmonale Reanimation,
Intubation, i.v.-Zugang

Adrenalin 1 mg i.v.
oder 3 mg endobronchial

Mindestens 10 Zyklen kardiopulmonale
Reanimation

4. Defibrillation mit 360 J
5. Defibrillation mit 360 J
6. Defibrillation mit 360 J
(3er-Serie)

Bemerkungen:
1. Das Intervall zwischen der 3. und 4. Defibrillation sollte nicht länger als 2 min betragen.
2. Nach Versagen von 3 Zyklen kann Adrenalin hochdosiert mit 5 mg alle 3–5 min versucht werden.
   Ebenfalls kann der Einsatz von Antiarrhythmika (z. B. 100 mg Lidocain) erwogen werden.
3. Ggf. $NaHCO_3$ – frühestens 10 min nach Reanimationsbeginn 1 mval/kg KG.

Vorhofflattern

Definition
Rhythmische Tachykardie mit Ursprung im Vorhof, Frequenz der Vorhöfe ca. 300/min, Frequenz der Kammern abhängig von der Überleitung (unkoordiniert, 2:1, 3:1 etc.) zwischen normalen Werten und 300/min (bei 1:1-Überleitung). Im EKG sägezahnartig aussehende Flatterwellen, normale QRS-Komplexe.

Vorhofflattern

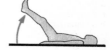

3

Symptome
Oft keine,
bei schneller Überleitung:
– Herzrasen,
– rasche Ermüdbarkeit, Dyspnoe,
– Unruhe, Angstzustand,
– Schwindel.

Therapeutische Maßnahmen
▶ Lagerung: in Abhängigkeit vom Gesamtzustand,
  bei Schockzeichen: Schocklagerung

▶ EKG-Registrierung
▶ Beruhigung
▶ Venöser Zugang

▶ Medikamente
  Verapamil 5–10 mg langsam i.v.
  Isoptin 1 Amp. = 5 mg   z. B. 1–2 Amp. Isoptin i.v.
  zusätzlich evtl.
  Digitalisierung: β-Acetyldigoxin 0,4–0,8 mg   z. B. 1–2 Amp. Novodigal 0,4 i.v.
                   langsam i.v.   oder
                   Metildigoxin 0,2–0,4 mg   z. B. 1–2 Amp. Lanitop i.v.
                   langsam i.v.

Bei Unwirksamkeit bzw. bei lebensbedrohlichem Zustand:
▶ elektrische Kardioversion mit geringer Energie (20–50 J)

Vorhofflimmern

Definition
Unregelmäßige Tachykardie mit Ursprung im Vorhof, Frequenz der Vorhöfe zwischen 350 und 600/min.

Vorhofflimmern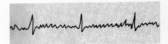

Symptome
Oft keine,
bei schneller Überleitung Symptome der Tachykardie (s. S. 175),
bei langsamer Überleitung Symptome der Bradykardie (s. S. 169).

Therapeutische Maßnahmen
▶ Lagerung: in Abhängigkeit vom Gesamtzustand,
         bei Schockzeichen: Schocklagerung

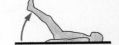

▶ EKG-Registrierung
▶ Beruhigung
▶ Venöser Zugang

▶ Medikamente
         Verapamil 5–10 mg langsam i.v.
         Isoptin 1 Amp. = 5 mg   z. B. 1–2 Amp. Isoptin i.v.

Digitalisierung:β-Acetyldigoxin 0,4–0,8 mg
         langsam i.v.   z. B. 1–2 Amp. Novodigal 0,4 i.v.
                                    oder
         Metildigoxin 0,2–0,4 mg   z. B. 1–2 Amp. Lanitop i.v.
         langsam i.v.

Bei Unwirksamkeit bzw. bei lebensbedrohlichem Zustand:
▶ elektrische Kardioversion mit geringer Energie (20–50 J)

Hitzeschäden

Definition
Durch abnorme Wärmeexposition (z. B. hohe Umgebungstemperaturen, direkte
Sonneneinstrahlung, Behinderung der Wärmeabgabe durch unangemessene Kleidung)
hervorgerufene Regulationsstörung in Form von Wärmestau und Dehydratation.

Prädisponiert für Hitzeschäden sind vor allem Übergewichtige, Menschen im höheren
Lebensalter oder mit Herz-Kreislauf-Erkrankungen sowie Säuglinge und Kleinkinder.
Die Wärmeexposition kann über eine periphere Vasodilatation, insbesondere bei
längerem Stehen, zur zerebralen Minderdurchblutung führen und die **Hitzeohnmacht**
hervorrufen.

Führt die Wärmeexposition zu einem deutlichen Flüssigkeitsverlust im Extrazellulärraum, so kommt es zu zunehmender Abgeschlagenheit und Bewußtseinstrübung, man
spricht von **Hitzeerschöpfung.**

Hitzekrämpfe treten vor allem bei schwerer körperlicher Anstrengung in hoher
Umgebungstemperatur mit starkem Schweißverlust auf. Ein Wärmestau ist bei diesem
Krankheitsbild normalerweise nicht vorhanden.

Die schwerste Form der Hitzeerschöpfung ist der **Hitzschlag,** der durch die extreme
Entgleisung der Wärmeregulation zu einer lebensbedrohlichen Situation führen kann.

Der **Sonnenstich** stellt eine Reizung der Hirnhäute durch direkte Sonneneinstrahlung
auf den unbedeckten Kopf dar. Er kann natürlich auch in Kombination mit anderen
hitzebedingten Krankheitsbildern auftreten.

3

Hitzeohnmacht

Symptome

Vorboten: Übelkeit, Schwindel, Benommenheit
Versagen der Kreislaufregulation, Ohnmacht
Hypotonie, Schocksymptomatik
Feuchtwarme, gerötete Haut
Möglicherweise: mäßige Steigerung der Körperkern-
temperatur

Therapeutische Maßnahmen

▶ Flachlagerung an einem kühlen Ort, evtl.
  Anheben der Beine
▶ Öffnen bzw. Entfernen beengender
  Kleidungsstücke
▶ Bei anhaltender Schocksymptomatik:
  venöser Zugang

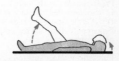

500–1000 ml Ringer-Lactat-Lsg.

Hitzeerschöpfung

Symptome

Vorboten: Abgeschlagenheit, Erschöpfung, Benommenheit, Kopfschmerzen, Durst,
Anfangs warme, später blasse, kaltschweißige Haut
Körpertemperatur normal oder erhöht
Tachykardie, evtl. Hypotonie
Erregung, Verwirrtheit, delirante Erscheinungen

Therapeutische Maßnahmen

▶ Flachlagerung an einem kühlen Ort, evtl.
  Anheben der Beine
▶ Öffnen bzw. Entfernen beengender
  Kleidungsstücke
▶ Flüssigkeitssubstitution:
  Falls möglich, orale Zufuhr von Elektrolyt-
  limonade, gesalzene Getränke
  (1 Teelöffel Salz auf 1 l Flüssigkeit)
▶ In schweren Fällen: venöser Zugang

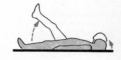

500–1000 ml Ringer-Lactat-Lsg.

Hitzekrämpfe

Symptome

Schmerzhafte Muskelzuckungen und Muskelkrämpfe
Normale Körpertemperatur
Schwäche, Kopfschmerzen, Übelkeit

Therapeutische Maßnahmen

▶ Flachlagerung an einem kühlen Ort, evtl.
  Anheben der Beine
▶ Öffnen bzw. Entfernen beengender
  Kleidungsstücke
▶ Flüssigkeitssubstitution:
  Falls möglich, orale Zufuhr von Elektrolyt-
  limonade, gesalzene Getränke
  (1 Teelöffel Salz auf 1 l Flüssigkeit)
▶ In schweren Fällen: venöser Zugang

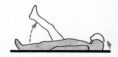

1000–2000 ml Ringer-Lactat-Lsg.
innerhalb von 1–2 h

Hitzschlag

Symptome
Kopfschmerzen, Schwindel, Erbrechen
Atmung stark beschleunigt (Tachypnoe)
Tachykardie
Blutdruck anfangs normal, später erniedrigt
Haut zunächst rot, trocken und heiß, später grau, zyanotisch
zerebrale Krämpfe, Reflexe deutlich gesteigert
evtl. Schockzustand, Koma
Körpertemperatur stark erhöht (> 40 °C)

Therapeutische Maßnahmen

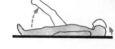

▶ Flachlagerung an einem kühlen Ort, evtl.
  Anheben der Beine und des Kopfes
▶ Öffnen bzw. Entfernen beengender
  Kleidungsstücke
▶ Äußere Kühlung durch Besprühen mit
  kaltem Wasser, kalte Umschläge, Abreiben
  mit Eisstücken, falls möglich gleichzeitiges
  Abkühlen der Haut durch Fächeln der Luft,
  Ventilator etc.
▶ Sauerstoffgabe:

| 4–6 l O$_2$/min |

▶ Medikamente
Schocktherapie – in erster Linie durch
Flüssigkeitssubstitution:
Venöser Zugang

| 1000–2000 ml Ringer-Lactat-Lsg. innerhalb von 1–2 h |

Beim komatösen Patienten evtl.
Hirnödemprophylaxe:
    Dexamethason 100 mg i.v.   z. B. 100 mg Fortecortin i.v.
    oder   oder
    Prednisolon 1–2 g i.v.   z. B. 1–2 g Solu-Decortin-H i.v.
    oder   oder
    Methylprednisolon 250 mg i.v.   z. B. 250 mg Urbason i.v.

3

Sonnenstich

Symptome
Die Symptomatik tritt oft mit zeitlicher Verzögerung zur Sonnenexposition,
z. B. in der Nacht, auf.
– Gesichts- und Kopfhaut heiß und hochrot
– Abgeschlagenheit, Kopfschmerzen, Schwindel
– Unruhe, Brechreiz
– Nackensteifigkeit
– In schweren Fällen: zerebrale Krämpfe, Bewußtlosigkeit

Therapeutische Maßnahmen
▶ Flachlagerung an einem kühlen Ort,
   Anheben des Kopfes
▶ Öffnen bzw. Entfernen beengender
   Kleidungsstücke
▶ Äußere Kühlung des Kopfes durch feuchte,
   kalte Umschläge; gleichzeitiges Abkühlen
   der Haut durch Fächeln der Luft, Ventilator
   etc.
▶ Sauerstoffgabe: 4–6 l O_2/min

▶ Venöser Zugang   Ringer-Lactat-Lsg.
▶ Medikamente
Beim komatösen Patienten Hirndrucksenkung:
Intubation, Hyperventilation,
Hirnödemprophylaxe:
   Dexamethason 100 mg i.v.   z. B. 100 mg Fortecortin i.v.
   oder   oder
   Prednisolon 1–2 g i.v.   z. B. 1–2 g Solu-Decortin-H i.v.
   oder   oder
   Methylprednisolon 250 mg i.v.   z. B. 250 mg Urbason i.v.
Bei zerebralen Krampfanfällen
antikonvulsive Therapie:
   Diazepam 5–10 mg i.v.   z. B. ½–1 Amp. Valium i.v.

Höhenkrankheit

Definition
Symptomenkomplex, der durch die mit der Höhe zunehmenden Luftdruckveränderungen bei nicht an diese Höhe adaptierten Personen auftreten kann.
Die Ursache ist demnach am häufigsten die Überwindung eines großen Höhenunterschieds bei ungenügender Akklimatisierung (z. B. Fahrt mit der Seilbahn), oftmals verstärkt durch eine gleichzeitig erhöhte körperliche Belastung. Pathophysiologisch kommt es bei der Höhenkrankheit durch den Abfall des Luftdrucks zu einer Hypoxie, die wiederum einen Anstieg des Pulmonalisdrucks hervorruft.

Symptome
Kopfschmerzen, Nachlassen der Konzentrationsfähigkeit
Ohrensausen, Schwindel, Schlafbedürfnis
Übelkeit, Erbrechen
Dyspnoe, Zyanose, graues Hautkolorit
Cheyne-Stokes-Atmung
evtl. Ausbildung eines Lungenödems

Therapeutische Maßnahmen
▶ Beendigung der körperlichen Belastung
▶ Lagerung: Oberkörper hoch
▶ Beruhigung
▶ Sauerstoffgabe:
▶ Venöser Zugang
▶ Sofortiger Transport ins Tiefland

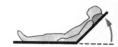

4–6 l O_2/min

▶ Medikamente
Sedierung: Diazepam 5–10 mg   z. B. ½–1 Amp. Valium i.v.
Senkung des Pulmonalisdrucks:
    Nifedipin 10–20 mg p.o.   z. B. 1–2 Kps. Adalat 10 mg p.o.
Bei Zeichen enes Lungenödems:
    Furosemid 20–40 mg i.v.   z. B. 1–2 Amp. Lasix i.v.

Hypertonie/hypertensive Krise

Definition
Blutdruckwerte von systolisch > 160 mm Hg und diastolisch > 95 mm Hg werden als hyperton bezeichnet.
Bei ca. 25 % der Bevölkerung finden sich derart erhöhte Werte, die aber – abgesehen von den Langzeitschäden – meist keine Symptome hervorrufen. In dem Moment, in dem man aber neben stark erhöhten Blutdruckwerten auch Zeichen einer lebensbedrohlichen Organstörung beobachten kann, liegt ein echter Notfall vor, man spricht von der **hypertonen** oder **hypertensiven Krise.**
Eine unmittelbare Beziehung zwischen der Stärke der Symptome und den Blutdruckwerten besteht nicht, ernste Gefahr für den Betroffenen ist jedoch dann anzunehmen, wenn der **systolische Druck um 220 mm Hg oder höher** liegt.

Symptome
Zentrale Symptome:
– Kopfschmerzen, Schwindel
– Brechreiz, Erbrechen
– Flimmern vor den Augen, Sehstörungen
– Müdigkeit, Apathie, Bewußtseinstrübung
– Paresen, epileptische Anfälle

Kardiale Symptome:
– Angina pectoris, Myokardinfarkt
– Ruhedyspnoe, Lungenödem

Erhöhte Blutdruckwerte

Therapeutische Maßnahmen
▶ Lagerung: Oberkörper erhöht,
  bei Bewußtseinsstörung stabile Seitenlage
▶ Überwachung von Puls und RR
▶ Atemwege freimachen/freihalten
▶ Beruhigung
▶ Sauerstoffgabe:

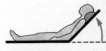

4–6–10 l O$_2$/min

▶ Venöser Zugang

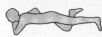

Ringer-Lactat-Lsg.
langsam i.v.

▶ Medikamente
Blutdrucksenkung:
   Nifedipin 10 mg p.o
   bei Bedarf nach ca. 15–30 min   z. B. 1 Kps. Adalat 5 mg/10 mg p.o.
   wiederholen   oder
                             Aprical/Nifedipin-ratiopharm Trpf.

   Nitrendipin 5 mg p.o.   z. B. 1 Phiole Bayotensin akut p.o.

   Uradipil 25–50 mg i.v.   z. B. Ebrantil 25–50 mg i.v.

   Clonidin 75–150 µg i.v.   z. B. Catapresan ½–1 Amp. langsam i.v.

   (Einsatz v.a. bei vorhandener Tachykardie sinnvoll, da Puls als NW gesenkt wird)
   Cave: initialer Blutdruckanstieg möglich!

Blutdrucksenkung und Ausschwemmung:
   Furosemid 20–40 mg i.v.   z. B. 1–2 Amp. Lasix i.v.
   1 Amp. Lasix = 20 mg

Vasodilatation:
   Nitroglycerin sublingual 0,8–1,6 mg   z. B. 2–4 Hübe Nitrolingual-Spray
                                oder
                                1–2 Kps. Nitrolingual

   Cave: Keine Nitrate bis 24 h nach Einnahme von Viagra (Sildenafil)

evtl. Sedierung:
   Diazepam 5–10 mg i.v.   z. B. ½–1 Amp. Valium i.v.

Überschießende Blutdrucksenkung durch hektisches Hantieren vermeiden! Nach
jeder medikamentösen Intervention Abwarten des Effekts über einen genügend
langen Zeitraum (10–15 min!)

Differentialdiagnose
Apoplektischer Insult
Hyperthyreose
Myokardinfarkt

Hyperventilationstetanie (Hyperventilationssyndrom)

Definition
In der Regel durch seelische Ursachen ausgelöste erhebliche Steigerung der Atemtätigkeit, in erster Linie über eine Erhöhung der Atemfrequenz.
Durch die gesteigerte Atemtätigkeit wird vermehrt CO_2 abgeatmet.
Es kommt zu einer respiratorischen Alkalose, die der Körper auszugleichen versucht, indem er H^+-Ionen aus den Zellen ausschleust. Im Gegenzug werden dafür vermehrt Ca-Ionen gebunden, es kommt zu einem Mangel an freiem Ca.
Diese relative **Hypokalzämie** löst dann die typischen Symptome des Hyperventilationssyndroms aus.
Bevorzugt betroffen sind jüngere Frauen.

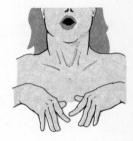

Symptome
Atemnot trotz schneller Atmung, Erstickungsgefühl
Erregungszustand, Angst
Kribbeln in Händen und Füßen
„Pfötchenstellung" der Hände
„Karpfenmund"
Blässe, Schwitzen
Tachykardie

Keine Zyanose!
Normaler Blutdruck

Therapeutische Maßnahmen
▶ Lagerung: Oberkörper angehoben

▶ Beruhigung, Aufforderung zum
  langsamen Atmen

▶ Rückatmung mit Plastiktüte

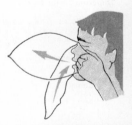

▶ Medikamente
  (oft nicht erforderlich bei konsequenter
  Durchführung der o.g. Maßnahmen)

Sedierung: Diazepam 5–10 mg   z. B. ½–1 Amp. Valium i.v.

evtl. Kalziumgabe   z. B. Calcium 10 % 1 Amp. = 10 ml = 2,25 mmol i.v.

Koma

(s. auch Diabetisches Koma, S. 195
Hepatisches Koma, S. 197
Hypoglykämisches Koma S. 198
Urämisches Koma, S. 199
Zerebrales Koma, S. 200)

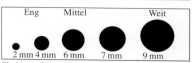

Skala zur Beurteilung der Pupillenweite

Definition

Teilweiser oder kompletter Funktionsverlust des ZNS aufgrund intra- oder extrazerebraler Störungen.

Als **Koma** wird dabei der Zustand bezeichnet, bei dem der Patient die Augen geschlossen läßt, sich allenfalls in Form unverständlicher Laute bemerkbar macht und motorisch nur noch mit einer gezielten oder ungezielten Schmerzabwehr reagiert.

Die Begriffe Sopor und Somnolenz bezeichnen hingegen geringgradigere Formen der Bewußtseinstrübung.

Somnolenz: Der Patient muß durch Reize geweckt werden, ist dann aber vollständig orientiert.

Sopor: Der Patient kann nur durch starke Reize kurzzeitig zum Bewußtsein gebracht werden.

Die Ursachen eines Komas können vielfältig sein, ein Überblick wird auf S. 193–194 gegeben.

Da eine exakte Beobachtung und eine genaue Beurteilung der Bewußtseinsstörung für die Verlaufsbeurteilung und die therapeutischen Konsequenzen entscheidend sind, verwendet man zur Beschreibung des Komas bestimmte Skalen.

Die gebräuchlichste ist dabei die **Glasgow-Koma-Skala,** die auf der folgenden Seite abgebildet ist.

Symptome

Neben den für jedes Koma typischen Symptomen kommen, abhängig von der Ursache, ggf. spezifische Symptome hinzu.

Diese Symptome können die Motorik, die Pupillenreaktion, die Atmung, den Fötor und den Hautbefund betreffen.

Motorik
– Halbseitensymptomatik   – pos. Babinski-Reflex   – Hyperkinesien
   z. B. Hirninfarkt, fokale zerebrale Läsion   metabol./tox. Hirnschädigung
– Tonuserschlaffung   – Muskelfibrillieren
   z. B. Hirnstammläsion   Alkylphosphatintoxikation

Pupillenreaktion
– Miosis   – Anisokorie
   z. B. Sympatholytika, Parasympathomimetika, Morphine   Hirnblutung
– Mydriasis
   z. B. Parasympatholytika, Alkohol, Kokain

Atmung
– Hypoventilation   – Hyperventilation   – Kußmaul-Atmung
   z. B. Verlegung der Atemwege Thyreotoxikose   metabol. Azidose
– Cheyne-Stokes-Atmung
   z. B. Hirndrucksteigerung, CO-Vergiftung

Fötor
– Alkoholfahne   – Azeton-Obst-Geruch   – Harngeruch
                             diabetisches Koma   urämisches Koma

Hautbefund
- Zyanose
- Exsikkose
- Schwitzen
- heiße, trockene Haut
- Ikterus
- Blässe

Therapeutische Maßnahmen
▶ Sichern der Vitalfunktionen
▶ Venöser Zugang
▶ Fremdanamnese erheben (Vorerkrankungen? Anhalt für exogene Vergiftung?)
Alle differenzierteren therapeutischen Maßnahmen sind von der Ursache des Komas abhängig und werden daher bei den entsprechenden Komabildern (vgl. S. 195 ff.) beschrieben.

Glasgow-Koma-Skala (Skala zur Quantifizierung von Bewußtseinsveränderungen)
maximale Punktzahl 15, minimale Punktzahl 3)

	Reiz	Reaktion	Erläuterung	Punkt-zahl
Augen	Ansprechen des Patienten (laut bei Schwerhörigkeit)	**spontan**	Augen bleiben nach Ansprechen offen	4
		auf Anruf	Augen fallen nach Ansprechen immer wieder zu	3
		auf Schmerzreiz	Augen fallen nach Schmerzreiz immer wieder zu	2
		nicht	keinerlei Reaktion bzw. lediglich Augenkneifen, Grimassieren, kein Augenöffnen	1
Bewußtsein	Patienten ansprechen, evtl. vorher wecken, wenn notwendig durch Schmerzreiz, gezielte Frage: „Wo befinden Sie sich jetzt?", Tageszeit – Wochentag – Jahr – Name – Vorname – Geburtsdatum – Adresse – Telefonnummer	**orientiert**	örtlich, zeitlich **und** autopsychisch	5
		desorientiert	in einer oder mehreren o.g. Qualitäten nicht orientiert	4
		ungezielte verbale Reaktion	Wortsalat, Worte noch verständlich, aber ohne inneren Zusammenhang	3
		unverständliche Laute	unartikulierte Laute (Stöhnen, Fluchen, Lallen)	2
		keine Antwort	kein Laut	1
Motorik	Standardbefehle	**führt Befehle aus**	Arme/Beine heben, Zunge zeigen, Zähne zeigen u. a.	6
	Auf Schmerzreize: mit Fingerknöchel fest auf Sternum drücken, Kneifen von Hautfalten Oberarm (Seitenvergleich), Oberschenkel, Druck mit Schreibinstrument auf Finger-/Fußnagel	**wehrt gezielt Schmerz ab**	gezieltes Hingreifen zum Schmerzort, Abtasten	5
		ungezielte Schmerzabwehr	Wegziehen der gereizten Extremitäten (Abwehrflexion), ungezielte Abwehr mit anderer Extremität	4
		beugt auf Schmerz (abnormale Flexion)	pathologische Flexion der gereizten Extremität einseitig oder beidseitig, Hinweis für Störungen vom Mittelhirn an aufwärts (Dekortikation), teilweise typisches Schulterhochziehen	3
		streckt auf Schmerz (Extension)	pathologische Extension auf Reize, oft spontan nach Absaugen, Umlagern, Zeichen für fortgeschrittene Mittelhirnstörung, Hirnstammstörung (Dezerebration)	2
		keine Reaktion (auch auf stärksten Schmerz)	V.a. vollständige Hemiplegie bei zerebrovaskulärem Insult, Plexuslähmungen, Paraplegie, Intoxikationen mit Medikamenten (Analgetika, Narkotika, Sedativa, Relaxation)	1

Koma unklarer Ätiologie

Ätiologie		Wichtige klinische Befunde	Wichtige weiterführende Untersuchungen
1. Intrakraniell	Generell:	Meist mit fokalen neurologischen Ausfällen oder Meningismus und meist mit erhöhtem Hirndruck	CT Schädel, Lumbalpunktion nur bei V.a. Meningitis oder Subarachnoidalblutung
Schädel-Hirn-Trauma		Verletzungen, Blutungen aus Nase und Ohren	Röntgen: Schädelfraktur
Epilepsie		Krämpfe, Anamnese	EEG, evtl. Alkoholspiegel, evtl. Blutzucker
Vaskulär Blutungen		Subarachnoidal: Meningismus, plötzlicher Kopfschmerz Subdurales Hämatom: Traumaanamnese, zunehmende Verwirrung und Kopfschmerz	Blutiger Liquor
Embolie, Thrombose		Akute Parese, Anamnese von transienter ischämischer Attacke(n)	EKG (oft Vorhofflimmern)
Hypertensive Enzephalopathie		Kopfschmerz, ↑↑ Blutdruck, Krämpfe, Visusstörungen, zunehmende Bewußtseinstrübung	Augenfundus: III-IV, EKG
Infektion Meningitis		Meningismus, Fieber, Kopfweh, zunehmende Bewußtseinstrübung	Pathologischer Liquor
Enzephalitis		Fieber, zunehmende Bewußtseinstrübung, Meningismus, Paresen	Virusnachweis, pathologischer Liquor
Abszeß		Neurologische Ausfälle von der Lokalisation abhängig	HNO-Status, Thoraxröntgen, Blutkulturen
Tumor primär, Metastasen		Neurologische Ausfälle von der Lokalisation abhängig, Stauungspapille, Hirndruck	Thoraxröntgen, Brustuntersuchung bei Frauen, Haut (Melanom), Gastrointestinaltrakt, Niere

3

Koma unklarer Ätiologie (Fortsetzung)

Ätiologie		Wichtige klinische Befunde	Wichtige weiterführende Untersuchungen
2. Extrakraniell	Generell	Meist ohne fokale neurologische Ausfälle oder Meningismus und meist normaler Hirndruck	CT, EEG
	Hypoxie	Status nach Herz-Kreislauf-Stillstand, Schaden von der Anoxiedauer abhängig	
	Hyperkapnie	Papillenödem, diffuse Myoklonie	Blutgasanalyse, Lungenfunktion
Intoxikation	Alkohol	Hypotonie, Hypothermie, Foetor aethylicus	Blutalkoholspiegel, Leberenzyme, MCV
	Sedativa	Hypotonie, Hypothermie	Toxikolog. Screening: Urin, Blut, Magensaft
	Opiate	Miose, Naloxon i.v.	Toxikolog. Screening: Urin, Blut, Magensaft
	CO	Kirschrote Haut	CO-Hämoglobin
	Salizylate	Krämpfe, Hyperventilation	Blutgasanalyse, Salizylatspiegel im Blut
Metabolisch	Hypo-, Hyperglykämie	Vgl. S. 198, 195	Blutzucker, Blutgase, Elektrolyte
	Urämie	Hypertonie, Krämpfe, zunehmende Bewußtseinstrübung, Flapping-Tremor	Harnstoff, Kreatinin, Blutgase, Elektrolyte
	Hepatisch	Ikterus, Aszites, Leberzirrhose, portale Hypertension, Flapping-Tremor Vgl. S. 222 ff.	Leberenzyme, Quick, MCV, Ammoniak, EEG
	Elektrolyt-, Wasserhaushaltsstörungen		Natrium, Kalium, Chlorid, Magnesium, Kalzium, Blutgase
	Säure-, Basenstörungen	Vgl. S. 231 ff.	
	Myxödem, Thyreotoxikose	Tremor, Tachykardie, Schwitzen	T3, T4, TSH
	M. Addison	Hypotonie, Schwäche, Gewichtsverlust	Natrium, Kalium, Blutgase, Kortisol
Varia	Hypo-, Hyperthermie	Kerntemperatur, Respiration (Cave: Hirntoddiagnose bei Hypothermie!) Vgl. S. 216	Elektrolyte, Gerinnung, Nierenparameter
	Kreislaufschock		
	Systemische Infektion	Infektionszeichen	Blutbild, Thrombozyten, Blutkultur
	Eklampsie	Schwangerschaft: Ödeme, Proteinurie, Hypertonie	
	Hysterie, Hypnose	Anamnese, Ausschluß obiger Ursachen	Normale Laborbefunde

Diabetisches Koma (Coma diabeticum)

(s. auch Koma, S. 191)

Definition
Bedrohliche Stoffwechselentgleisung, die durch Insulinmangel und einen dadurch
bedingten erheblichen Blutzuckeranstieg sowie damit einhergehende Wasser- und
Elektrolytstörungen hervorgerufen wird.
In der Regel ist der zugrundeliegende Diabetes mellitus anamnestisch bekannt, in
seltenen Fällen kann jedoch das diabetische Koma auch die Erstmanifestation eines
Diabetes mellitus darstellen.
Die Entgleisung des Blutzuckerspiegels wird begünstigt bzw. ausgelöst durch
– interkurrente Infekte und andere Erkrankungen,
– Streßsituationen (Operationen, Unfälle, psychische Belastungen),
– Diätfehler,
– Insulinunterdosierung.

Beim diabetischen Koma unterscheidet man 2 Hauptformen:

Ketoazidotisches Koma
Hier steht der absolute Insulinmangel im Vordergrund. Dieser führt durch eine zunehmende Lipolyse mit Ketonkörperproduktion zu einer ausgeprägten metabolischen
Azidose. Die Blutzuckerspiegel erreichen Werte von ca. 400–700 mg/dl. Die Letalität
liegt bei 5–20 %.

Hyperosmolares Koma
Hierbei lösen in erster Linie Wasser- und Elektrolytstörungen das Krankheitsbild aus.
Die Hyperglykämie bewirkt eine ausgeprägte Glukosurie, die noch vorhandene Rest-
produktion von Insulin verhindert gleichzeitig eine Lipolyse.
Die Blutzuckerspiegel erreichen in der Regel sehr hohe Werte (600–1200 mg/dl).
Die Letalität liegt bei ca. 30 %.

Symptome
Prodrome: Polyurie, Polydipsie, Pseudoperitonitis, Erbrechen;
starke bis massive Exsikkose,
Tachykardie,
Hypotonie bis hin zum Schock (Zeichen der Hypovolämie),
Hypo- bis Areflexie,
Somnolenz, Koma;
Azetongeruch (bei ketoazidotischem Koma),
Kußmaul-Atmung (bei ketoazidotischem Koma);
evtl. generalisierte Krämpfe.

Therapeutische Maßnahmen
▶ Blutzuckerbestimmung mittels Teststäbchen (bei jedem unklaren Koma!):
　BZ < 700 mg/dl spricht für ketoazidotisches Koma
　BZ > 700 mg/dl spricht für hyperosmolares Koma
　BZ <　70 mg/dl spricht für hypoglykämisches Koma

▶ Lagerung: stabile Seitenlage,
　ggf. Schocklage

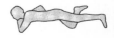

▶ Venöser Zugang
▶ Sauerstoffzufuhr: 4–8 l O$_2$/min
▶ Falls erforderlich, Intubation und Beatmung
▶ Medikamente
   Volumenersatz: 500–1000 ml Ringer-Lactat-Lsg.
                                             über 20–30 min

Außerhalb der Klinik in der Regel **kein Insulin, kein Natriumbikarbonat!**
(Gefahr der Überkorrektur, Gefahr der Hypokaliämie)

Sollte man sich aufgrund bestimmter Umstände (z. B. extrem lange Transportzeiten)
doch zu einer Insulingabe entschließen, dann:
                                             8–12 IE Altinsulin/h über Perfusor

(Da Insulin sich an die Kunststoffschläuche der Infusionssysteme bindet, müssen die
ersten 50 ml verworfen werden.)
Keine zu rasche BZ-Senkung (max. 100–150 mg/dl in der h, sonst Gefahr des Hirn-
ödems)!

Eine Kaliumsubstitution sollte ebenfalls der Klinik vorbehalten bleiben. Bei vitaler
Bedrohung und den typischen Zeichen für eine Hypokaliämie im EKG ist ggf. die
Gabe von 20–40 mval Kalium/h in einer Infusionslösung möglich.

Differentialdiagnose
In erster Linie: hypoglykämisches Koma!
Apoplex, zerebrale Komata
Intoxikationen (Alkohol)

Differentialdiagnose von diabetischem und hypoglykämischem Koma		
	Diabetisches Koma	Hypoglykämisches Koma
Entwicklung	Allmählich (Stunden bis Tage)	Rasch (Minuten bis Stunden)
Befund	Tiefe, schnelle Atmung (Kußmaul-Atmung) Exsikkose Durst	Atmung normal oder flach Hydratation normal Heißhunger
Reflexe	Meist abgeschwächt	Gesteigert, Babinski oft positiv
Blutdruck	Meist niedrig	Normal bis erhöht
Blutzucker	Stark erhöht	Niedrig
Wirkung von i.v. Glukosegabe	Negativ	Prompt (oft aber erst nach hoher Dosierung!)

Hepatisches Koma (Coma hepaticum, Leberkoma)

Definition
Zustand, der durch Funktionsstörungen der Leber hervorgerufen wird. Dabei kann die Funktionsstörung der Leber exogen oder endogen verursacht sein.

Exogenes Leberkoma (Leberausfallskoma, hepatische Enzephalopathie)
Diese Komaform tritt vorwiegend in der Endphase einer chronischen Lebererkrankung (in der Regel bei Leberzirrhose) auf.
Es handelt sich bei dem Koma um eine stoffwechselbedingte, reversible Schädigung des ZNS. Auslöser für dieses Koma können sein: eiweißreiche Kost, gastrointestinale Blutung, Medikamente, Infektionen u.a.

Endogenes Leberkoma (Leberzerfallskoma)
Ursache ist akutes Leberversagen, hervorgerufen durch
– fulminante Virushepatitis,
– Intoxikationen (Phosphor, Paracetamol, Halothan, Knollenblätterpilz, Blei, Arsen).

Symptome
Abhängig vom Grad der Bewußtseinsstörung werden 4 Stadien unterschieden:

Stadium	Symptome
I (Prodromalstadium)	Undeutliche Sprache, Konzentrations- und Merkfähigkeits-störungen, Euphorie oder Depression, Schlafstörungen
II (drohendes Koma)	Verzögerte Reaktionen, Schläfrigkeit, Hypokinesien (ähnlich wie beim Parkinson-Kranken), Flapping-Tremor (Der Patient wird aufgefordert, beide Hände bei gestreckten Armen mit gespreizten Fingern zu hyperextendieren. Man kann nun kurzzeitige Erschlaffungen des Tonus im Handgelenk beobachten, die zu flatternden Bewegungen der Hand führen.)
III (Stupor)	Desorientiertheit, Schläfrigkeit, Sprachzerfall, ausgeprägter Flapping-Tremor, Foetor hepaticus
IV (Koma)	Tiefe Bewußtlosigkeit, Areflexie, Foetor hepaticus

Therapeutische Maßnahmen
▶ Sicherung der Vitalfunktionen, ggf. Intubation und Beatmung
▶ Venöser Zugang
Keine medikamentösen Maßnahmen vor Ort!

Hypoglykämisches Koma (Coma hypoglycaemicum, Hypoglykämie, hypoglykämischer Schock)

Definition

„Unterzuckerung", d. h. Absinken des Blutzuckerspiegels auf so niedrige Werte, daß der Energiebedarf des Gehirns nicht mehr gedeckt wird.

Die klinische Symptomatik tritt in der Regel bei Blutzuckerwerten von < 40 mg/dl auf, diese Werte schwanken jedoch auch je nach Höhe der gewohnten Blutzuckerspiegel (z. B. können bei einem schlecht eingestellten Diabetiker Zeichen einer Hypoglykämie bereits bei Werten von ca. 100 mg/dl auftreten).

Die Ursachen für eine Hypoglykämie können sein:
– Insulinüberdosierung, Überdosierung von oralen Antidiabetika,
– Diätfehler (ausgelassene Mahlzeiten) bei Diabetikern,
– erhöhte körperliche Belastung bei Diabetikern,
– Hyperinsulinismus (selten);
– akute exogene Intoxikationen (Alkohol, Tetrachlorkohlenstoff, Strychnin, Knollenblätterpilze).

Die Gefahr der Hypoglykämie liegt in der Auslösung von bleibenden hirnorganischen Schädigungen.

Symptome

Kalter Schweiß, Blässe
Tachykardie, Blutdruck normal oder erhöht
Unruhe, Bewußtseinsstörungen (Agitiertheit, rauschähnlicher Zustand)
Epileptiforme Anfälle, Tremor
Aphasie (Verwechslung mit Apoplex!)
Somnolenz, Koma

Therapeutische Maßnahmen

Beim **ansprechbaren** Patienten:
▶ Hilfe bei der oralen Zufuhr von Kohlenhydraten
   (z. B. 10–20 g Traubenzucker oder 6–8 Stücke Würfelzucker zuführen)
▶ Bei Unruhe und Verwirrtheit: Verhinderung einer Selbstgefährdung

Beim **nicht bewußtseinsklaren** Patienten:
▶ Lagerung: stabile Seitenlage

▶ Freihalten der Atemwege
   (z. B. Nasopharyngealtubus)
▶ Sauerstoffgabe: 4 l O$_2$/min
▶ Diagnosesicherung mittels BZ-Sticks
   (in Zweifelsfällen immer von einer Hypoglykämie ausgehen!)
▶ Venöser Zugang

▶ Medikamente
   Zuckerzufuhr: Glukose 40 % i.v.   60–100–200 ml Glukose 40 % i.v.
   bis zum „Aufklaren" des Patienten

Infusion: 500 ml Glukose 5 %
                                                oder
                                                500 ml Ringer-Laktat-Lsg.

Urämisches Koma (Coma uraemicum)

Definition
Durch akuten oder chronischen Ausfall der Nierenfunktion hervorgerufene Bewußtseinsstörung. Die Ursachen für das Nierenversagen sind vielfältig und akut oft nicht
eruierbar. Entscheidend für die Ausbildung des Krankheitsbilds sind der Anfall
stickstoffhaltiger Abbauprodukte mit toxischer Wirkung auf das ZNS sowie die Entgleisung des Flüssigkeits- und Elektrolythaushalts.

Symptome
ZNS: Konzentrations- und Wesensveränderung, Verwirrtheit, Krampfneigung;
    Bewußtlosigkeit
Herz-Kreislauf: Hypertonie, Perikarditis
Lunge: Gefahr des Lungenödems
Haut: Pruritus, Café-au-lait-Flecken
Magen-Darm-Trakt: Erbrechen, Durchfälle

Foetor uraemicus (nach Urin riechende Ausatemluft)

Therapeutische Maßnahmen
▶ Sicherung der Vitalfunktionen
▶ Venöser Zugang
▶ Vor Ort in der Regel keine spezifische Therapie möglich,
    ggf. bei Lungenödem Furosemid 40 mg i.v. (z. B. 2 Amp. Lasix i.v.),
    bei ausgeprägter Hypertonie Nifedipin 10–20 mg p.o. (z. B. 1–2 Kps. Adalat).

3

Zerebrales Koma

(s. auch Epilepsie, S. 145
Glasgow-Koma-Skala, S. 192
Koma, S. 191
Schlaganfall, S. 126
Schädel-Hirn-Trauma, S. 248
Subarachnoidalblutung, S. 236)

Definition
Bewußtseinsverlust infolge zentralnervöser Funktionsstörungen. Die Störungen
können dabei primär zerebral oder sekundär extrazerebral ausgelöst worden sein.

Primär zerebrale Störungen:
Schädel-Hirn-Trauma, Hirnblutung, Hirninfarkt, Entzündungen des ZNS, Hirntumoren, Hirnmetastasen, Krampfleiden.

Extrazerebral bedingte Hirnschädigungen:
Hypoxie bei respiratorischer Insuffizienz, Herz-Kreislauf-Stillstand, Schock, metabolische Störungen, Intoxikationen, Anaphylaxie.

Symptome
Die jeweiligen Symptome sind abhängig von der auslösenden Ursache.
Besonders zu beachten sind:
Hirndruckzeichen
– Kopfschmerzen
– Unruhe, Verwirrtheit, Bewußtseinstrübung
– Störungen der Atmung (Cheyne-Stokes-Atmung, Bradypnoe)
– Störungen der Kreislaufregulation (Tachykardie, Hypertonie, Blutdruckinstabilität,
  Schock)
– Störungen der Thermoregulation (Hypo- oder Hyperthermie)
– Veränderung der Pupillenweite (Miosis, Mydriasis, Anisokorie, Pupillenstarre)
– Krämpfe
Meningismus
– Nackensteifigkeit (Kopf passiv beugen)
– Kernig-Zeichen (passives Beugen des gestreckten   Kernig-
  Beins im Hüftgelenk führt zur reflektorischen Beugung   Zeichen
  im Kniegelenk)

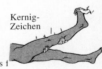

– Brudzinski-Nackenzeichen (passive Beugung des Kopfes f
  Beugung der Beine)
Pyramidenbahnzeichen
– Babinski-Reflex (Bestreichen des late-
  ralen Fußsohlenrands von unten nach
  oben führt zu reflektorischer Dorsal-
  extension der großen Zehe, Spreizen
  der anderen Zehen)

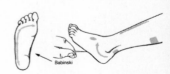

Babinski

Therapeutische Maßnahmen
▶ Sicherung der Vitalfunktionen
▶ Lagerung: stabile Seitenlage

        und/oder Oberkörper hoch

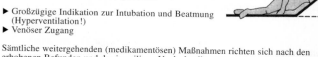
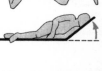

▶ Großzügige Indikation zur Intubation und Beatmung
  (Hyperventilation!)
▶ Venöser Zugang

Sämtliche weitergehenden (medikamentösen) Maßnahmen richten sich nach den erhobenen Befunden und der jeweiligen Verdachtsdiagnose.

3

Lungenembolie

Definition
Mehr oder weniger vollständige Unterbrechung des Blutstroms in der arteriellen Lungenstrombahn durch eingeschwemmte Hindernisse, in erster Linie durch **Thromben aus den Körpervenen oder dem Herzinneren.** Abhängig von der Größe und Lage des Embolus in den Pulmonalgefäßen kann sich durch den Verschluß eine akut lebensbedrohliche Situation entwickeln. Diese ergibt sich einerseits durch die Einschränkung des Gasaustauschs mit der Gefahr der Ausbildung einer **Hypoxämie,** andererseits durch den Druckanstieg im kleinen Kreislauf, der zu einer **akuten Rechtsherzinsuffizienz** führt.
Deutliche klinische Zeichen einer Lungenembolie werden stets dann auftreten, wenn mehr als 50 % der Lungenstrombahn verlegt sind.

Prädisponierende Faktoren für eine Lungenembolie sind:
– Immobilisation, Bettlägerigkeit
– Adipositas
– Status nach OP, Unfall, Frakturen
– Herzinsuffizienz, Herzklappenfehler
– Absolute Arrhythmie
– Tiefe Thrombophlebitis, Varicosis
– Ovulationshemmer (in Kombination mit Nikotin), Diuretika
– Schwangerschaft
– Myokardinfarkt

Symptome
Dyspnoe, Tachypnoe, Zyanose
Thoraxschmerzen
Husten, Hämoptoe
Tachykardie
Gestaute Halsvenen
Blutdruckabfall, Synkope
Angstgefühl
Schock, plötzliche Bewußtlosigkeit, akuter Kreislaufstillstand

Therapeutische Maßnahmen
▶ Lagerung: Oberkörper hochlagern,
            bei Schockzustand: stabile Seitenlage
            Strikte Immobilisierung!

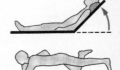

▶ Atemwege freimachen/freihalten
▶ Beruhigung
▶ Sauerstoffgabe: 4–6–10 l O_2/min

▶ venöser Zugang   langsam Ringer-Lactat-Lsg. i.v.

▶ evtl. Intubation und Beatmung mit PEEP (5 cm H_2O) und 100 % O_2
▶ evtl. kardiopulmonale Reanimation

▶ Medikamente
  Sedierung/Analgesie:
  Diazepam 5–10 mg i.v.   z. B. ½–1 Amp. Valium i.v.

  Morphin 5–10 mg i.v.   z. B. ½–1 Amp. Morphin i.v.
  (Morphin bewirkt neben der Sedierung
  auch eine therapeutisch relevante
  Entlastung des kleinen Kreislaufs!)
  Vasodilatation:
  Nitroglycerin sublingual 0,8–1,6 mg   z. B. 2 Hübe Nitrolingual-Spray
                                                             oder
                                                             1 Kps. Nitrolingual

Blutgerinnungshemmung:
  Heparin   z. B. 10.000 IE Heparin i.v.

Katecholamine:
Hier kommt in erster Linie Dobutamin zum Einsatz.
Dobutamin (Dobutrex)
  Injektionsflaschen zu 250 mg

  Dosierung: 2,5–10 µg/kg KG pro min
    d. h. ca. 200–1000 µg/min
    d. h. ca. 12–60 mg/h   Dobutrex 12–60 mg/h i.v.

Dosierung beim Erwachsenen über **Perfusor**: 2,5–10 µg/kg KG/min
1 Injektionsflasche = 250 mg mit NaCl 0,9 % oder Glucose 5 %, auf 50 ml aufgezogen
(250 mg/50 ml; 1 ml = 5000 µg)

Körpergewicht (kg)	50	60	70	80	90	100
Dosis (ml/h)						
von	1,5	1,8	2,1	2,4	2,7	3,0
bis	6,0	7,2	8,4	9,6	10,8	12,0

Lysetherapie
Bei dringendem Verdacht auf Lungenembolie des Stadiums III (ausgeprägte
zirkulatorische und respiratorische Beeinträchtigung) oder IV (obstruktiver Schock
oder Herz-Kreislauf-Stillstand) ist – insofern die Methode technisch und organisato-
risch beherrscht wird – als Ultima ratio der Versuch einer prähospitalen Thrombolyse
gerechtfertigt. Substanzen und Dosierungen wie beim Herzinfarkt (s. S. 160)

Differentialdiagnose
Herzinfarkt
Lungenödem
Asthma bronchiale
Pneumothorax
Aneurysma dissecans der Aorta

Kardiales Lungenödem
(s. auch Toxisches Lungenödem, S. 206
Akute Herzinsuffizienz, S. 162)

Definition
Austritt von Flüssigkeit aus der Lungenstrombahn in das Zwischenzellgewebe bzw. in die Alveolen der Lunge, meist infolge einer Dekompensation einer chronischen Linksherzinsuffizienz.
Als mögliche Ursachen für die Linksherzinsuffizienz kommen z. B. in Frage: hypertone Krise, Herzinfarkt, Kardiomyopathie, Herzklappenfehler, Überwässerung bei Herz- oder Niereninsuffizienz, Herzrhythmusstörungen.

Symptome
Zunehmende, hochgradige Atemnot;
Orthopnoe;
Zyanose;
Haut: gräulich, schweißnaß, kalt;
Brodeln, Rasseln (auf Distanz hörbar);
evtl. schaumig-rotes Sputum;
Tachykardie, Blutdruckabfall bis hin zum Schock;
anfänglich oft spastische Atmung (Asthma cardiale);
evtl. zusätzliche Zeichen der Rechtsherzinsuffizienz.

Therapeutische Maßnahmen
▶ Lagerung: Oberkörper hochlagern, Beine tief

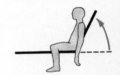

▶ Atemwege freimachen/freihalten
▶ Sauerstoffgabe: 4–6–10 l O_2/min
▶ Beruhigung
▶ evtl. unblutiger Aderlaß
▶ venöser Zugang   langsam Ringer-Lactat-Lsg. i.v.

▶ evtl. Intubation und Beatmung mit PEEP (5 cm H_2O)

▶ Medikamente
Vasodilatation:
  Nitroglycerin sublingual 0,8–1,6 mg   z. B. 2 Hübe Nitrolingual-Spray
  Cave: Keine Nitrate bis 24 h   oder
  nach Einnahme von Viagra (Sildenafil)   1 Kps. Nitrolingual

  in Abhängigkeit vom Blutdruck höher
  dosieren bzw. Wiederholung nach ca. 5–10 min
Diuretika:
  Furosemid 40–60 mg i.v.
  1 Amp. Lasix = 20 mg   z. B. 2–3 Amp. Lasix i.v.

Sedierung:
  Diazepam 5–10 mg i.v.   z. B. ½–1 Amp. Valium i.v.

  Morphin 5–10 mg i.v.   z. B. ½–1 Amp. Morphin i.v.
  (Morphin bewirkt neben der
  Sedierung auch eine therapeutisch
  relevante Entlastung des kleinen Kreislaufs!)

Bei hypertonen Blutdruckwerten:
Nifedipin 10 mg

z. B. 1 Kps. Adalat p.o.

Katecholamine:
Hier kommt in erster Linie Dobutamin zum Einsatz.
Dobutamin (Dobutrex)
　Injektionsflaschen zu 250 mg

　Dosierung: 2,5–10 µg/kg KG pro min
　　d. h. ca. 200–1000 µg/min
　　d. h. ca. 12–60 mg/h

Dobutrex 12–60 mg/h i.v.

Dosierung beim Erwachsenen über **Perfusor**: 2,5–10 µg/kg KG/min
1 Injektionsflasche = 250 mg mit NaCl 0,9 % oder Glucose 5 %, auf 50 ml aufgezogen
(250 mg/50 ml; 1 ml = 5000 µg)

Körpergewicht (kg)	50	60	70	80	90	100
Dosis (ml/h)						
von	1,5	1,8	2,1	2,4	2,7	3,0
bis	6,0	7,2	8,4	9,6	10,8	12,0

Verwendet man eine **Infusionslösung**, so sollte man die 250 mg Dobutamin in 10 ml
NaCl 0,9 % auflösen und dann in eine 500-ml-Infusionsflasche NaCl 0,9 % geben. Die
Tropfgeschwindigkeit müßte dann bei 25–50 Tr./min liegen.

Bei persistierender Lungenspastik:
　Theophyllin 0,12–0,24 g i.v.
　　Euphyllin 1 Amp. = 10 ml = 0,24 g

z. B. ½–1 Amp. Euphylong i.v.

　β$_2$-Sympathomimetika als Aerosole
　　Salbutamol
　　oder
　　Fenoterol

z. B. 2–3 Hübe Sultanol
oder
z. B. 2–3 Hübe Berotec 200

3

Toxisches Lungenödem (Reizgasvergiftung)
(s. auch Vergiftungen, S. 296)

Definition
Toxische Schädigung der Alveolarmembranen und der pulmonalen Kapillarwände, die
einen Austritt von Flüssigkeit aus der Lungenstrombahn in das Lungenzwischen-
gewebe und die Alveolen bewirkt.
Die schädigenden Substanzen werden in der Regel über die Atemwege inhaliert
(Reizgasintoxikation), es handelt sich in erster Linie um chemische Substanzen wie
z. B. **Ammoniak, Chlorwasserstoff, Nitrosegase, Schwefelwasserstoff, Ozon,
Tränengas und chemische Kampfstoffe.**

Das toxische Lungenödem kann sich entweder unter der Einwirkung des Reizgases
sofort ausbilden oder sich erst nach einer Latenzzeit von einigen Stunden entwickeln
(„sekundäres Ertrinken").
Deshalb ist bei jedem Verdacht auf Reizgasintoxikation eine entsprechende
(stationäre) Überwachung für 24–36 h erforderlich.

Symptome
Hustenreiz, Würgereiz;
retrosternale Schmerzen;
zunehmende, hochgradige Atemnot;
Orthopnoe;
Zyanose;
Haut: gräulich, schweißnaß, kalt;
Brodeln, Rasseln (auf Distanz hörbar);
evtl. schaumig-rotes Sputum;
Tachykardie, Blutdruckabfall bis hin zum Schock;
anfänglich oft spastische Atmung (Asthma cardiale).

Therapeutische Maßnahmen
▶ Lagerung: Oberkörper hochlagern, Beine tief

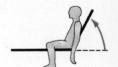

▶ Atemwege freimachen/freihalten
▶ Beruhigung
▶ Sauerstoffgabe: 4–6–10 l O_2/min

▶ venöser Zugang   langsam Ringer-Lactat-Lsg. i.v.

▶ evtl. Intubation und Beatmung mit PEEP (5 cm H_2O)

▶ Medikamente
Sedierung:
  Diazepam 5–10 mg i.v.   z. B. ½–1 Amp. Valium i.v.

  Morphin 5–10 mg i.v.   z. B. ½–1 Amp. Morphin i.v.
  (Morphin bewirkt neben der Sedierung auch
  eine therapeutisch relevante Entlastung des
  kleinen Kreislaufs!)

Entzündungshemmung:
  Kortikosteroide per inhalationem!
  Mit der Kortikosteroidbehandlung muß bereits bei einem Verdacht auf eine
  Reizgasinhalation begonnen werden, damit die möglicherweise erst nach Stunden
  auftretende Symptomatik verhindert werden kann.

3

  Dexamethason-Aerosol
    z. B. Auxiloson 1 Hub = 0,125 mg   initial 4–5 Hübe
                                                       Auxiloson-Aerosol,
                                                       alle 10 min weitere
                                                       2 Hübe

  Kortikosteroide i.v.
    Dexamethason 40–100 mg i.v.   z. B. Fortecortin 40–100 mg i.v.
                                                       oder
    Prednisolon 250 mg i.v.   z. B Solu-Decortin-H 250 mg i.v.

Bronchialerweiterung:
  β₂-Sympathomimetika als Aerosole
    Fenoterol 1 Hub = 0,2 mg   z. B. 2–3 Hübe Berotec-Aerosol
    oder   oder
    Salbutamol 1 Hub = 0,1 mg   z. B. 2–3 Hübe Sultanol-Aerosol
Diuretika:
  Furosemid 20–60 mg i.v.
  1 Amp. Lasix = 20 mg   z. B. 1–3 Amp. Lasix i.v.

Magen-Darm-Blutung (gastrointestinale Blutung)

(s. auch Blutungen, S. 138
Ösophagusvarizenblutung, S. 213)

Definition

Massive Blutungen im Magen-Darm-Trakt sind nicht selten die Ursache für lebens-
bedrohliche hämorrhagische Schockbilder.
Es werden **obere** Gastrointestinalblutungen (aus Ösophagus, Magen und Duodenum,
insgesamt ca. 90 % aller Blutungen) von **unteren** Intestinalblutungen (1 % aus
Jejunum und Ileum, 9 % aus dem kolorektalen Bereich) unterschieden.
Zahlenmäßig nehmen die **Ulkus- und Varizenblutungen** den ersten Platz ein.
(Die Ösophagusvarizenblutung wird gesondert auf S. 213 behandelt.)
Als weitere Ursachen für eine akute Magen-Darm-Blutung kommen in Frage:
– erosive Gastritis,
– Mallory-Weiss-Syndrom,
– Magen- oder Darmkarzinom,
– Colitis ulcerosa oder Morbus Crohn,
– Divertikulitis oder Meckel-Divertikel.

Symptome

Hämatemesis: Bluterbrechen oder kaffeesatzartiges Erbrechen, evtl. schwallartig
Meläna: Teerstuhl (oft erst nach 8 h oder länger, deshalb kein Frühsymptom)
Hämatochezie: durchfallartige rote Stühle infolge massiver Darmblutungen

(Keines dieser Symptome ist obligat, intestinale Blutungen können so lange stumm
bleiben, bis sich akut eine lebensbedrohliche Schocksituation einstellt.)

Blässe, Frieren, Kaltschweißigkeit
Verminderte Venenfüllung
Unruhe, im fortgeschrittenen Stadium Bewußtseinsverlust
Tachykardie (zunehmend)
Blutdruckabfall (zunehmend)

Therapeutische Maßnahmen
▶ Lagerung: Oberkörper hoch/Seitenlage

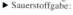

▶ Freihalten der Atemwege
▶ Falls erforderlich, Intubation und Beatmung
  (Verhinderung einer Aspiration!)
▶ Sauerstoffgabe:

4–6 l O$_2$/min

▶ Großlumige venöse Zugänge,
  z. B. Plastikverweilkanülen
        gelb = 17 Gauge = Durchfluß max. 125 ml/min
        braun = 14 Gauge = Durchfluß max. 270 ml/min

Merke:
Immer zuerst versuchen, einen – sei es auch noch so kleinen – peripheren Zugang zu
schaffen und über diesen bereits während der weiteren Venensuche Druckinfusionen
laufen zu lassen.
Nur wenn aufgrund der Zentralisation keinerlei periphere Venen zu finden sind, primär
zentrale Venenwege wählen (zeitaufwendig, schwierig).

▶ Magensonde

▶ Medikamente
Volumenersatz:

> **Druckinfusion** mit Plasmaersatzmittel und/oder
> Ringer-Lactat-Lsg.
> Menge: abhängig vom klinischen Bild
> 1000–3000 ml und mehr, z. B. Gelatine, HAES, Dextrane

evtl. Sedierung: Diazepam 5–10 mg   z. B. ½–1 Amp. Valium i.v.

NASENBLUTEN

Nasenbluten (Epistaxis)

Definition
Meist (> 80 % der Fälle) harmlose Blutung, hervorgerufen durch lokale Gefäß-
verletzung an der vorderen Nasenscheidewand.
Seltener Blutungen aus dem hinteren Nasenabschnitt oder aus dem Bereich der
Schädelbasis oder den Nasennebenhöhlen (z. B. bei Schädeltrauma).

Symptome
Blutungen im Strahl oder tropfenweise, in der Regel einseitig auftretend.
Schwere, anhaltende Blutungen können zum hämorrhagischen Schock führen.
Bei Blutungen im hinteren Nasenabschnitt Druckgefühl im Oberbauch, Brechreiz.
Bei Bewußtlosen evtl. Aspirationszeichen.

Therapeutische Maßnahmen
▶ Lagerung: sitzend, Beine hängend.
▶ Beruhigung.

Bei Blutung aus dem **vorderen Nasenabschnitt:**
▶ Nasenflügel 10 min fest gegen das Nasenseptum
  drücken (lassen).
▶ Nasse, kalte Wickel in den Nacken.
▶ Vordere Nasentamponade durch Einführen von Gazestreifen, die mit lokalen
  Hämostyptika getränkt sind, z. B. Clauden-Nasentamponade.

Bei Blutung aus dem **hinteren Nasenabschnitt:**
▶ Zuerst Versuch mit denselben Maßnahmen wie bei der vorderen Blutung;
▶ falls man mit der Technik vertraut und entsprechendes Material vorhanden ist,
  Einsatz von aufblasbaren Nasentamponaden (z. B. pneumatischer Nasentubus nach
  Masing, Fa. Rüsch) oder posteriore Tamponade (Bellocq);
  ansonsten symptomatische Behandlung bis zur HNO-ärztlichen Therapie.
▶ Zur Entlastung evtl. Magensonde.
▶ Venöser Zugang.

▶ Medikamente

Volumensubstitution:		z. B. Ringer-Lactat-Lsg., HAES
bei Hypertonie		
Blutdrucksenkung:	Nifedipin 10 mg p.o.	z. B. 1 Kps. Adalat 10 mg p.o.
	Urapidil 10–50 mg	z. B. 1 Amp. Ebrantil = 50 mg 2–10 ml i.v.
evtl. Sedierung:	Diazepam 2–5–10 mg	z. B. ¼–½–1 Amp. Valium i.v.
evtl. abschwellende Nasentropfen:		z. B. Otriven, Nasivin Tr.

Algorithmus Nasenbluten

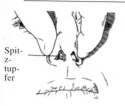

Spit-z-tup-fer

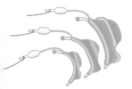

Pneumatischer Nasentubus
in 3 Größen

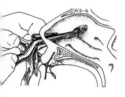

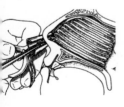

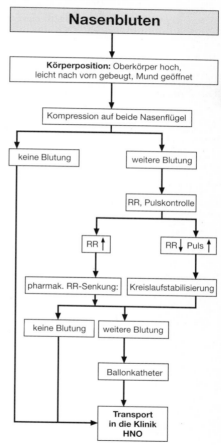

Nasenbluten

↓

Körperposition: Oberkörper hoch,
leicht nach vorn gebeugt, Mund geöffnet

↓

Kompression auf beide Nasenflügel

| keine Blutung | weitere Blutung |

weitere Blutung
↓
RR, Pulskontrolle

| RR ↑ | RR ↓ Puls ↑ |

| pharmak. RR-Senkung: | Kreislaufstabilisierung |

| keine Blutung | weitere Blutung |

weitere Blutung
↓
Ballonkatheter

↓

**Transport
in die Klinik
HNO**

3

Nierensteinkolik

Definition
Wellenförmig verlaufender stärkster Schmerz (wehenartig), der durch die Mobilisierung von Nierensteinen in den ableitenden Harnwegen hervorgerufen wird.
Der Schmerz tritt in der Regel akut auf.
Neben dem krampfartigen ausstrahlenden Schmerz, der durch die Hyperperistaltik der Muskulatur des gestauten Nierenbeckens verursacht wird, gibt es auch den vorwiegend konstanten Dauerschmerz in der Flanke, der durch eine stauungsbedingte Dehnung der Nierenkapsel ausgelöst wird.
Vergleicht man alle spontan auftretenden Schmerzzustände, so hat die Nierensteinkolik mit die höchste Schmerzintensität.

Symptome
Kolikartige Schmerzen im Rücken oder seitlichen Unterbauch,
evtl. Ausstrahlung in Hoden bzw. Schamlippen;
Übelkeit, Erbrechen;
evtl. Harndrang;
Unruhe, Umhergehen, Zusammenkrümmen;
Hämaturie (bei ca. 30 % Makrohämaturie).

Therapeutische Maßnahmen
▶ Beruhigung

▶ Medikamente
Analgetika:

Pentazocin i.m./i.v.	30 mg	z. B. 1 Amp. Fortral i.m./i.v. oder
Pethidin i.m./i.v.	25–100 mg 1 ml Dolantin = 50 mg	z. B. 0,5–2 ml Dolantin i.v. oder
Buprenorphin i.v.	0,3 mg	z. B. 1 Amp. Temgesic i.v. oder
Tramadol i.m./i.v.	50–100 mg	z. B. ½–1 Amp. Tramal 100 i.v.
Metamizol i.v.	2,5 g	

(cave Nebenwirkungen: akuter Schockzustand in seltenen Fällen)

	1 ml Novalgin = 0,5 g	z. B. 5 ml Novalgin i.v. oder

Spasmolytika:

Nitroglycerin	1,2–2,4 mg	z. B. 1–2 Kps. Nitrolingual forte oder
Butylscopolaminiumbromid	10–20 mg i.v.	z. B. ½–1 Amp. Buscopan i.v.

Ösophagusvarizenblutung

(s. auch Blutungen, S. 138
Magen-Darm-Blutung, S. 208)

Definition
Eine Druckerhöhung im Pfortaderkreislauf (am häufigsten infolge einer Leberzirrhose)
führt zur Ausbildung eines **Kollateralkreislaufs,** der im Bereich des Ösophagus und
des Magens Varizen hervorrufen kann.
Mit steigendem Pfortaderdruck nimmt die Gefahr von Blutungen zu, wobei die
Ösophagusvarizenblutung von allen oberen gastrointestinalen Blutungen die **höchste
Letalität** besitzt.

Symptome
Hämatemesis: Bluterbrechen oder kaffeesatzartiges Erbrechen, evtl. schwallartig
Meläna: Teerstuhl (oft erst nach 8 h oder länger, deshalb kein Frühsymptom)

Blässe, Frieren, Kaltschweißigkeit
Verminderte Venenfüllung
Unruhe, im fortgeschrittenen Stadium Bewußtseinsverlust
Tachykardie (zunehmend)
Blutdruckabfall (zunehmend)

Therapeutische Maßnahmen
▶ Lagerung: Oberkörper hoch/Seitenlage

▶ Freihalten der Atemwege
▶ Falls erforderlich, Intubation und Beatmung
   (Verhinderung einer Aspiration!)
▶ Sauerstoffgabe:

4–6 l O$_2$/min

▶ Großlumige venöse Zugänge,
   z. B. Plastikverweilkanülen
       gelb = 17 Gauge = Durchfluß max. 125 ml/min
       braun = 14 Gauge = Durchfluß max. 270 ml/min

Merke:
Immer zuerst versuchen, einen – sei es auch noch so kleinen – peripheren Zugang zu
schaffen und über diesen bereits während der weiteren Venensuche Druckinfusionen
laufen zu lassen.
Nur wenn aufgrund der Zentralisation keinerlei periphere Venen zu finden sind, primär
zentrale Venenwege wählen (zeitaufwendig, schwierig).

▶ Magensonde

▶ Medikamente
Volumenersatz: **Druckinfusionen** mit Plasmaersatzmittel und/oder
                Ringer-Lactat-Lsg.
                Menge: abhängig vom klinischen Bild
                1000–3000 ml und mehr, z. B. Gelatine, HAES, Dextrane
                (z. B. 1000 ml Ringer-Lactat, 1000 ml Plasmaersatzmittel)

evtl. Sedierung: Diazepam 5–10 mg   z. B. ½–1 Amp. Valium i.v.

ÖSOPHAGUSVARIZENBLUTUNG

Ösophaguskompressionssonden

Die Anwendung derartiger Sonden gehört in der Regel sicherlich **nicht** zu den notärztlichen Primäraufgaben.
Ausnahmen ergeben sich lediglich durch extrem lange Transportzeiten, vorausgesetzt der Notarzt ist mit der Technik vertraut.

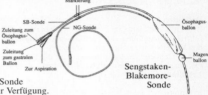

Die Sonden stehen in 2 Ausführungen, als überwiegend angewendete Sengstaken-Blakemore-Sonde und als Linton-Nachlaßsonde, zur Verfügung.

Kennzeichen der Sengstaken-Blakemore-Sonde:
2 Ballons und 3 Lumina:
– Magenballon
– Ösophagusballon
– Lumen zum Magenballon
– Lumen zum Ösophagusballon
– Lumen zum Magen

Kennzeichen der Linton-Nachlas-Sonde:
1 Ballon und 2 Lumina
– Ballon, der am Magen/Ösophagusübergang zu liegen kommt, dadurch ist die Sonde auch für Fundusvarizen geeignet
– Lumen zum Ballon
– Lumen zum Magen und Ösophagus

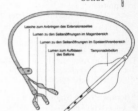

Linton-Nachlas-Sonde

Technik

1. Ballonprüfung, anschließend Luft wieder vollständig entleeren, Öffnungen mit den vorhandenen Pfropfen verschließen (Verhindern der selbständigen Entfaltung des Ballons).
2. Prämedikation mit Atropin 0,5 mg i.v.
3. Entscheidung, ob der Patient endotracheal intubiert werden muß.
4. Lagerung des Patienten in Rückenlage mit Hochlagerung des Oberkörpers.
5. Nasen- und Rachenraum mit Oberflächenanästhetikum (z.B. Xylocain Spray, 8–10 Hübe) betäuben, Bestreichen der Sonde mit Xylocain Gel 2 %.
6. Einführen der Sonde über die Nase, falls möglich unter Mithilfe des Patienten (zum Schlucken auffordern!), bis zur 50-cm-Markierung.
7. Lagekontrolle der Sonde durch **Aspiration von Mageninhalt** und **Luftinsufflation** unter gleichzeitiger Auskultation.

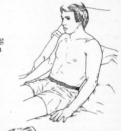

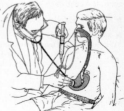

8. Bei der Sengstaken-Blakemore-Sonde:
   Aufblasen des Magenballons mit ca. 100–150 ml
   Luft bzw. einem Druck von 60–100 mm Hg.
   Abklemmen des Zuleitungsschlauchs.
   Zurückziehen der Sonde, bis federnder Widerstand
   spürbar wird.
   Aufblasen des Ösophagusballons mit ca.
   100–150 ml Luft bzw. einem Druck
   von 40–60 mm Hg.
   Abklemmen des Zuleitungsschlauchs.
   Fixieren der Sonde unter leichtem Zug.
   Markieren der Sonde in Höhe der Nasenöffnung.
   Bei der Linton-Nachlas-Sonde:
   Aufblasen des Ballons mit ca. 300–450 ml Luft.
   Der Ballon müßte bei richtiger Einführtiefe von
   alleine an der gewünschten Stelle im Bereich
   Magenfundus/unterer Ösophagus sitzen. Fixieren
   der Sonde unter Zug (Gewicht von 500–1000 g,
   z. B. Infusionsflasche).
9. Absaugung über Magenlumen der jeweiligen Sonde.

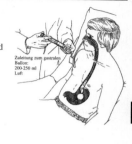

Zuleitung zum gastralen
Ballon:
200–250 ml
Luft

3

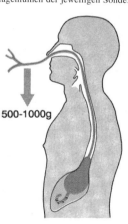

500-1000g

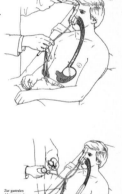

Zur gastralen
Absaugung

Schock

Definition
Lebensbedrohliche Verminderung der Organdurchblutung (Hypoperfusion) mit nach-
folgender hypoxisch-metabolischer Schädigung der Zellfunktion.
In Abhängigkeit von der Ursache für das Schockereignis unterscheidet man folgende
Schockformen:

Schockform	Mögliche Ursachen
Hypovolämischer Schock (s. S. 220)	Blutverlust nach außen oder innen, Plasmaverlust (Verbrennung), Volumenverlust (Erbrechen, Diarrhö)
Kardiogener Schock (s. S. 162)	Herzinfarkt (Pumpversagen), Rhythmusstörungen, Herzinsuffizienz, Perikardtamponade, Lungenembolie
Anaphylaktischer Schock (s. S. 218)	Schwere generalisierte Überempfindlichkeitsreaktion vom Soforttyp, z. B. auf Medikamente oder Fremdeiweiße
Septischer Schock	Freiwerdende Endotoxine bei Infektionen mit Bakterien, seltener auch Viren, Parasiten oder Pilzen
Neurogener Schock (s. S. 256)	Vasovagale Synkope, Schädel-Hirn-Trauma, Querschnittslähmung

Symptome
Akute Verschlechterung des Allgemeinzustands
Veränderte Bewußtseinslage (Unruhe, Angst, Bewußtseinstrübung, Koma)
Dyspnoe, Tachypnoe
Störungen der Makrozirkulation (Zentralisation)
– Kühle, feuchte, blaßgraue Haut
– Tachykardie, fadenförmiger Puls (Pulsus celer et altus)
– Systolischer Blutdruckabfall (< 90 mm Hg)
– Schockindex (Pulsfrequenz: systol. Blutdruck) > 1,0
– Abnahme der Blutdruckamplitude
– Kreislaufstillstand
Störungen der Mikrozirkulation
– Stark verminderte Nagelbettdurchblutung
– Oligurie (Urinausscheidung < 25 ml/h), Anurie

Therapeutische Maßnahmen
▶ Lagerung: Schocklage,
   stabile Seitenlage oder Kombination
▶ Sicherung der Vitalfunktionen
▶ Freimachen und Freihalten der Atemwege
▶ Sauerstoffgabe:
▶ ggf. Intubation und Beatmung
▶ ggf. kardiopulmonale Reanimation
▶ venöser Zugang (möglichst großlumig)
▶ Wärmeerhaltung
▶ ständige Kontrolle von Puls und Blutdruck
▶ ggf. Blutstillung

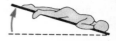

2–4 l O$_2$/min

Ringer-Lactat-Lsg.

▶ Medikamente
Volumenersatz: z. B. initial 1000 ml Ringer-Lactat-Lsg.
(Cave: kardiogener Schock!)   oder
                                         kolloidale Lsg.

Weitere Maßnahmen in Abhängigkeit von der Schockursache.

Anaphylaktischer Schock

Ursachen
Allergische Reaktion auf Medikamente
– Antibiotika
– Lokalanästhetika
– Jodhaltige Kontrastmittel
– Kolloidale Volumenersatzlösungen
Allergische Reaktion auf Fremdeiweiße und Polysaccharide
– Insekten- und Schlangengifte
– Seren, Vakzinen
– Organextrakte

Stadieneinteilung

Stadium	Symptome
I	Schwindel, Kopfschmerzen, Tremor, Hautreaktion: z. B. Erythem, Flush, Juckreiz, Ödem
II	Zusätzlich: Übelkeit, Erbrechen, Blutdruckabfall, Tachykardie, Atemnot
III	Zusätzlich: Bronchospasmus, Schock
IV	Herz-Kreislauf-Stillstand

Therapeutische Maßnahmen

Neben den auf S. 217 beschriebenen allgemeingültigen Maßnahmen beim Schock stehen beim anaphylaktischen Schock folgende Maßnahmen im Vordergrund:

► Unterbindung weiterer Allergenzufuhr
► Volumensubstitution (falls möglich über mehrere venöse Zugänge, evtl. als Druckinfusion):

kristalloide Lösungen	z. B. Ringer-Lactat-Lsg. 1000–2000 ml
Plasmaproteinlösung	z. B. Humanalbumin 5 % Infusionslösung

Wenn möglich, keine kolloidalen Lösungen (allergene Wirkung)!

► Medikamente

Stadium I und II:

Antihistaminika:

Clemastin 2–4 mg i.v.	z. B. 1–2 Amp. Tavegil i.v.
	oder
Dimetinden 4–8 mg i.v.	z. B. 1–2 Amp. Fenistil i.v.

Kalzium	z. B. 10 ml Calcium 10 % i.v.

Kortikosteroide:

Methylprednisolon	z. B. 1 Amp. Urbason solubile forte i.v.
	oder
Dexamethason	z. B. Fortecortin 100 mg i.v.
	oder
Prednisolon	z. B. Solu-Decortin-H 250 mg i.v.

Stadium III:

Adrenalin (vor allen anderen medikamentösen Maßnahmen!)

1 ml Suprarenin + 9 ml NaCl 0,9 %	verdünnte Suprareninlösung fraktioniert verabreichen, z. B. initial 1–3 ml,
	Wiederholung in Abständen von wenigen Minuten

Bei Bronchospasmus:

β_2-Sympathomimetika als Aerosole (insofern Patient noch in der Lage zum aktiven Inhalieren ist)

Fenaterol 1 Hub = 0,2 mg	z. B. 2–3 Hübe Berotec 200 Aerosol
oder	oder
Salbutamol 1 Hub = 0,1 mg	z. B. 2–3 Hübe Sultanol Aerosol
Theophyllin 0,24–0,48 g	z. B. 1–2 Amp. Euphylong i.v.

Stadium IV:

Kardiopulmonale Reanimation

Hypovolämischer Schock

Ursachen
Blutungen nach außen oder innen
Plasmaverlust (Verbrennungen)
Dehydratation (Erbrechen, Durchfall, Ileus, Pankreatitis, Diabetes mellitus)

Stadieneinteilung

Stadium	Volumenverlust		Symptome
	[ml]	[% des Gesamtvolumens]	
I (leichter Schock)	500–1200	10–25	Tachykardie, kompensierter RR-Abfall, periphere Vasokonstriktion
II (mäßiger Schock)	1200–1800	25–35	Fadenförmiger Puls, RR-Abfall, Angst, Unruhe, Schwitzen, Oligurie
III (schwerer Schock)	1800–2500	35–50	Puls > 120/min, RR < 60 mm Hg, Zentralisation, Bewußtseinsstörung, Tachypnoe, Anurie

Therapeutische Maßnahmen/Medikamente
Neben den auf S. 217 beschriebenen allgemeingültigen Maßnahmen beim Schock
stehen beim hypovolämischen Schock folgende Maßnahmen im Vordergrund:

Volumensubstitution (falls möglich über mehrere venöse Zugänge, evtl. als Druckinfusion):

kristalloide Lösungen:	z. B. Ringer-Lactat-Lsg. 1500–2000 ml
kolloidale Lösungen:	
Gelatine	z. B. Gelifundol 1000 ml
Hydroxyethylstärke	z. B. HAES-steril 6 % 1000 ml
Sedierung:	
Diazepam 5–10 mg	z. B. ½–1 Amp. Valium i.v.
Analgesie:	
Morphin 5–10 mg	z. B. ½–1 Amp. Morphin i.v. und/oder
Ketamin 0,25–0,5 mg/kg KG bzw.	z. B. 20–40 mg Ketanest i.v. bzw.
(S)-Ketamin 0,125–0,25 mg/kg KG	z. B. 10–20 mg Ketanest S i.v.
ggf. Narkoseeinleitung:	
z. B. Ketamin-Diazepam-Narkose	
Diazepam 10–15 mg i.v	z. B. 1–1½ Amp. Valium i.v.
Ketamin 1–2 mg/kg KG bzw.	100 mg Ketanest i.v. bzw.
(S)-Ketamin 0,5–1,0 mg/kg KG	z. B. 40–80 mg Ketanest S i.v.

Schußverletzungen

Definition
Durch (Spreng-)Geschoß hervorgerufene Verletzung.
Bei Handfeuerwaffe mit Einschuß, Schußkanal evtl. auch mit Ausschuß.

Nahschußzeichen
Charakteristische Haut- und Weichteilveränderungen bei absolutem und relativem
Nahschuß (d. h. Waffe aufgesetzt bzw. 15–25 cm entfernt); bei ersterem am Einschuß
strahlenförmige Platzwunde, evtl. Stanzfigur und taschenartige Schmauchhöhle
(aber Hautoberfläche frei), Pulverrückstand nur im Schußkanal; bei letzterem Pulver-
einsprengung in der Haut, Metallteile u. Brandspuren in der Umgebung.

Schußkanal
Evtl. durch Knochen abgelenkt, Verlauf im Knochen konusförmig und in Schuß-
richtung sich verbreiternd, evtl. Fremdkörper, bei Nahschuß auch Pulverrückstände
enthaltend.

Prellschuß
Subkutanes Hämatom, keine Hautwunde

Prallschuß („Aufschläger")
Meist mit Abschürfung und subkutaner Blutung

Schußfraktur meist ein Trümmerbruch, z. B. Schmetterlingsfraktur.

Symtome
Gründliche Suche nach Einschußöffnung! Insbesonders bei Steckschüssen kann diese
sehr klein sein.
Abhängig von der betroffenen Körperregion sind alle Zeichen der unterschiedlichen
Traumata möglich. Grundsätzlich muß eine Mitbeteiligung innerer Organe ange-
nommen werden!

Zeichen eines Schädel-Hirn-Traumas
Schock
Zeichen eines Pneumo-/Hämatothorax
Einflußstauung im Bereich der Halsvenen und Pulsus paradoxus als Hinweis für
Perikardtamponade
Frakturzeichen, z. B. an den Extremitäten

Therapeutische Maßnahmen
▶ Basismaßnahmen zur Sicherung der Vitalfunktionen
▶ Freimachen und Freihalten der Atemwege, ggf. Intubation und Beatmung

▶ Sauerstoffgabe: | $4–8 \ 1 \ O_2$/min

▶ Venöser Zugang (2 mal großlumig) | Ringer-Lactat-Lsg./Gelifundol
▶ Blutstillung durch Kompressionsverbände

▶ Medikamente
In Abhängigkeit von der Symptomatik
ggf. Sedierung:
   Diazepam 5–10 mg i.v.   z. B. ½–1 Amp. Valium i.v.
ggf. Analgesie:
   Morphin 5–10 mg   z. B. ½–1 Amp. Morphin i.v.
alternativ:
   Ketamin 0,25–0,5 mg/kg KG   z. B. 20–40 mg Ketanest i.v.
   bzw.   bzw.
   (S)-Ketamin 0,125–0,25 mg/kg KG   z. B. 10–20 mg Ketanest S i.v.

Störungen des Wasser-, Elektrolyt- und Säure-Basen-Haushalts

Eine exakte Differentialdiagnose der Störungen im Bereich des Wasser-, Elektrolyt-
und Säure-Basen-Haushalts ist unter notfallmedizinischen Aspekten kaum möglich.
Wichtig ist es jedoch, Krankheitsbilder, die sich möglicherweise aus derartigen
Störungen ergeben, rechtzeitig zu erkennen, um bereits ohne Kenntnis der Laborparameter lebensrettende Maßnahmen durchführen zu können.

Krankheitsbilder, die den Wasser- und Natriumhaushalt betreffen, sind
– Hypovolämie,
– Hypervolämie,
– Dehydratation,
– Hyperhydratation,
– Hypo- und Hypernatriämie.

Krankheitsbilder, die den Elektrolythaushalt betreffen, sind
– Hypokaliämie,
– Hyperkaliämie,
– Hypokalzämie (Tetanie),
– Hyperkalzämie.

Krankheitsbilder, die den Säure-Basen-Haushalt betreffen, sind
– respiratorische Azidose,
– metabolische Azidose,
– respiratorische Alkalose,
– metabolische Alkalose.

Wasser- und Natriumhaushalt

Veränderungen des Flüssigkeitsvolumens sowohl im intravasalen als auch im intra- und extrazellulären Raum gehen in der Regel mit Veränderungen im Natriumhaushalt einher.

Veränderungen im **Intravasalraum** werden als **Hypo- und Hypervolämie,** Veränderungen im **Extra- und Intrazellulärraum** als **Dehydratation** und **Hyperhydratation** bezeichnet.

Diese Unterscheidung ist in der Notfallmedizin ebensowenig von Bedeutung wie die Differenzierung in isotone, hypotone und hypertone Dehydratation oder Hyperhydratation, da die zur Diagnosestellung erforderlichen Laborparameter in der Regel nicht vorhanden sind.

3

Hypovolämie (Dehydratation)

Definition

Verlust von intravasaler Flüssigkeit, in erster Linie durch **akute** oder **chronische Blutungen,** durch Flüssigkeitsverluste, z. B. bei **Verbrennungen** oder **Diarrhö,** oder durch eine erhöhte Permeabilität der Kapillaren, z. B. beim **allergisch-toxischen Geschehen.** Auch wenn der primäre Flüssigkeitsverlust vom Intravasalraum ausgeht, so ist ein enger Zusammenhang mit dem schnell mitreagierenden Extrazellulärraum im Sinne der **isotonen Dehydratation** gegeben.

Symptome
Müdigkeit, Schwindel
Durst, Frösteln
Zerebrale Störungen
Blutdruckabfall
Tachykardie
Blasse, kalte Haut, schlechte Venenfüllung
Schockzeichen, Koma

Therapeutische Maßnahmen
▶ Lagerung: Schocklage

▶ Atemwege freimachen/freihalten
▶ Sauerstoffgabe:

4–6–10 l O₂/min

▶ Bei erhaltenem Bewußtsein: orale Flüssigkeitszufuhr

▶ Venöser Zugang (großlumig)
▶ Elektrolytlösung:　　　　　z. B. 500–1000 ml Ringer-Lactat-Lsg. i.v.
▶ Plasmaexpander:
　Hydroxyethylstärke 6 %　　z. B. 500 ml HAES-steril 6 % i.v.
　oder　　　　　　　　　　　oder
　Gelatinelösung　　　　　　z. B. 500 ml Gelifundol i.v.

Hypervolämie (Hyperhydratation)

Definition
Normalerweise wird ein erhöhtes intravasales Flüssigkeitsvolumen durch die Nieren
rasch ausgeschieden. Störungen im Sinne einer Überwässerung kommen deshalb
praktisch nur bei **beeinträchtigter Nierenfunktion,** bei **Herzinsuffizienz** oder **iatrogen**
durch zu große Infusionsmengen vor.

Symptome
Kopfschmerzen
Husten, Dyspnoe, Lungenödem
Sehstörungen
Zerebrale Störungen, Krampfneigung, Koma
Tachykardie
Blässe
Erhöhter Blutdruck

Therapeutische Maßnahmen
▶ Lagerung: Oberkörper hoch, Beine tief

▶ Atemwege freimachen/freihalten
▶ Sauerstoffgabe: 4–6–10 l O_2/min
▶ Beruhigung
▶ evtl. unblutiger Aderlaß
▶ venöser Zugang   langsam Ringer-Lactat-Lsg. i.v.

▶ evtl. Intubation und Beatmung mit PEEP (5 cm H_2O)

▶ Medikamente
Vasodilatation:
  Nitroglycerin sublingual 0,8–1,6 mg   z.B. 2 Hübe Nitrolingual-Spray
                                                     oder
                                                     1 Kps. Nitrolingual
  in Abhängigkeit vom Blutdruck höher dosieren
  bzw. Wiederholung nach ca. 5–10 min
Diuretika:
  Furosemid 20–40 mg i.v.
    1 Amp. Lasix = 20 mg   z.B. 1–2 Amp. Lasix i.v.

Sedierung:
  Diazepam 5–10 mg i.v.   z.B. ½–1 Amp. Valium i.v.

  Morphin 5–10 mg i.v.   z.B. ½–1 Amp. Morphin i.v.
  (Morphin bewirkt neben der Sedierung auch
  eine therapeutisch relevante Entlastung des
  kleinen Kreislaufs!)

Elektrolythaushalt

Kaliumhaushalt

Kalium liegt im Körper nur zu 2 % im Extrazellulärraum vor.

Akute Veränderungen im Kaliumhaushalt betreffen vorwiegend diesen Raum, und Serumkaliumbestimmungen gestatten deshalb nur einen bedingten Rückschluß auf das intrazelluläre Kalium.

Die Normalwerte für Serumkalium betragen 3,6–5,2 mmol/l.

Die Regulation des Kaliumhaushalts geschieht über Nieren, Darm, Eiweiß- und Kohlenhydratstoffwechsel, weiterhin besteht ein enger Zusammenhang zum Säure-Basen-Haushalt.

Sowohl Kaliumüberschuß als auch Kaliummangel führen zu einer Blockierung der Erregungsleitung, die in erster Linie über massive Herzrhythmusstörungen zum Tod führen können.

3

Hypokaliämie

Definition

Abfall der extra- und intrazellulären Kaliumkonzentration durch **verminderte Kaliumzufuhr** oder **erhöhten renalen** oder **extrarenalen Kaliumverlust.**

Als Ursachen kommen in Frage:

Erbrechen, Durchfall (Verlust von kaliumhaltigen Sekreten)
Laxanzienabusus   (Verlust von kaliumhaltigen Sekreten)
Diuretikatherapie   (renaler Kaliumverlust)
Insulinüberdosierung   (Insulin fördert den Kaliumeinstrom in die Zellen, dadurch kann es besonders nach einem Coma diabeticum zu einer gefährlichen extrazellulären Hypokaliämie kommen.)

Metabolische und respiratorische Alkalose
(Der Organismus versucht die Alkalose auszugleichen, indem H^+-Ionen aus den Zellen ausgeschleust und im Gegenzug dafür K-Ionen in die Zellen eingeschleust werden. Dadurch kommt es zu einem Abfall der extrazellulären Kaliumkonzentration.)

Symptome

Die Mehrzahl aller Hypokaliämien verläuft asymptomatisch und wird erst durch eine Elektrolytbestimmung erkannt.

Symptome bei schwerem Kaliummangel oder raschem Kaliumverlust sind:
Muskelschwäche, Adynamie
Übelkeit, Erbrechen, Durst
Parästhesien
Muskelwülste bei Beklopfen der Muskulatur
Ileus
Verwirrtheitszustände, Koma
Tachykardie, Rhythmusstörungen

STÖRUNGEN DES ELEKTROLYTHAUSHALTS: HYPOKALIÄMIE

EKG-Veränderungen:
– Extrasystolen
– hohes P
– PQ-Verkürzung
– ST-Senkung
– T evtl. negativiert
– TU-Verschmelzungswelle

Therapeutische Maßnahmen
Störungen des Kaliumhaushalts sind außerhalb der Klinik wenn überhaupt nur aufgrund der Anamnese zu vermuten. Eine gezielte Therapie setzt die Kenntnis des Serumkaliumspiegels voraus.
Die Notfallmedizin beschränkt sich deshalb primär auf symptomatische Maßnahmen (Sicherung der Vitalfunktionen, venöser Zugang).
Bei berechtigtem Verdacht auf eine lebensbedrohliche Störung aufgrund eines Kaliummangels ist die Verabreichung von 15 mmol Kalium in Form von Kaliumchlorid **über mindestens 5 min langsam i.v.** gerechtfertigt
(1 ml Kaliumchlorid 7,45 % enthält 1 mmol K$^+$). Ansonsten darf Kalium nur in Form einer Infusionslösung mit einer Maximaldosis von 40 mmol K/h verabreicht werden.

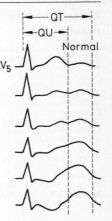

EKG bei fortschreitender Hypokaliämie

Hyperkaliämie

Definition
Anstieg des Kaliumspiegels auf Werte > 5,5 mmol/l.

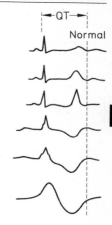

Ursachen dafür können sein:
Metabolische und respiratorische Azidose
(Der Organismus versucht die Azidose auszugleichen,
indem H$^+$-Ionen in die Zellen eingeschleust und im
Gegenzug dafür K-Ionen aus den Zellen ausge-
schleust werden. Dadurch kommt es zu einem Anstieg
der extrazellulären Kaliumkonzentration.)
Akute und chronische Niereninsuffizienz
Oligurisches Stadium des Nierenversagens, Anurie
Hyperaldosteronismus
Einnahme von Spironolacton, Amilorid, Triamteren
Kaliumfreisetzung aus dem Gewebe (Trauma, Verbren-
nung, Zytostatikatherapie)
Insulinmangel

Symptome
Die Mehrzahl aller Hyperkaliämien verläuft asymptomatisch und wird erst durch eine Elektrolytbestimmung
erkannt.

Symptome bei schwerer Hyperkaliämie sind:
Muskelschwäche, Adynamie
Übelkeit, Erbrechen
Parästhesien
Muskelzuckungen
Ileus
Verwirrtheitszustände, Koma
Bradykardie, Rhythmusstörungen, Herzstillstand

EKG-Veränderungen:
Extrasystolen
Flaches P
AV-Block
Kammerkomplexe verbreitert (Schenkelblockbild)
Überhöhte T-Welle (Kirchturm-T)
QT-Zeit verlängert

EKG bei
fortschreitender
Hyperkaliämie

Therapeutische Maßnahmen

Störungen des Kaliumhaushalts sind außerhalb der Klinik wenn überhaupt nur aufgrund der Anamnese zu vermuten. Eine gezielte Therapie setzt die Kenntnis des Serumkaliumspiegels voraus.

Die Notfallmedizin beschränkt sich deshalb primär auf symptomatische Maßnahmen (Sicherung der Vitalfunktionen, venöser Zugang).

Liegt der berechtigte Verdacht auf eine Hyperkaliämie vor und besteht eine lebensbedrohliche Situation, ist die Infusion einer Glukose-Insulin-Lösung als Notfallmaßnahme möglich.

Dazu werden 20–30 IE Altinsulin in 500 ml einer 20 %igen Glukoselösung gegeben und über mindestens 30 min infundiert.

Durch das Insulin wird die Aufnahme von Kalium in den Intrazellulärraum gefördert, der extrazelluläre Kaliumspiegel sinkt ab. Die gleichzeitige Glukosegabe verhindert das Entstehen einer Hypoglykämie.

Kalziumhaushalt

Zwischen Parathormon, Kalzitonin, Vitamin D, Phosphat, Knochen- und Nieren-
stoffwechsel bestehen Zusammenhänge, die den Kalziumhaushalt normalerweise beim
Gesunden in den physiologischen Grenzen von 2,2–2,8 mmol/l (4,4–5,6 mval/l)
halten.
Echte Notfälle, die durch starke Abweichungen von den Normwerten hervorgerufen
werden, sind deshalb selten.
Wichtig ist die Möglichkeit der Beeinflussung des ionisierten Kalziums im Blut durch
den Säure-Basen-Haushalt:
Eine **Azidose** steigert den Anteil an ionisiertem Kalzium, eine **Alkalose** senkt ihn.

Hypokalzämie

(s. auch Hyperventilationstetanie, S. 190)

Definition
Verminderung der extrazellulären Kalziumkonzentration bzw. des ionisierten
Kalziums. Dadurch wird eine **gesteigerte Erregbarkeit** von Nerven und Muskeln
hervorgerufen.
Ursachen für eine Hypokalzämie können sein:
– Alkalose, z. B. im Rahmen einer **Hyperventilationstetanie,**
– Hypoparathyreoidismus (z. B. nach Strumektomie),
– Vitamin-D-Stoffwechselstörung,
– akute Pankreatitis,
– akutes Nierenversagen,
– erhöhter Kalziumbedarf während der Schwangerschaft und Stillzeit.

Symptome
Eine mäßige Erniedrigung des Kalziumspiegels bewirkt:
– Steigerung der Reflexe,
  besonders deutlich im Bereich des N. facialis erkennbar
  (Chvostek-Zeichen: blitzartiges Zusammenzucken der Gesichtsmuskulatur beim
  Beklopfen des Fazialisstammes vor dem Ohrläppchen).

Ein akuter Abfall der Kalziumkonzentration bewirkt:
– Tetanie,
– Pfötchenstellung der Hände,
– Krämpfe,
– Laryngospasmus (selten),
– Koma,
– EKG-Veränderungen: Verlängerung
  der QT-Zeit.

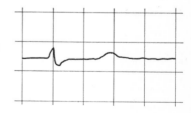

Therapeutische Maßnahmen

Kalziumstörungen lassen sich außerhalb der Klinik wenn überhaupt nur aufgrund der Anamnese und der Symptome vermuten.

Bei begründetem Verdacht auf eine Hypokalzämie:

20–40 ml 10 %iges Kalzium über 10–15 min i.v
    1 Amp. Calcium 10 % = 10 ml = 4,5 mmol   z. B. Calcium 10 %
                                                    2–4 Amp. langsam i.v.

Cave: Bei digitalisierten Patienten darf Kalzium nie i.v. gegeben werden!
Die übrige Behandlung ist rein symptomatisch (Sicherung der Vitalfunktionen).

Hyperkalzämie

Definition

Anstieg des Serumkalziums, meist über einen längeren Zeitraum.
Akute Erscheinungen sind deshalb selten und außerklinisch schwierig als Hyperkalzämie zu erkennen.
Ursachen für eine Hyperkalzämie können sein:
– Osteolysen (z. B. durch Knochenmetastasen),
– Hyperparathyreoidismus, Hyperthyreose,
– Iatrogen: Vitamin-D-Vergiftung, Thiazide u.a.

Symptome

Die Symptome der Hyperkalzämie sind relativ unspezifisch, es gilt vor allem, die Erkrankung differentialdiagnostisch überhaupt in Erwägung zu ziehen!

– Schnelle Entwicklung von Polyurie/Polydipsie
– Exsikkose
– Übelkeit, Erbrechen
– Ileus
– Angina pectoris
– Psychose, Somnolenz, Koma
– Herzstillstand

Therapeutische Maßnahmen

Die notfallmedizinische Behandlung muß selbst bei begründetem Verdacht auf eine hyperkalzämische Krise rein symptomatisch bleiben, da eine gezielte Therapie nur unter intensivmedizinischen Bedingungen und nach Kenntnis der Laborparameter erfolgen kann (forcierte Diurese, Kalzitoningabe etc.).

▶ Sicherung der Vitalfunktionen
▶ Venöser Zugang, bei Exsikkose: 500–1000 ml Ringer-Lactat-Lsg.

▶ Kalzitonin, 200 IE s.c.,   z. B. 2 Amp. Karil s.c.
   (Kalzitonin ist wenig toxisch und senkt
   den Kalziumspiegel zuverlässig, wenn auch gering
   und kurz, Wirkung nach 1–2 h)

Säure-Basen-Haushalt

Die folgenden 3 Regulationsvorgänge halten im Organismus die physiologische Wasserstoffionenkonzentration auf einem pH-Wert von 7,36–7,44 konstant:
1. **Pufferung** über HCO_3 (Bikarbonat), HPO_4 (Phosphatpuffer), Proteine und Hämoglobin.
2. **Renale Elimination** von H^+-Ionen.
3. **Pulmonale Elimination** von CO_2 nach der Reaktionsgleichung:
$$H_2O + CO_2 \rightleftharpoons H_2CO_3 \rightleftharpoons HCO_3^- + H^+$$

Je nachdem, welches Regulationssystem gestört ist, versucht der Körper, eine Entgleisung des pH-Werts durch die anderen Regulationssysteme aufzufangen. Gelingt dies nicht mehr, so entwickelt sich eine **Azidose** oder **Alkalose.**

Eine Entgleisung des Säure-Basen-Haushalts läßt sich nur laborchemisch genauer differenzieren, dazu müssen pH-Wert, pCO_2, Standardbikarbonat und Basenüberschuß (BE) mittels **Blutgasanalyse** bestimmt werden.

Diese Bestimmung ist im Rahmen der Notfallmedizin vor Ort nicht möglich, deshalb müssen jedem die klinischen Symptome der Störungen im Säure-Basen-Haushalt und die auslösenden Krankheitsbilder sein.

Störungen im Säure-Basen-Haushalt

	pH-Wert	pCO_2 [mm Hg]	Bikarbonat [mmol/l]	BE [mmol/l]
Normalwerte	7,36–7,44	36–44	22–26–2	–2 bis +2
Respiratorische Azidose	<7,36	>45	Normal	Primär normal
Respiratorische Alkalose	>7,44	<35	Normal	Primär normal
Metabolische Azidose	<7,36	Normal	<22	Negativ
Metabolische Alkalose	>7,44	Normal	>26	Positiv

In der Notfallmedizin sind die Alkalosen nicht von Bedeutung; es gibt praktisch kein Krankheitsbild, das eine akute Alkalose hervorruft, die als solche erkennbar und sofort therapierbar wäre.

Deshalb wird im folgenden nur die Azidose beschrieben.

Azidose

Definition
Abfall des Blut-pH-Werts auf < 7,36 mit entsprechenden Kompensationsversuchen des Organismus.

Respiratorische Azidose:
Jede Beeinträchtigung der Ventilation kann über eine verminderte CO_2-Abatmung zu einem Anstieg der H^+-Ionen-Konzentration und damit zu einem pH-Abfall führen:
– kardiorespiratorische Zwischenfälle (Reanimation),
– Pneumothorax, instabiler Thorax,
– Schocklunge, Rauchvergiftung,
– Lungenödem, schwere Pneumonie, Asthma bronchiale.

Metabolische Azidose:
Störungen im Säure-Basen-Haushalt, wie z. B.
– Ketoazidose (Diabetes mellitus),
– Laktatazidose (Schock, Herzinsuffizienz, Hypoxie),
– Bikarbonatverlust (Durchfall),
– mangelnde Säureausscheidung (Nierenerkrankungen),
– Hyperkaliämie,
die von einem gewissen Grad an nicht mehr durch eine Hyperventilation kompensiert werden können.

Symptome
Insgesamt unspezifisch!
Unruhe, Atemnot;
Bewußtseinsstörung bis hin zur Bewußtlosigkeit;
evtl. beschleunigte und vertiefte Atmung
(Kußmaul-Atmung);
Tachykardie, Arrhythmien.

Therapeutische Maßnahmen
▶ Lagerung: Oberkörper hoch,
       bei Bewußtseinsstörung: stabile Seitenlage
▶ Sicherung der Vitalfunktionen
▶ Venöser Zugang

Behandlung der Grundkrankheit:
▶ Bei respiratorischen Störungen: Sauerstoffgabe, ggf. Intubation und Beatmung.
▶ Bei Traumata: ausreichende Analgesie, Volumenersatz.

Bei trotz Reanimation fortbestehendem Kreislaufstillstand:
▶ Natriumbikarbonatgabe (1 mmol/kg KG):

1 ml $NaHCO_3$ 8,4 % = 1 mmol   z. B. 60–80 ml $NaHCO_3$
                                              als Kurzinfusion i.v.

Strahlenunfall

Definition
Bei Strahlenunfällen können Personen durch externe Bestrahlung oder durch radio-
aktive Kontamination und Inkorporation radioaktiver Nuklide betroffen werden. Bei-
demal handelt es sich um die Einwirkung ionisierender Strahlung, die zu ergreifenden
Hilfsmaßnahmen können aber sehr unterschiedlich sein.
Während eine externe Bestrahlung nach Entfernung der Strahlenquelle beendet ist,
findet bei einer Kontamination oder Inkorporation radioaktiver Nuklide ein wesent-
licher Teil der Bestrahlung erst in der Folgezeit statt, und die Bestrahlung kann durch
Hilfsmaßnahmen noch beeinflußt werden.
Als Ursachen für einen Strahlenunfall kommen typischerweise in Frage:
Betriebsunfälle in medizinischen oder industriellen Einrichtungen
Unfälle beim Transport radioaktiver Substanzen
Störfälle und Katastrophen in kerntechnischen Anlagen (Reaktorunfall)

Strahlungsarten

Strahlungsart	Merkmale	Absorption
α-Strahlen	Sehr kurze Reichweite (cm), geringes Durchdringungsvermögen	Einfach, z. B. Papier ausreichend
β-Strahlen	Kurze Reichweite (m), mittleres Durchdringungsvermögen	z. B. durch Aluminium-blech
γ- und Röntgenstrahlen	Hohes Durchdringungsvermögen	Nur durch Bleiplatten, Betonwände

Dosisgrößen und Dosiseinheiten

Name	SI-Einheit	Frühere Einheit	Kurzdefinition
Ionendosis	Coulomb/Kilo-gramm (C/kg)	Röntgen (R) = $2,58 \cdot 10^{-4}$ C/kg	Strahlungsmenge, die erzeugt wird
Energiedosis	Gray (Gy)	Rad (rd) = 0,01 Gy	Energie, die auf eine be-stimmte Materie übertragen wird
Aquivalenz-dosis	Sievert (Sv)	Rem (rem) = 0,01 Sv bzw. 1 SV = 100 rem	Energiedosis, bewertet mit der vorliegenden Strahlenart
Effektive Dosis	Sievert (Sv)		Maß für die Bewertung der Gefährdung hinsichtlich der kanzerogenen und mutagenen Wirkung. In die effektive Dosis gehen Wichtungs-faktoren für die unterschied-lichen Strahlungsrisiken der einzelnen Organe ein

STRAHLENUNFALL

Die Strahlenbelastung wird in erster Linie über die Äquivalenzdosis in der Maßeinheit Sievert wiedergegeben.

Die Art und das Außmaß der Schädigung ist abhängig von
▶ der Art der Strahlung,
▶ der Strahlendosis,
▶ der Zeitdauer der Strahlungseinwirkung,
▶ dem Ausmaß des bestrahlten Körperareals (Maximum: Ganzkörperbestrahlung).

Die klinischen Frühsymptome nach akuter Ganzkörperbestrahlung sind in der folgenden Übersicht dargestellt:

Kriterium	Bereiche					
	0,1–0,3 Sv	0,3–1 Sv	1–3 Sv	3–6 Sv	6–15 Sv	über 15 Sv
Ganzkörperdosis	0,1–0,3 Sv	0,3–1 Sv	1–3 Sv	3–6 Sv	6–15 Sv	über 15 Sv
Strahlensyndrom	Keines	Vereinzelt leicht	Leicht – mittel	Mittel – schwer	Äußerst schwer	Lebensbedrohlich
Prognose: – ohne Behandlung	Sehr gut	Sehr gut	Gut	Unsicher	Geringe Überlebenschance	Keine Überlebenschance
– mit optimaler Behandlung	Sehr gut	Sehr gut	Sehr gut	Sehr gut	Gut	Unsicher bzw. infaust
Frühsymptome: Abgeschlagenheit	Keine	Vereinzelt leicht	Mäßig	Ausgeprägt	Stark ausgeprägt	Sehr schnell Stark ausgeprägt
Übelkeit, Erbrechen (Zeit nach Exposition)	Keine	Vereinzelt (2–6 h)	1–mehrmals (2–6 h)	Mehrmals stark ($\frac{1}{2}$–2 h)	Häufig stark (ab 10 min)	Unstillbar (ab 5 min)
Kopfschmerz	Keiner	Keiner	Kurzzeitig	ständig	Ständig bohrend	Quälend
Bewußtsein	Klar	Klar	Klar	klar	Getrübt	Benommen
Körpertemperatur	Normal	Normal	Normal	normal/ subfebril	subfebril	Subfebril/ febril
Früherythem (Zeit nach Exposition)	Keines	Keines	Leicht (12–24 h)	deutlich (<6 h)	Ausgeprägt (>6 h)	Stark ausgeprägt (>6 h)
Konjunktivale Injektion (Zeit nach Exposition)	Keine	Keine	Leicht (48 h)	deutlich (>6 h)	Ausgeprägt (>6 h)	Stark ausgeprägt (>6 h)
	Dazugehörige hämatologische Labordiagnostik					
Blutwerte: Lymphozyten/μl (Zeit nach Exposition)	>1000 (2–72 h)	<1000 (2–24 h)	<800 (2–24 h)	<600 (2–24 h)	<300 (2–6 h)	≈ 0 (6 h)
Leukozyten/μl (nach 4–7 Tagen)	4000– 8000	<4000	<3000	<1000	<500	<100

Vorgehen bei Strahlenunfall
Grundsätzlich gilt:

> Von Patienten mit Strahlenbelastung/Strahlenschäden nach Ganz- oder Teilkörper-
> bestrahlung mit γ- oder Röntgenstrahlen geht – nach Beseitigung der Strahlungs-
> quelle – keine Gefahr aus.
> Von Patienten, die mit Radionukliden kontaminiert sind, geht zwar eine Strahlen-
> belastung aus, diese ist jedoch bei adäquaten Selbstschutzmaßnahmen (wie beim
> infektösen Patienten: Handschuhe, Mundschutz, Schutzkleidung) vernachlässigbar
> klein.

▶ Ggf. Nachalarmierung von Feuerwehr/betriebliche Strahlenschutzinstitution
▶ Selbstschutz (Handschuhe, Schutzkleidung, Brille, Mundschutz), insbesondere bei
offenen radioaktiven Stoffen
▶ Patienten aus der Gefahrenzone retten (lassen)
▶ baldmöglichst Versuch der Abschätzung der Strahlendosis (Meßergebnisse von
Dosisleistungsmeßgeräten, Zeitfaktor) für Patient und für Rettungsdienstpersonal,
z. B. durch Feuerwehr, Strahlenschutz
▶ Basischeck

Nach Hautkontamination:
▶ Kontaminierte Kleidung entfernen
▶ Hautreinigung
▶ Pat. z. B. in eine Decke einwickeln, liegend lagern, um eine Weiterverbreitung von
Radioaktivität zu vermeiden

Nach V. a. Inkorporation:
▶ Nase schnäuzen lassen
▶ bei gesicherter Ingestion: Erbrechen auslösen/ggf. Magenspülung
▶ Transport in Abhängigkeit von der Art und dem Ausmaß von Zusatzverletzungen in
das nächstgeeignete Krankenhaus bzw. ggf. in ein für Strahlenunfälle geeignetes
Krankenhaus. Infos bei regionalen Strahlenschutzzentren (→ s. S. 408) erhältlich.

Subarachnoidalblutung
(s. auch Apoplexie, S. 126
Zerebrales Koma, S. 203)

Definition
Sonderform der Hirnblutung, wobei es zu einer Einblutung in den Subarachnoidalraum kommt.
Ursache ist in den meisten Fällen die Ruptur eines intrazerebralen Aneurysmas.
Das Krankheitsbild tritt bevorzugt zwischen dem 40. und 65. Lebensjahr auf, die Letalität ist mit 30–45 % hoch.

Symptome
Akut einsetzende, rasende Kopfschmerzen
Erbrechen, Schweißausbruch
Nackensteife (evtl. erst nach Stunden)
Bewußtseinstrübung (nicht obligat; evtl. progredient, aber auch schlagartig auftretend)
Kreislaufregulationsstörungen

Therapeutische Maßnahmen
▶ Sicherung der Vitalfunktionen, falls erforderlich
   Intubation und Beatmung
▶ Lagerung: in Abhängigkeit vom Bewußtseinszustand
               stabile Seitenlage oder mit erhöhtem
               Oberkörper

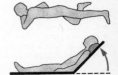

▶ Sauerstoffgabe: 4–8 O₂/min

▶ Medikamente
Bei ausgeprägter Hypertonie (Zielblutdruck sollte bei ca. 140–160 mm Hg systol. liegen)

Nifedipin 5–10 mg p.o.	z. B. Adalat 5–10 mg p.o.
	oder
oder Urapidil 25–50 mg i.v.	Ebrantil 25 mg i.v.

Bei ausgeprägter Hypotonie:
Theophyllinderivate 1 Amp. Akrinor = 2 ml = 200 mg	Akrinor 0,5–1 ml i.v.
Infusionstherapie	z. B. Ringer-Lösung 500–1000 ml i.v.

Falls erforderlich,
Sedierung:	Diazepam 5–10 mg i.v.	z. B. ½–1 Amp. Valium i.v.
Analgesie:	Metamizol 1–2,5 g i.v.	z. B. ½–1 Amp. Novalgin 5 ml
	Morphin	2,5–5 mg Morphin i.v.

Keine Acetylsalicylsäure wegen Nachblutungsgefahr!

Bei ausgeprägten Hirndruckzeichen und/oder langen Transportwegen
evtl. Versuch der Hirnödemprophylaxe mit:
Kortikosteroiden	Methylprednisolon 250 mg	z. B. Urbason 250 mg i.v.
	oder Dexamethason 100 mg	z. B. Fortecortin 100 mg i.v.
Osmotherapie	Sorbit 40 % 1 g/kg KG	Sorbit 125 ml in 10 min
	oder Mannit 20 % 250 ml	Mannit 20 % 250 ml

Synkope
(s. auch Herzrhythmusstörungen, S. 167
Hyperventilationstetanie, S. 190
Zerebrales Koma, S. 200)

3

Definition
Spontan reversible, nur kurz anhaltende Bewußtlosigkeit, „Ohnmacht".
Die Ursachen für eine Synkope sind vielfältig:
Ungenügende Vasokonstriktion
– Vasovagal
– Orthostatisch
Verminderter venöser Rückfluß
– Intrathorakale Druckerhöhung (z. B. bei Husten, Miktion)
– Spätschwangerschaft
Rhythmusstörungen
– Karotissinussyndrom, Bradykardie
– Tachykardie
Verminderte Herzleistung
– Aorten- oder Pulmonalstenose
– Lungenembolie
– Akute Herzinsuffizienz (z. B. bei Herzinfarkt)
Zerebrovaskuläre Ursachen
– TIA, Karotisstenose
Sonstige Ursachen
– Epilepsie, Hyperventilation, Hypoglykämie, Hysterie

Symptome
Die häufigste Form ist die vasovagale Synkope, gekennzeichnet durch
– Schwindel, „Schwarzwerden" vor den Augen,
– kurzfristige Bewußtlosigkeit,
– Kaltschweißigkeit,
– Blässe,
– Bradykardie.

Ist die Synkope durch andere, zugrundeliegende Erkrankungen bedingt, so können
entsprechend zusätzliche Symptome auftreten.
Deshalb immer nach anderen Ursachen (Diabetes, TIA, Epilepsie, Herzrhythmusstörungen) suchen!

Therapeutische Maßnahmen
▶ Lagerung: Flachlagerung, ggf. Beine anheben;
　　　　　　 bei anhaltender Bewußtlosigkeit:
　　　　　　 stabile Seitenlage

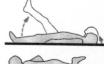

▶ evtl. Sauerstoffgabe:　　4 l O$_2$/min
▶ Beruhigung
▶ bei anhaltender Bewußtlosigkeit: venöser Zugang
▶ BZ-Sticks

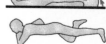

▶ Medikamente
(in der Regel bei einer vasovagalen Synkope nicht erforderlich!)

Infusion: 500 ml Ringer-Lactat-Lsg.
Blutdrucksteigerung:
Theophyllinderivate
    1 Amp. Akrinor = 2 ml = 200 mg   Akrinor 0,5–1 ml i.v.
Herzfrequenzsteigerung:
    1 Amp. Atropin zu 1 ml = 0,5 mg   z. B. 1 Amp. Atropin i.v.

Tauchunfall

Definition
Im Zusammenhang mit dem Tauchen sind vor allem 2 Krankheitsbilder von Bedeutung: Barotrauma und Dekompressionskrankheit.

Beim **Barotrauma** kommt es zu inneren Verletzungen durch Druckdifferenzen zwischen der Umgebung und den luftgefüllten Körperhöhlen (Mittelohr, Nasennebenhöhlen, Lunge).
Der Druck auf den Körper steigt um 1 bar pro 10 m Wassertiefe. Sowohl beim Hinabals auch beim Auftauchen entstehen somit Druckdifferenzen, die der Taucher über die Atmung bzw. über Druckausgleichsmanöver (z. B. Valsalva-Manöver) ausgleichen muß. Übersteigt die Druckbelastung einen Wert von 0,5 bar (entsprechend 5 m Tauchtiefe), so reißt selbst ein gesundes Trommelfell ein.
Bei den Schädigungen, die im Bereich der Lunge auftreten können, stellt der
Pneumothorax die bedrohliche Komplikation dar.
Er entsteht beim schnellen Auftauchen (Panikaufstieg), wenn dabei die Luft angehalten wird. Der intrapulmonale Druck steigt dann gegenüber dem Außendruck (der beim Aufsteigen alle 10 m um 1 bar abnimmt) rapide an, es wird Luft aus der Lunge in das interstitielle Gewebe gepreßt.

Beim Tauchen mit Atemgeräten wird das Atemgas (in der Regel Preßluft) unter dem in der jeweiligen Tauchtiefe herrschenden Druck ein- und ausgeatmet. Das Gewebe sättigt sich den vorhandenen Drücken entsprechend mit Gasen, indem bei Druckzunahme mehr Gase in Lösung gehen und bei Druckabnahme wieder aus der Flüssigkeit entweichen. Erfolgt der Druckabfall zu rasch, so kann es zu einem „Ausperlen" der gelösten Gase, vor allem des Stickstoffs, kommen.
Diese Vorgänge rufen dann innerhalb von Minuten bis Stunden die Symptome der
Taucherkrankheit (Dekompressionskrankheit, Druckfallkrankheit, Caisson-Krankheit) hervor.
Dekompressionsunfälle entstehen vor allem durch Nichteinhaltung der beim Tauchen vorgeschriebenen Auftauchzeit. Diese beträgt z. B. nach einem halbstündigen Tauchaufenthalt in 50 m Tiefe insgesamt ca. 60 min, die auf insgesamt 7 Zwischenstopps in verschiedenen Tiefen verteilt werden.

Symptome
Barotrauma:
– Bei Trommelfellperforation:
  Hörstörungen, Schwindel, Übelkeit, Erbrechen, Nystagmus
– Bei Nasennebenhöhlenfrakturen:
  Schmerzen, Nasenbluten
– Bei Pneumothorax:
  Husten, Dyspnoe
– Bei Spannungspneumothorax:
  Schmerzen, Dyspnoe, Tachypnoe, Tachykardie, Blutdruckabfall

Dekompressionskrankheit:
– Häufig: Muskel-, Gelenk-, Knochenschmerzen,
fleckförmige, juckende Hautrötungen,
neurologische Ausfälle (Muskelschwächen, Parästhesien, Paraplegie).
– Selten: Kreislaufinsuffizienz, Bewußtseinsstörungen, Hemiparesen,
vestibuläre Störungen (Hör- und Gleichgewichtsverlust),
Lungenembolie (Husten, Dyspnoe, Zyanose).

Therapeutische Maßnahmen
▶ Sicherung der Vitalfunktionen
▶ Bei Dekompressionskrankheit: großzügige Indikation
zur Intubation und Beatmung (100 % O_2, PEEP)

▶ Lagerung bei Barotrauma:
angehobener Oberkörper,

ggf. Schocklage,

bei Pneumothorax auf die betroffene Seite.

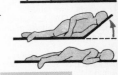

▶ Lagerung bei Dekompressionskrankheit:
Linksseitenlage (Vermeidung
pulmonaler Embolien),
Flachlagerung/
stabile Seitenlage.

▶ Sauerstoffzufuhr: 4–6 l O_2/min

Venöser Zugang   z. B. HAES-steril 6 %
▶ Wärmeerhaltung
▶ Ständige Überwachung von RR und Puls
▶ Bei Spannungspneumothorax: Entlastungspunktion (s. S. 102)
▶ Bei Dekompressionskrankheit evtl. Behandlung mit **Überdruckkammer** (s. unten)
▶ Medikamente
Sedierung:
Diazepam 5–10 mg   1 Amp. Valium = 10 mg   z. B. ½–1 Amp. Valium i.v.
Schmerzbekämpfung:
Morphin 5–10 mg   z. B. ½–1 Amp. Morphin i.v.

Hirnödemprophylaxe (Effektivität wird unterschiedlich eingeschätzt)

Dexamethason   z. B. Fortecortin Mono 100 mg i.v.

Thrombozytenaggregationshemmer (soll Thrombozyten-Aggregation an die intravasalen Gasblasen verhindern)
nicht bei Barotrauma!
Acetylsalicylsäure   z. B. Aspisol 500–1000 mg i.v.

An verschiedenen Zentren (s. S. 409) ist die Behandlung mit einer Überdruckkammer
möglich. Falls der Transport dorthin mit dem Hubschrauber erfolgt, muß dabei be-
rücksichtigt werden, daß die Symptomatik der Dekompressionskrankheit durch den
weiteren Druckabfall mit steigender Flughöhe verstärkt werden kann. Die Flughöhe
muß deshalb möglichst gering gehalten werden.
Die Behandlung in der Überdruckkammer erfolgt in der Weise, daß der Patient
zunächst wieder einem Druck, der einer Tauchtiefe von 20 bzw. 50 m entspricht,
ausgesetzt wird.
Anschließend wird eine allmähliche Dekompression durchgeführt.

Traumatologische Notfälle

Bei ca. 35–40 % aller Notfälle im Rettungsdienst handelt es sich um traumatologische Notfälle. Von besonderer Bedeutung ist das Polytrauma, das eine Letalität von bis zu 40 % aufweist und prognostisch vor allem von der Schnelligkeit und dem Umfang der Sofortmaßnahmen abhängig ist.

Die traumatologischen Notfälle sind unterteilt in:

3

Abdominaltrauma
(s. auch Akutes Abdomen, S. 114)

Definition
Verletzung des Bauchraums, diese läßt sich bei etwa 12 % aller Unfallverletzten finden.
Die häufigste Verletzungsart ist das **stumpfe Bauchtrauma,** wobei Leber- und/oder Milzverletzungen im Vordergrund stehen.
Perforierende Bauchtraumata, z. B. durch Schuß-, Stich- oder Pfählungsverletzungen, sind dagegen selten.

Symptome
Bild des akuten Abdomens (s. S. 114)
Bauchschmerzen, Prellmarken
Schockzeichen (Tachykardie, Blutdruckabfall)
Brettharte Bauchdecken bzw. lokale Abwehrspannung
Schnelle, flache Atmung (Schonung der Bauchwand durch Brustkorbatmung)
Zunahme des Bauchumfangs

Bei perforierenden Verletzungen:
– Fremdkörper im Abdomen
– Eröffnung der Bauchhöhle (Heraustreten von Darmschlingen)
– Blutung nach außen

Therapeutische Maßnahmen
▶ Lagerung: in Abhängigkeit vom Bewußtseinszustand –
    Schocklagerung mit Knierolle und
    Unterstützung des Kopfes oder
    stabile Seitenlage in Kombination mit Schocklage

▶ Sicherung der Vitalfunktionen
▶ Freimachen und Freihalten der Atemwege
▶ Sauerstoffgabe:　　　　　　　　　　　　　2–4 l O$_2$/min

Venöser Zugang (möglichst großlumig)　　　Ringer-Lactat-Lsg.
▶ Steriles Abdecken von offenen Wunden
▶ Belassen von Fremdkörpern bei Pfählungsverletzungen
▶ Wärmeerhaltung
▶ Ständige Kontrolle von Puls und Blutdruck
▶ Falls erforderlich, Magensonde

▶ Medikamente
Volumenersatz (großzügig!):　　　　　　　z. B. initial 1000 ml
                                     Ringer-Lactat-Lsg.

    ggf. Druckinfusion mit großen Volumenmengen
    bis zur Kreislaufstabilisierung
Schmerzbekämpfung:
    Morphin 5–10 mg　　　　　　　　　　z. B. ½–1 Amp. Morphin i.v.
ggf. Sedierung:
    Diazepam 5–10 mg　z. B. 1 Amp. Valium = 10 mg　　½–1 Amp. Valium i.v.
ggf. Narkoseeinleitung (s. S. 89)
    z. B. Ketamin-Diazepam-Narkose oder Morphin-Diazepam-Narkose

Extremitätentrauma

Definition
Wunden, Blutungen, Luxationen und Frakturen der Extremitäten, hervorgerufen durch stumpfe Gewalt (z. B. Prellung), durch perforierende Gewalt (z. B. Schuß-, Stich-, Pfählungsverletzungen) oder durch andere äußere Einflüsse (z. B. Hitze, Säuren/ Laugen, Strom).

Bei Unfallpatienten lassen sich in über 50 % der Fälle Verletzungen der Extremitäten finden.

Für die präklinische Versorgung spielen bei Extremitätenverletzungen 2 Dinge eine besondere Rolle, 1. der durch die Verletzung verursachte Blutverlust, 2. der Schmerz. Der Blutverlust bei geschlossenen Verletzungen wird oft unterschätzt, er kann bei entsprechenden Verletzungen bis zu 5 l betragen!

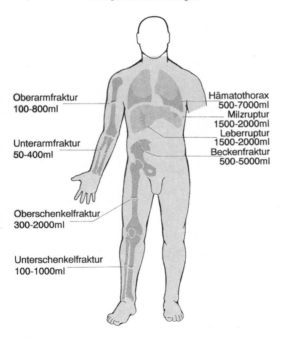

Oberarmfraktur
100-800ml

Unterarmfraktur
50-400ml

Oberschenkelfraktur
300-2000ml

Unterschenkelfraktur
100-1000ml

Hämatothorax
500-7000ml

Milzruptur
1500-2000ml

Leberruptur
1500-2000ml

Beckenfraktur
500-5000ml

Symptome
Die Symptome sind von Art, Ausmaß und Schweregrad der Verletzung bestimmt, in erster Linie ist auf Symptome zu achten, die eine Bedrohung der Vitalfunktionen signalisieren (Schockzeichen, Bewußtseinszustand).

Therapeutische Maßnahmen
▶ Lagerung: in Abhängigkeit vom Bewußtseinszustand –
           stabile Seitenlage oder
           Position, die eine Ruhigstellung/Versorgung
           der betroffenen Extremitäten ermöglicht

▶ Sicherung der Vitalfunktionen
▶ Freimachen und Freihalten der Atemwege
▶ Sauerstoffgabe: 2–4 l O_2/min
▶ Blutstillung (z. B. Druckverband)
▶ Venöser Zugang (möglichst großlumig)   Ringer-Lactat-Lsg.
▶ Steriles Abdecken von offenen Wunden
▶ Belassen von Fremdkörpern bei Pfählungsverletzungen
▶ Ruhigstellung von Frakturen (aufblasbare Schienen, Vakuummatratze)
▶ Repositionsbemühungen nur bei
   – völliger Fehllage der Extremität,
   – drohender Durchspießung durch ein Knochenbruchstück,
   – Pulslosigkeit/fehlender Sensibilität peripher der Verletzung.
▶ Wärmeerhaltung
▶ Ständige Kontrolle von Puls und Blutdruck
▶ Bei Amputationsverletzungen: falls möglich, Suche und Versorgung des Amputats (Plastikbeutel, Kühlung durch Eiswasser, Mitnahme)

▶ Medikamente
Volumenersatz (großzügig!):   z. B. initial 1000 ml
                                  Ringer-Lactat-Lsg.

   ggf. Druckinfusion mit großen Volumenmengen
   bis zur Kreislaufstabilisierung
Schmerzbekämpfung:
   Morphin 5–10 mg   z. B. ½–1 Amp. Morphin i.v.
ggf. Sedierung:
   Diazepam 5–10 mg   1 Amp. Valium = 10 mg   z. B. ½–1 Amp. Valium i.v.
ggf. Narkoseeinleitung (s. S. 89)
   z. B. Ketamin-Diazepam-Narkose oder Morphin-Diazepam-Narkose

Polytrauma

Definition

Gleichzeitige Verletzung verschiedener Körperregionen oder Organsysteme, die einzeln oder in Kombination lebensbedrohlich sind.

Etwa 80 % aller lebensbedrohlichen Polytraumata werden durch Verkehrsunfälle verursacht.

Die Art der Verletzung bzw. die Verletzungskombination ist für die Prognose entscheidend, deshalb ist das notärztliche Vorgehen bestimmt durch
– die Beurteilung der Schwere der Verletzung,
– die frühzeitige Erfassung lebenswichtiger Parameter,
– die Festlegung von Prioritäten für die Versorgung.

Die Verletzungshäufigkeiten beim Polytraumatisierten sind in untenstehenden Abbildungen dargestellt.

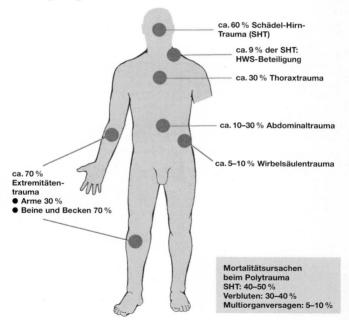

ca. 60 % Schädel-Hirn-Trauma (SHT)

ca. 9 % der SHT: HWS-Beteiligung

ca. 30 % Thoraxtrauma

ca. 10–30 % Abdominaltrauma

ca. 5–10 % Wirbelsäulentrauma

ca. 70 % Extremitäten-trauma
● Arme 30 %
● Beine und Becken 70 %

Mortalitätsursachen beim Polytrauma
SHT: 40–50 %
Verbluten: 30–40 %
Multiorganversagen: 5–10 %

Symptome

Die Symptomatik ist durch die Art der Verletzungen bestimmt, entscheidend ist deshalb das Suchen nach Leitsymptomen, die über das Ausmaß der Vitalgefährdung Hinweise geben können.

1. Überprüfen der Bewußtseinslage.
2. Überprüfen der respiratorischen Funktion.
3. Überprüfen der Herz-Kreislauf-Funktion.
4. Feststellung schwerwiegender Verletzungen:
   Schädel-Hirn-Trauma (Pupillen- und Reflexstatus, Glasgow-Koma-Index)?
   Rückenmarkverletzungen (Schmerzreize)?
   Thoraxtrauma (Prellmarken, Schmerzen im Thoraxbereich)?
   Abdominaltrauma (Prellmarken, Schmerzen, Abwehrspannung)?
   Offene Wunden (Blutungen)?
   Extremitätenverletzungen, Frakturen (achsengerechte Stellung der Extremitäten)?

Therapeutische Maßnahmen

Die Sicherung der Vitalfunktionen hat Vorrang vor allen anderen Maßnahmen!

▶ Lagerung: in Abhängigkeit von der Bewußtseinslage
   und dem Verletzungsmuster,
   in der Regel: stabile Seitenlage

▶ Freimachen und Freihalten der Atemwege
Sauerstoffgabe, ggf. Intubation und Beatmung (Indikation großzügig stellen!)
Venöse Zugänge (möglichst mindestens 2 großlumige Zugänge)
Blutstillung bei bedrohlichen Blutungen (Druckverband, Abbinden)
Ruhigstellung von Frakturen (Schienen, Vakuummatratze)

▶ Medikamente
Volumensubstitution:

Ringer-Lactat-Lsg.	sofort 1000–2000 ml
kolloide Lsg. (z. B. Gelifundol, HAES steril, Macrodex)	1000 ml

Weitere Volumengabe in Abhängigkeit von der Kreislaufsituation!
Sedierung:
   Diazepam 5–10 mg   z. B. ½–1 Amp. Valium i.v.
Analgesie:
   Morphin 5–10 mg   z. B. ½–1 Amp. Morphin i.v.
   und/oder   und/oder
   Ketamin 0,25–0,5 mg/kg KG   z. B. 20–40 mg Ketanest i.v.
                                             bzw. 10–20 mg Ketanest S i.v.

Falls erforderlich, Narkoseeinleitung
z. B. Ketamin-Diazepam-Narkose
   Diazepam 10–15 mg i.v.   z. B. 1–1½ Amp. Valium i.v.

   Ketamin 1–2 mg/kg KG   z. B. 100 mg Ketanest i.v.
                                              bzw. 40–80 mg Ketanest S i.v.

   Nachinjektion von Ketamin ca. alle 10 min
   mit der halben Anfangsdosis   z. B. 50 mg Ketanest i.v.

   Nachinjektion von Diazepam ca. alle 15–20 min   z. B. ½–1 Amp. Valium i.v.
Weitere Narkosearten s. S. 89

Wichtig:
Auswahl des geeigneten Transportmittels und der geeigneten Zielklinik!

Verdacht auf Polytrauma immer bei
- Traumatisch verursachtem Tod eines Mitfahrers im Fahrzeug
- Herausschleudern aus dem Fahrzeug
- Fahrzeugdeformation > 50 cm
- Einklemmung
- Verkehrsunfall mit höherer Geschwindigkeit
- angefahrenem Radfaher oder Fußgänger
- Sturz aus > 3 m Höhe
- Explosion
- Verschüttung

	Basischeck „Erster Blick" (BAP)	
Bewußtseinslage:	**Atmung:**	**Puls (Kreislauf):**
WASN-Schema: Patient wach? Auf Ansprache erweckbar? Auf Schmerzreiz erweckbar? Nicht erweckbar?	ausreichend?	sichbare Massenblutung? Pulsfrequenz?
Pupillenreaktion?		
	Initiale Schockbehandlung	
Sicherstellung der Oxygenierung: Sauerstoffgabe ggfs. orotracheale Intubation bei V.a. HWS-Trauma immer unter Immobilisation der HWS! Bei klinischem V.a. Spannungspneumothorax: sofortige Entlastung mit Kanüle		**Blutstillung** großlumige periphervenöse Zugäng (z. B. 2 x 13 G) Volumentherapie
technisches Monitoring: RR, EKG, Pulsoxymeter, Kapnometer		

3

Polytrauma-Management:
Vitalparameter

```
          RR syst. < 80 mm Hg
                 ↓
        500 ml Kristalloid
        500 ml Kolloid
        im Schuß, ggf. Druck
                 ↓
            RR syst.
           ↙        ↘
  < 80 mm Hg         > 80 mm Hg
       ↓                 ↓
500 ml Kristalloid        ↓
500 ml Kolloid            ↓
im Schuß, ggf. Druck      ↓
       ↓                  ↓
Stabilisierung → ja → weiter nach Befund
       ↓
     nein
       ↓
```

Polytrauma-Management:
Volumentherapie

Schnellstmöglicher Transport
(Voranmeldung Traumateam!)

Schädel-Hirn-Trauma (SHT)

(s. auch Zerebrales Koma, S. 200
Glasgow-Koma-Skala, S. 192)

Definition

Gewalteinwirkung auf den Kopf (ca. 60 % aller im Straßenverkehr Verunfallten erleiden ein derartiges Trauma) mit direkter (primärer) oder indirekter (sekundärer) Schädigung des Gehirns.

Die **direkte Hirnschädigung** führt zu einem unmittelbaren Schaden, der z. B. durch ein Trauma am Gehirn verursacht wurde und sich notfallmedizinisch kaum mehr beeinflussen läßt.

Die **indirekte Hirnschädigung** dagegen tritt als Folge von intra- oder extrakraniellen Komplikationen auf, sie läßt sich durch eine gezielte notfallmedizinische Intervention verringern oder vermeiden.

Beispiele für sekundäre Hirnschädigungen:
– zerebrale Hypoxie als Folge von Atem- und/oder Kreislaufstörungen,
– intrakranielle Hämatome,
– Steigerung des Hirndrucks durch Hirnschwellung und Hirnödem,
– Krampfanfälle.

Man unterscheidet nach dem klinischen Grad
– **Schädelprellung:** Kopfverletzung ohne Bewußtseinsstörung, -verlust
– **SHT 1. Grades:** Commotio cerebri, kurzdauernde Bewußtseinsstörung, im CT keine morphologischen Schädigungen nachweisbar
– **SHT 2. Grades:** leichte Kontusion
– **SHT 3. Grades:** schwere Kontusion, schwere Gehirnverletzung, Blutungen, ausgeprägte Funktionsstörungen

Symptome

Leitsymptom: Bewußtseinsstörung, Beurteilung nach der Glasgow-Koma-Skala

Glasgow-Coma-Scale

		Punkte
Öffnen der Augen	Spontan	4
	Auf Ansprache	3
	Auf Schmerzreiz	2
	Fehlt	1
Verbale Reaktion	Orientiert	5
	Verwirrt	4
	Einzelne Worte	3
	Laute	2
	Fehlt	1
Motorische Antwort	Folgt Aufforderungen	6
	Gezielte Schmerzreaktion	5
	Beugemechanismen	4
	Atypische Beugereaktionen	3
	Streckmechanismen	2
	Fehlt	1
Maximale Punktzahl		15
Minimale Punktzahl		3

Weitere Symptome:
Äußere Verletzungen (danach suchen!)
Blutungen aus Nase und Ohren, evtl. Liquorbeimengungen (V.a. Schädelbasisfraktur)
Erbrechen
Erinnerungslücken (Amnesie)
Pupillendifferenz
Unregelmäßige Atmung
Lähmungen an den Extremitäten

Therapeutische Maßnahmen bei nicht bewußtlosen Patienten:

▶ Sicherung der Vitalfunktionen
▶ Lagerung: Oberkörper um 20–30 % angehoben
(dadurch deutliche Abnahme des intrakraniellen
Drucks möglich)
Bei Hinweis auf Schädelbasisbruch (z. B. Blutung aus
Mund, Nase und Ohren) sollte die Flachlagerung
angewandt werden (geringere Gefahr einer Luftembolie
infolge eines eröffneten Sinus)

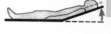

▶ Immobilisierung der HWS (Halskrawatte)

▶ Sauerstoffzufuhr: 4–6 l O_2/min

▶ Venöser Zugang
▶ Falls offene Wunden vorhanden: Blutstillung,
Abdecken mit sterilen Kompressen
▶ Ständige Überwachung von Atmung und Kreislauf
Zielparameter: PaO_2 > 95 %, RR syst 120–140 mm Hg,
Pee CO_2 ca. 35 mm Hg

▶ Medikamente
Volumenersatz: 500–1500 ml Ringer-Lactat-Lsg.
Bei zusätzlichen großen Volumenverlusten
evtl. zusätzlich Kolloide   z. B. 500–1000 ml HAES 10 %

Schmerzbekämpfung: Morphin 5–10 mg i.v

Sedierung: Diazepam 5–10 mg   z. B. ½–1 Amp. Valium i.v
Bei Krämpfen: Diazepam 20–40 mg   z. B. 2–4 Amp. Valium i.v.
(in Intubationsbereitschaft!)

Therapeutische Maßnahmen bei bewußtseinsgestörten Patienten:

▶ Lagerung: Seitenlagerung mit erhöhtem Oberkörper
(nicht intubierter Patient)
Oberkörper um 20–30 % angehoben
(intubierter Patient)

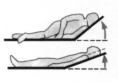

▶ Großzügige Indikation zur Intubation und Beatmung
(Glasgow-Coma-Score < 9 ist immer eine dringende
Indikation!)
▶ ggf. Narkoseeinleitung (s. S. 89)
▶ Hypoventilation vermeiden! (Die „prophylaktische" Hyperventilation wird nicht
mehr empfohlen, sie kann eine zerebrale Ischämie verstärken)

▶ Übrige Maßnahmen wie bei nicht bewußtlosen Patienten

TRAUMATOLOGISCHE NOTFÄLLE:
SCHÄDEL-HIRN-TRAUMA

▶ Medikamente
Narkoseeinleitung/-führung: Thiopental-Morphin-Narkose

Präoxygenierung	mind. 2 min mit 4–6 l O_2
	evtl. Atropin 0,5–1 mg i.v. (wird nicht mehr als Routinemaßnahme empfohlen)
Thiopental (Trapanal) 3–5 mg/kg KG i.v.	z. B. 250 mg Trapanal i.v. = ½ Amp. zu 500 mg
Morphin 5–10 mg i.v.	z. B. Morphin ½–1 Amp. i.v.

Nachinjektion von Thiopental alle 10–15 min, von Morphin alle 20–30 min

Bei ausgeprägten Hirndruckzeichen und/oder langen Transportwegen
evtl. Versuch der Hirnödemprophylaxe mit:

Kortikosteroiden	Methylprednisolon 250 mg oder Dexamethason 100 mg	z. B. Urbason 250 mg i.v. z. B. Fortecortin 100 mg i.v.
Osmotherapie	Sorbit 40 % 1 g/kg KG oder Mannit 20 % 250 ml	Sorbit 40 % 125 ml in 10 min oder Mannit 20 % 250 ml

Beatmung mit 100 % inspiratorischem Sauerstoffanteil, leichte Hyperventilation
anstreben.

Falls möglich, **Hubschrauber** als Transportmittel benutzen, gezielt **neurochirurgische
Klinik** anfliegen lassen.

Ketamin beim SHT
Galt die Gabe von Ketamin wegen seiner möglichen hirndrucksteigernden Wirkung
beim isolierten SHT früher als streng kontraindiziert, so gilt diese Empfehlung heutzutage nur noch im Sinne einer **relativen Kontraindikation**: Unter der Voraussetzung,
daß nach der Intubation eine Oberkörperhochlagerung und evtl. eine kontrollierte
Hyperventilation (ca. 150 % des kalkulierten Atemminutenvolumens = ca. 150 ml/kg
KG) erfolgt, ist die Gabe von Ketamin möglich.
Unumstritten **vorteilhaft** ist die Gabe von Ketamin, wenn neben dem SHT noch weitere Verletzungen vorliegen, die zu einer **Hypovolämie** mit Blutdruckabfall geführt
haben. Hierbei ist die Gefahr durch den Abfall des Systemdrucks und der Minderperfusion für das Gehirn erheblich größer als der möglicherweise ketamininduzierte
leichte Hirndruckanstieg. Die Gabe von Barbituraten (z. B. Thiopental) könnte beim
Volumenmangel sogar die Situation durch die blutdrucksenkende (Neben-)Wirkung
verschlechtern!

Muskelrelaxanzien beim SHT
Den sichersten Schutz vor Husten und Pressen bietet die komplette Relaxierung des
Patienten. Muskelrelaxans der Wahl ist wegen des raschen Wirkungseintritts und der
kurzen Wirkdauer das **Succinylcholin** (Lysthenon®) in der Dosierung von **1–1,5 mg/kg
KG i.v.** Der generelle Grundsatz für den Einsatz von Muskelrelaxanzien gilt jedoch
auch hier: Nur wer aus der täglichen klinischen Praxis heraus genügend Erfahrung mit
der Medikamentenklasse hat, sollte den Einsatz überhaupt in Erwägung ziehen!

Thoraxtrauma
(s. auch Pneumothorax, S. 101)

Definition
Gewalteinwirkung auf den Thorax, die zu Verletzungen des knöchernen Thorax oder der Thoraxorgane führt.
Die Letalität von Thoraxtraumata ist hoch, sie wird durch potentiell **lebensbedrohliche Komplikationen** bestimmt, wie z. B.:
Pneumothorax, Spannungspneumothorax, Hämatothorax, instabiler Thorax, Trachea- oder Bronchusrupturen oder Herzbeuteltamponade.

Symptome
Prellmarken, äußere Verletzungen
Dyspnoe
Blässe bis Zyanose
atemabhängige Schmerzen
schnelle, flache, evtl. paradoxe Atmung
evtl. prallgefüllte Halsvenen
Husten, evtl. Hämoptoe
evtl. Hautemphysem
Tachykardie, Blutdruckabfall

Therapeutische Maßnahmen
▶ Lagerung: in Abhängigkeit vom Bewußtseinszustand – stabile Seitenlage (auf der verletzten Seite), sonst Oberkörper hoch

▶ Sicherung der Vitalfunktionen
▶ Freimachen und Freihalten der Atemwege
▶ Sauerstoffgabe: 4–8 l O$_2$/min
▶ Großzügige Indikation zur Intubation und Beatmung
▶ Venöser Zugang (möglichst großlumig) Ringer-Lactat-Lsg.
▶ Steriles Abdecken von offenen Wunden
▶ Belassen von Fremdkörpern bei Pfählungsverletzungen
▶ Wärmeerhaltung
▶ Ständige Kontrolle von Puls und Blutdruck
▶ Bei Hinweisen auf Spannungspneumothorax: Entlastungspunktion im 2. oder 3. ICR medioklavikular

▶ Medikamente
Volumenersatz: z. B. initial 1000 ml Ringer-Lactat-Lsg.
Schmerzbekämpfung:
   Morphin 5–10 mg — z. B. ½–1 Amp. Morphin i.v.
   Ketamin 0,25–0,5 mg/kg KG — z. B. 20–40 mg Ketanest i.v. bzw. 10–20 mg Ketanest S i.v.

ggf. Sedierung:
   Triflupromazin 5–10 mg — z. B. 5–10 mg Psyqil i.v. oder

   Diazepam 5–10 mg
   1 Amp. Valium = 10 mg — z. B. ½–1 Amp. Valium i.v.

ggf. (z. B. bei instabilem Thorax) Narkoseeinleitung (s. S. 89):
   z. B. Ketamin-Diazepam-Narkose oder Morphin-Diazepam-Narkose

Thoraxtrauma: spezielle Formen

Instabiler Thorax

Ursachen/Merkmale		Therapie
Rippenserienfraktur		Halbsitzende Lagerung (bei stabilem Kreislauf), Sauerstoffgabe, ggf. Intubation und Beatmung, ggf. Thoraxdrainage

Pneumothorax

Ursachen/Merkmale		Therapie
Durch den Eintritt von Luft in den Pleuraspalt wird der dort herrschende Unterdruck aufgehoben und die Lunge kollabiert	offener Pneumothorax	Halbsitzende Lagerung Sauerstoffgabe, Beruhigung, Beobachtung (cave: Entwicklung eines Spannungspneumothorax!)

Spannungspneumothorax

Ursachen/Merkmale		Therapie
Akut lebensbedrohliches Krankheitsbild! Bei jeder Inspiration dringt zusätzlich Luft in den Pleuraspalt von innen (geschlossener Spannungspneu) oder von außen (offener Spannungspneu) ein, diese kann bei der Exspiration nicht mehr entweichen. Dadurch zunehmender Druckaufbau auf der betroffenen Seite mit Verdrängung des Mediastinums, Kompression der gesunden Lunge und Behinderung des venösen Rückstroms zum Herzen	Inspiration Defekt mit Ventilmechanismus Exspiration offener Spannungspneu	Halbsitzende Lagerung, Sauerstoffgabe, Entlastungspunktion, falls möglich: Thoraxdrainage

Hämatothorax

Ursachen/Merkmale		Therapie
Meist im Rahmen einer Rippenfraktur und einer Zerreißung des Rippenfells, durch Verletzung kleiner oder intrathorakaler Gefäße; Verletzungen der Lunge		Halbsitzende Lagerung (bei stabilem Kreislauf), Sauerstoffgabe, ggf. Intubation und Beatmung, Thoraxdrainage

Pneumomediastinum und Hautemphysem

Ursachen/Merkmale		Therapie
Eindringen von Luft in das Mediastinum oder in das Subkutangewebe, z. B. bei pulmonalen oder tracheobronchialen Verletzungen Hautemphysem (Schneeballknistern der Haut), Mediastinalemphysem mit Gefahr einer Kompression des Tracheobronchial-systems		Halbsitzende Lagerung, Sauerstoffgabe, Beruhigung, Beobachtung. Bei vitaler Bedrohung: kollare Mediastinotomie (im Jugulum ca. 3 cm lange, quere Hautinzision am Ober-rand des Manubrium sterni; stumpfe digitale Präparation bis unter das Sternum; bei korrekter Durchführung → Entweichen von Luft und blutig-schaumigem Sekret)

Tracheal-/Bronchusruptur

Ursachen/Merkmale		Therapie
Meist nach Trauma schwere respiratorische Insuffizienz, Hämoptyse (Bluthusten) Mediasti-nalemphysem evtl. Pneumothorax	Abriss des linken Haupt-bronchus	Halbsitzende Lagerung, Sauerstoffgabe, Beobachtung; bei Trachealruptur wäre das Vorschieben des Tubus über die Läsion hinaus in die distale Trachea die – theo-retisch – ideale Lösung, niedrigen Beatmungs-druck wählen

Lungenkontusion

Ursachen/Merkmale		Therapie
Meist stumpfes Trauma Mikro- und makroskopische Zerreißungen und Quetschungen des Lungengewebes Ausbildung oft erst nach Stunden bis Tagen!	Kontusionsherde	Halbsitzende Lagerung (bei stabilem Kreislauf), Sauerstoffgabe, ggf. Intubation und Beatmung, mit PEEP 5–10 mbar

3

Notfall-Entlastungspunktion

Indikation	Spannungspneumothorax	
Material	Großlumige Verweilkanüle (z. B. Größe 14 G oder 16 G)	
Punktionsstelle	2 oder 3. ICR in der Medioklavikularlinie der betroffenen Seite	
Lagerung	Rückenlage, Oberkörperhochlagerung	
Technik	Aufsuchen und Markieren der Punktionsstelle, ggf. Infilration der Einstichstelle (3. und 4. Rippe in der MCL) mit Lidocain; Punktion mit der Verweilkanüle, dann Vorschieben der Kanüle auf dem Oberrand der 3. und 4. Rippe, bis Interkostalmuskulatur spürbar passiert ist. Metallkanüle etwa 5 mm zurückziehen und Kanüle waagrecht weiterschieben, bis spürbar Luft entweicht. Metallkanüle herausziehen, sterile Abdeckung	Mondali-Zugang Bülau-Zugang

Wirbelsäulentrauma

Definition
Gewalteinwirkung auf die Wirbelsäule mit Verschiebungen oder Frakturen von
Wirbeln mit oder ohne Rückenmarkschädigung.
Typische Ursachen für Wirbelsäulenverletzungen sind:
– peitschenartige Schleuderbewegungen von Teilen der Wirbelsäule, insbesondere von
  Kopf und Hals,
– Stauchungsmechanismen in Längsachsenrichtung (z. B. Sturz aus großer Höhe,
  herabfallende Lasten).

Die Hauptgefahr bei Wirbelsäulenverletzungen liegt in der Schädigung des Rücken-
marks durch Quetschung, Einblutung oder Durchtrennung mit Ausbildung einer
Querschnittslähmung.
Lebensbedrohlich ist die **hohe Querschnittslähmung,** da sich hier eine zentrale
Atemlähmung entwickeln kann.
Anhand der radikulären Dermatome läßt sich die Höhe der Rückenmarkläsion grob
abschätzen (s. S. 257).

Symptome
Schmerzen im Rückenbereich
Zeichen einer Querschnittslähmung:
– Bewegungsunfähigkeit, Gefühllosigkeit, schlaffe Extremitäten,
– fehlende Abwehrreaktion auch bei starken Schmerzreizen,
– evtl. Bewußtseinsstörung,
– unwillkürlicher Harn- oder Stuhlabgang,
– Blutdruckabfall.

Therapeutische Maßnahmen
▶ Lagerung: abhängig vom Bewußtseinszustand
           Keine unnötigen Umlagerungen!
           Wenn möglich, flach lagern!
           Immer immobilisierende Halskrawatte
           anlegen!
           Umlagerung nur mit mehreren Helfern,
           Schaufeltrage einsetzen,
           so bald wie möglich auf Vakuum-
           matratze in Streckstellung lagern.

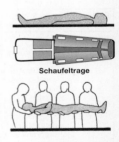

Schaufeltrage

▶ Sicherung der Vitalfunktionen
▶ Freimachen und Freihalten der Atemwege
▶ Sauerstoffgabe:
▶ Falls erforderlich, Intubation und Beatmung
▶ Venöser Zugang
▶ Steriles Abdecken von offenen Wunden
▶ Wärmeerhaltung
▶ Ständige Kontrolle von Puls und Blutdruck

2–4 l O$_2$/min

Ringer-Lactat-Lsg.

▶ Medikamente

Volumenersatz:	z. B. initial 1000 ml Ringer-Lactat-Lsg.

Schmerzbekämpfung:

Morphin 5–10 mg	z. B. ½–1 Amp. Morphin i.v.
Ketamin 0,25–0,5 mg/kg KG	z. B. 20–40 mg Ketanest i.v.
(S)-Ketamin 0,125–0,25 mg/kg KG	z. B. 10–20 mg Ketanest S i.v.

Sedierung:

Triflupromazin 5–10 mg	z. B. 5–10 mg Psyquil i.v.
oder	oder
Diazepam 5–10 mg z. B. 1 Amp. Valium = 10 mg	½–1 Amp. Valium i.v.

Versuch der Verringerung der sekundären Rückenmarkschädigung (durch Hypotonie, Ischämie, Freisetzung von freien Radikalen, Ödembildung) durch hochdosierte Kortikosteroide:

Methylprednisolon 30 mg/kg KG initial i.v. als Bolus über 15 min	z. B. Urbason solubile forte 1000 mg 1–3 Amp. i.v.

Methylprednisolon: Dosierung beim Rückenmarktrauma							
Körpergewicht in kg	10	20	40	60	70	80	100
i.v. Dosis in mg (Bolus über 15 min)	300	600	1200	1800	2100	2400	3000

Wichtig

Auswahl des geeigneten Transportmittels (Hubschrauber) und der geeigneten Zielklinik!

Radikuläre Dermatome

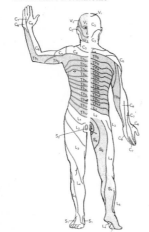

Abschätzung der Höhe einer Rückenmarkläsion

Symptome	Schädigungs-lokalisation
Zwerchfellatmung fällt aus	C3/C4
Schulterheben nicht möglich	Höhe C5
Ellbogenbeugung nicht möglich	Höhe C6
Fingerbeugung nicht möglich	Höhe C8/C9
Sensibilität bis Höhe Brustwarzen erhalten	Unterhalb Th 4
Sensibilität bis Höhe Bauchnabel erhalten	Unterhalb Th 10
Hüftbeugung nicht möglich	Höhe L2
Fußhebung nicht möglich	Höhe L5

UNTERKÜHLUNG

Unterkühlung

Definition
Durch längeren Aufenthalt in kühler Umgebung und Störungen der Wärmeregulation hervorgerufene Schädigung des Organismus, oft zusätzlich begünstigt durch andere Faktoren (z. B. Alkoholintoxikation).

Von einer Unterkühlung spricht man, wenn es zu einer Erniedrigung der Körpertemperatur (Rektaltemperatur) unter 35 °C gekommen ist. Eine leichte Hypothermie besteht bei Körpertemperaturen bis etwa 32 °C, eine schwere Hypothermie bei darunterliegenden Temperaturen. Akute Lebensgefahr durch drohendes Herzkammerflimmern ist bei einer Körperkerntemperatur von 26–30 °C anzunehmen.

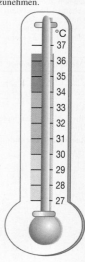

Symptome
Körpertemperatur 34–36,5 °C:
– Kältezittern, Erregungszustand
– Schmerzen an den Extremitäten
– bläulich-blasse Haut
– Tachykardie

Körpertemperatur 30–34 °C:
– zunehmende Somnolenz
– Nachlassen des Schmerzempfindens
– Bradykardie, Herzrhythmusstörungen
– unregelmäßige Atmung

Körpertemperatur 27–30 °C:
– tiefe Bewußtlosigkeit, weite Pupillen
– schwacher, bradykarder Puls
– unregelmäßige Atmung

Körpertemperatur < 27 °C:
– Koma
– Atemstillstand
– Herz-Kreislauf-Stillstand (meist Kammerflimmern)

UNTERKÜHLUNG

Therapeutische Maßnahmen
▶ Lagerung: Rückenlage, ggf. stabile Seitenlage

▶ In warme, windgeschützte Umgebung bringen
▶ Messung der Rektaltemperatur:
▶ Bei mäßiger Hypothermie (Rektaltemperatur > 32 °C):
   passive Wiedererwärmung durch
   – Einhüllen in Wolldecken,
   – Steigerung der Umgebungstemperatur.

▶ Bei schwerer Hypothermie (Rektaltemperatur < 32 °C):
   – Patient darf sich nicht bewegen (Gefahr des Einstroms von kaltem Blut aus der Peripherie in den Körperkern, „Bergungstod"),
   – Infusion angewärmter Lösungen,
   – Wärmepackungen am Rumpf,
   – evtl. warmes Vollbad (nur bei jungen, ansonsten gesunden Menschen).

▶ Sauerstoffgabe: 4–6 l O_2/min

▶ Venöser Zugang: angewärmte Ringer-Lactat- oder Glukose-Lsg.
Falls erforderlich, Reanimation.
Die Reanimationsmaßnahmen müssen in der Regel so lange durchgeführt werden, bis eine Normalisierung der Körpertemperatur durch gleichzeitiges Aufwärmen erreicht wurde.
Sowohl die Defibrillation als auch die Gabe von Katecholaminen sind bei Hypothermie in vielen Fällen wenig wirksam. Deshalb bei schwerer Hypothermie: maximal 3 Defibrillationen; keine Katecholamintherapie der Bradykardie bei suffizientem Kreislauf (Bradykardie ist bei Hyperthermie physiologisch!)

▶ Medikamente
   Medikamente im Rahmen der Reanimation (s. S. 78).

Sedierung:
   Diazepam 5–10 mg   1 Amp. Valium = 10 mg   z. B. ½–1 Amp. Valium i.v.
Hirnödemprophylaxe:
   Dexamethason 100 mg i.v.   z. B. 100 mg Fortecortin i.v.
   oder   oder
   Prednisolon 1–2 g i.v.   z. B. 1–2 g Solu-Decortin-H i.v.
   oder   oder
   Methylprednisolon 250 mg i.v.   z. B. 250 mg Urbason i.v.

Wenn möglich, Transport in Klinik mit Herz-Lungen-Maschine, Dialysemöglichkeit wegen besseren Wiedererwärmungsmöglichkeiten.

259

Verbrennung und Verbrühung

Definition
Durch thermische Einflüsse ausgelöste schwere Schädigung der Haut und tiefer-
liegender Gewebe. Neben einer lokalen Schädigung kann es sehr schnell zu Regu-
lations- und Funktionsstörungen anderer Organe und Organsysteme kommen.
Diese z. T. lebensbedrohlichen Allgemeinerscheinungen werden als **Verbrennungs-
krankheit** bezeichnet.

Als Ursachen für eine Verbrennung kommen in Frage:
– Strahlende Energien (Sonne, Röntgenstrahlen, atomare Strahlung)
– Heiße Flüssigkeiten (Wasser, Nahrungsmittel, Schmelzen)
– Flammeneinwirkung (Feuer, Flammenbogen)
– Heiße Dämpfe und Gase (Wasserdampf)
– Mechanische Reibung (Seile, Förderbänder)
– Heiße, feste Körper (Herdplatte, Bügeleisen)

Die Symptomatik einer Verbrennung ist immer abhängig von ihrem **Ausmaß** und von
ihrem **Schweregrad.**

Symptome
Bei der lokalen Schädigung werden 3 Verbrennungsgrade unterschieden, wobei sich
die Schweregrade IIb und III klinisch kaum voneinander abgrenzen lassen:

Grad der Verbrennung		Symptomatik	Anmerkung
I		Rötung, Schwellung, Schmerz	Spontanheilung ohne Narben
II	IIa	Rötung, Blasen, Schmerz (oberflächlich-dermale Läsion)	Ausheilung ohne Narben
	IIb	Blasen, Schmerz, anämische Haut (tief-dermale Läsion)	Narbenbildung
III		Nekrose, graue, weiße oder schwarze Haut, kein Schmerz	Keine Spontanheilung, Narbenbildung

VERBRENNUNG UND VERBRÜHUNG

Um die Flächenausdehnung einer Verbrennung abzuschätzen, wird die **Neunerregel nach Wallace** angewandt.
Sie erlaubt eine grobe Orientierung darüber, wieviel Prozent der gesamten Körperoberfläche verbrannt sind.

Erwachsener

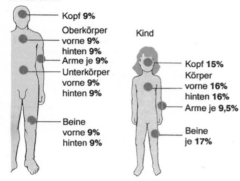

Kopf 9%

Oberkörper
vorne 9%
hinten 9%
Arme je 9%
Unterkörper
vorne 9%
hinten 9%

Beine
vorne 9%
hinten 9%

Kind

Kopf 15%
Körper
vorne 16%
hinten 16%
Arme je 9,5%

Beine
je 17%

Bei einer Ausdehnung der Verbrennung von ca. 15 % beim Erwachsenen und ca. 10 % beim Kind besteht Schockgefahr!

Neugeborenes

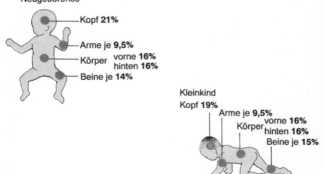

Kopf 21%

Arme je 9,5%
Körper vorne 16%
hinten 16%
Beine je 14%

Kleinkind
Kopf 19%
Arme je 9,5%
Körper vorne 16%
hinten 16%
Beine je 15%

Therapeutische Maßnahmen
▶ Hitzezufuhr unterbrechen, d. h. beispielsweise Löschen von Kleiderbränden durch Übergießen mit Wasser, Einwickeln in Decken, Rollen des Verbrannten auf dem Boden
▶ Sicherung der Vitalfunktionen
▶ Lagerung: auf Brandwundenfolien (z. B. Metalline),
　　　　　　bei Bewußtlosigkeit stabile Seitenlage,
　　　　　　bei Inhalationstrauma Oberkörper hoch,
　　　　　　sonst Schocklagerung
▶ Atemwege freimachen und freihalten
▶ Sauerstoffzufuhr, ggf. Beatmung
▶ Ständige Überwachung von RR und Puls
▶ Kaltwasseranwendung für ca. 15–20 min
Durch sofortiges und anhaltendes Kühlen des erhitzten Gewebes mit kaltem (12–18 °C) Wasser lassen sich weitere Schäden aufhalten:
Beste Form der Kühlung wäre die Berieselung der verbrannten Bereiche mit Leitungswasser (besser als Eintauchen in Wasser), bis zum Nachlassen der Schmerzen, jedoch nicht länger als 15–20 min. Insbesondere bei ausgedehnten Verbrennungen am Körperstamm sowie bei Kindern sollte man sich immer der Gefahr der Unterkühlung bewußt sein!
▶ Entfernen aller nicht mit der Brandwunde verklebten Kleidungsstücke
▶ Keimfreie Wundabdeckung
▶ Venöser Zugang, möglichst großlumig　　　　　Ringer-Lactat-Lsg. i.v.
▶ Medikamente
Schockbekämpfung:
Volumensubstitution initial:　　　Erwachsene: 1000 ml Ringer-Lactat-Lsg. i.v.
　　　　　　　　　　　　　　　Kinder:　　10–20 ml/kg KG (s. auch S. 355)

Weitere Volumensubstitution in Abhängigkeit vom Ausmaß der Verbrennung, als Orientierung dient das Infusionsschema nach Baxter (Parkland-Formel):
Infusionsvolumen in 24 h = kg KG · % verbrannte Körperoberfläche
　　　　　　　　　　　　　　　　· 4 ml Ringer-Lactat
Bei vorliegendem Inhalationstrauma oder bei Starkstromverletzung wird die Berechnung mit 6 ml Ringer-Lactat durchgeführt.
Innerhalb der ersten 8 Stunden muß die Hälfte des Tagesbedarfs appliziert worden sein.

Sedierung:
Diazepam 5–10 mg　1 Amp. Valium = 10 mg　z. B. ½–1 Amp. Valium i.v.
Midazolam 5–10 mg　　　　　　　　　　　z. B. 1–2 Amp. Dormicum 5 mg i.v.
Schmerzbekämpfung:
Morphin 5–10 mg und/oder　　　　　　z. B. ½–1 Amp. Morphin i.v. und/oder
Ketamin 0,25–0,5 mg/kg KG　　　　　　z. B. 20–40 mg Ketanest i.v.
　　　　　　　　　　　　　　　　　　　　bzw. 10–20 mg Ketanest S i.v.

Bei Rauchgasinhalation:
Dexamethason-Aerosol　　　　　　　z. B. Auxiloson-Aerosol initial 4–5 Hübe,
　　　　　　　　　　　　　　　　　　　　dann alle 10 min weitere 2 Hüber
evtl. Theophyllin 0,24–0,48 g　　　　z. B. 1–2 Amp. Euphylong i.v.

Wichtig: Geeignetes Transportmittel (Rettungshubschrauber) und Transportziel (Klinik mit Schwerverbranntenbetten) auswählen!
Zentrale Vermittlungsstelle für Schwerverbrannte:
Tel. 040 28 82 39 98 oder 040 28 82 39 99

Indikationen für eine stationäre Aufnahme
– Patienten mit Verbrennungen/Verbrühungen Grad II und III > 10 % der Körper-
  oberfläche, bei Kindern und alten Patienten 5–10 % der Körperoberfläche
– Verbrennungen an Gesicht, Händen, Füßen oder Genitalien
– Inhalationsschäden
– Elektroverbrennungen
– Chemische Schäden
– Patienten mit zusätzlichen Verletzungen
– Bewußtlose Verbrannte/Verbrühte

Indikationen zur Verlegung in eine Spezialklinik
– Verbrennungen/Verbrühungen Grad II > 20 % der Körperoberfläche, bei Kindern
  > 10 % der Körperoberfläche
– Verbrennungen/Verbrühungen Grad III > 10 % der Körperoberfläche
– Verbrennungen/Verbrühungen Grad IIb und III an Gesicht, Händen, Füßen oder
  Genitalien
– Inhalationstrauma
– Elektroverbrennungen

Primärversorgung durch den Notarzt
– Kühlung
– Große Volumenzugänge
– Ringer-Lactat-Lsg. nach Baxter-Formel
– Analgosedierung
– Frühzeitige Intubation

Kontraindiziert in der Akutphase ist die Gabe von
– kolloidalen Lösungen,
– Diuretika,
– Kortison,
– Katecholaminen,
– Antibiotika

Zentrale Vermittlungsstelle für Betten für Schwerbrandverletzte
Tel.: 040 2882 3998
      040 2882 3999

(Einen Überblick über die Kliniken mit Betten für Schwerbrandverletzte gibt die
Abbildung auf S. 400)

Vergiftungen (Übersicht)

VERGIFTUNGEN

Art und Häufigkeit

Wenn man von einer Vergiftung spricht, so ist im Notarztdienst in der Regel die **exogene Intoxikation,** d. h. eine schädigende Einwirkung von chemischen, tierischen, pflanzlichen, bakteriellen oder sonstigen Giften auf den Organismus gemeint.
Zu den **endogenen Intoxikationen** zählen dagegen Stoffwechselentgleisungen, wie z. B. Hypo- oder Hyperglykämie, thyreotoxische Krise, Elektrolytstörungen u.a.

Die exogenen Intoxikationen machen ca. 5–10 % der Gesamtaufnahmen der medizinischen Kliniken sowie ca. 15–20 % der Notarztwageneinsätze aus. Vergiftungen sind die häufigste Ursache des nichttraumatischen Komas im Erwachsenenalter.
Bei 80–90 % aller Intoxikationen im Erwachsenenalter handelt es sich um eine absichtliche (suizidale) Gifteinnahme, 10–15 % betreffen akzidentelle, etwa 5 % gewerbliche Vergiftungen.
Unter den Giftarten stehen die Arzneimittelvergiftungen mit 80–90 % an der Spitze, dabei wiederum die Vergiftungen mit Hypnotika und Psychopharmaka.
Sehr häufig sind Mischintoxikationen vorzufinden, insbesondere die Kombination von Arzneimitteln mit Alkohol.

Symptome

Da die Früherkennung einer Vergiftung von lebensrettender Bedeutung sein kann, kommt es primär darauf an, bei jedem unklaren Krankheitsbild und bei jedem unklaren Koma an eine Vergiftung zu denken.
Gezielte Fragen an den Patienten und seine Angehörigen nach Depressionen, psychischen Belastungen, suizidalen Tendenzen, die Suche nach Hinweisen für die Aufnahme von übermäßigen Arzneimittelmengen und nach sonstigen Giften in unmittelbarer Nähe eines akut Erkrankten gehören deshalb zu den wichtigsten orientierenden Erstmaßnahmen, die durch den Notarzt oder Rettungssanitäter durchzuführen sind.
Jeder Hinweis auf eine exogene Intoxikation ist sofern möglich zu dokumentieren; Substanzen, die die Vergiftung hervorgerufen haben könnten, müssen asserviert werden.

Die häufigsten Symptome bei Vergiftungen sind:
Zentrale Störungen
– Bewußtseinstrübung, Bewußtlosigkeit, Krämpfe, Lähmungen
Psychische Störungen
– Aggressivität, Tobsucht, Delirium, Euphorie, Verwirrtheit
Atem- und Kreislaufstörungen
– Brady- oder Tachypnoe, Zyanose, Fötor, Hypo- oder Hypertonie, Herzrhythmusstörungen
Gastrointestinale Symptome
– Übelkeit, Erbrechen, Durchfälle
Störungen der Temperaturregulation
– Hyperthermie (z. B. bei Amphetaminen, trizyklischen Antidepressiva, Ecstasy)
– Hypothermie (z. B. nach Aufenthalt im Freien bei Intoxikationen mit Alkohol, Barbituraten, Benzodiazepinen, Opioiden)
Äußere Veränderungen
– Hautläsionen (Erytheme, Blasenbildung, Nekrosen, Gesichtsröte)
– Ätzspuren
– Veränderung der Pupillenreaktion/-weite (Mydriasis, Miosis)

Charakteristische Vergiftungssymptome als Hinweise für die mögliche toxische Ursache

Organsystem	Leitsymptom	Mögliche toxische Ursache
Haut	Kirschrote Farbe	Kohlenmonoxid, Zyanid
	Graue/schieferblaue Farbe	Methämoglobinbildner
	Zyanose	Alle zentral dämpfende Substanzen
	Ikterus	Knollenblätterpilz
		Arsen
	Blasenbildung	Barbiturate
	Ätzspuren	Säuren/Laugen
	Injektionsspuren, Phlebitis	Drogen
Atemwege	Alkoholgeruch	Alkohol, Phenol, Chloralhydrat
	Acetongeruch	Aceton, Salizylate, Coma diabeticum
	Bittermandelgeruch	Zyanide
	Knoblauchgeruch	Alkylphosphate
	Schwefelwasserstoffgeruch ("faule Eier")	Acetylcystein
	Bronchorrhö, Hypersalivation	Hemmstoffe der Acetylcholinesterase
	Lungenödem	Reizgase
Augen	Miosis	Opiate
		Hemmstoffe der Acetylcholinesterase
	Mydriasis	Antidepressiva, Neuroleptika, Antihistaminika
ZNS	Doppelbilder	Methylalkohol
		Botulismus
	Tremor	Drogen, Medikamente, Entzug
	Delirantes Verhalten	Alkohol, Stimulanzien, LSD, Theophyllin
	Koma	Barbiturate, Benzodiazepine, Antidepressiva, Opiate, Alkohol
Herz-Kreislauf-System	Bradykardie, Bradyarrhythmie	Digitalis, β-Blocker, Kalziumantagonisten, Hemmstoffe der Acetylcholinesterase
	Tachykardie, Tachyarrhythmie	Antidepressiva, Stimulanzien, Alkohol, Theophyllin, Antihistaminika

---

Eigen- und Fremdanamnese bei Verdacht auf Vergiftungen

Die 6 „W"
- **Wer?**
- **Was?**
- **Wann?**
- **Wo?**
- **Wieviel?**
- **Wie?**

Psychiatrische Erkrankungen?
Toxikomanie?
Drogenabhängigkeit
Lebenskrise
Arbeitskrise

Umgebungsuntersuchung
- Umstände des Auffindens, Örtlichkeit, Abschiedsbrief, leere Medikamentenverpackungen, Hinweise auf Alkoholzufuhr

Allgemeine therapeutische Maßnahmen

Lebensrettende Sofortmaßnahmen
Unabhängig von der Art der Vergiftung hat die Sicherung der Vitalfunktionen
vorrangige Bedeutung:
▶ Falls erforderlich, Rettung des Patienten aus dem Gefahrenbereich
  (nur durch Fachpersonal!)
▶ Freimachen und Freihalten der Atemwege
▶ Lagerung: dem Bewußtseinszustand entsprechend
▶ Sauerstoffgabe, ggf. Intubation und Beatmung(bei Verdacht auf eine Intoxikation
  ist die Indikation zur Intubation großzügig zu stellen)
▶ Falls erforderlich, Reanimation
▶ Venöser Zugang

Bei allen Maßnahmen darf nie die **Eigensicherung,** z. B. durch Handschuhe,
Atemschutzmasken etc., vernachlässigt werden!

Sofortmaßnahmen zur Entgiftung
▶ Dekontamination
Unter einer Dekontamination versteht man die Unterbrechung des Kontakts zwischen
Patient und Noxe mit dem Ziel, eine weitere Giftaufnahme zu verhindern. Dazu
können folgende Maßnahmen ergriffen werden:
Bei Vergiftungen durch Inhalation toxischer Gase: Retten aus dem Gefahrenbereich,
Sauerstoffzufuhr.
Bei transkutaner Gifteinwirkung: Entfernung kontaminierter Kleidungsstücke, aus-
giebige Hautreinigung mit Wasser.
Bei oraler Giftaufnahme: provoziertes Erbrechen, Magenspülung, Kohletherapie,
forcierte Diurese.

▶ Provoziertes Erbrechen

Das Auslösen von Erbrechen ist nur sinnvoll, wenn es möglichst früh, allerspätestens 2–4 h nach Giftaufnahme erfolgt. Die Reduktion der resorbierbaren Giftmenge liegt bei proviziertem Erbrechen 5 min nach Giftaufnahme bei 30–70 %, 30 min nach Giftaufnahme beträgt sie nur noch 2–45 %!

Die Effektivität des provozierten Erbrechens ist damit deutlich geringer als diejenige einer Magenspülung!

Indikation:
– Perorale Giftaufnahme, bewußtseinsklarer, kooperativer Patient.

Kontraindikationen:
– Bewußtseinsstörung (Gefahr der Aspiration)
– Ingestion ätzender Substanzen
– Ingestion schaumbildender Substanzen
– Ingestion organischer Lösungsmittel (Gefahr schwerer Lungenschäden bereits bei geringer Aspiration)

Technik:
a) Auslösen von Erbrechen durch **mechanische Reizung der Rachenhinterwand** („Finger in den Hals stecken"). Falls es nur zum Würgen und nicht zum Erbrechen kommt, soll der Patient reichlich Wasser trinken und es dann erneut versuchen.

b) Auslösen von Erbrechen durch **Verabreichung von Salzwasser.**
Diese Methode ist bei Kindern wegen der Gefahr der Provokation einer Hypernatriämie kontraindiziert.
Man gibt dem Patienten 1–2 Gläser Salzwasser (jeweils 1 Eßlöffel Kochsalz auf 1 Glas warmes Wasser) zu trinken. Nach ca. 10 min müßte dann das Erbrechen einsetzen.
Falls es nur zum Würgen und nicht zum Erbrechen kommt, soll der Patient reichlich Wasser trinken.
Kann mit Hilfe der Salzwassergabe kein Erbrechen hervorgerufen werden, so muß der Magen mittels Magenschlauch und Magenspülung entleert werden, um die Resorption der großen Kochsalzmengen zu verhindern.

c) Auslösen von Erbrechen durch die Gabe von Sirup Ipecacuanhae.
Bei Säuglingen unter 8 Monaten ist die Gabe des Sirups kontraindiziert!

Altersstufe	Dosierung [ml]
1–1,5 Jahre	10
1,5–2 Jahre	15
2–3 Jahre	20
über 3 Jahre	30

Anschließend reichlich Flüssigkeit (Wasser, Tee, Säfte) trinken. Das Erbrechen müßte nach ca. 15–20 min einsetzen.
Hat sich der Magen nach dem Erbrechen nach ca. 15 min wieder beruhigt, so gibt man Kohle und Glaubersalz (Natrium sulfuricum) in einer Dosierung von jeweils 0,5 g/kg KG.

d) Auslösen von Erbrechen durch die **Gabe von Apomorphin**

Apomorphin ist ein stark emetisch wirksames Opioid mit zentralnervös dopaminerger Wirkung. Es wird i.v., s.c. oder notfalls auch i.m. verabreicht und löst innerhalb von
5–10 min Erbrechen aus.

Seine Hauptnebenwirkung ist eine Gefäßerweiterung mit Blutdruckabfall, weswegen es stets als Mischspritze mit einem Vasopressor (z. B. mit Norfenefrin (z. B. Novadral) oder Cafedrin/Theodrenalin (z. B. Akrinor) kombiniert verwendet wird.

Bei zu stark anhaltender Wirkung (unstillbares Erbrechen) kann die Wirkung mit dem Opiatantagonisten Naloxon (z. B. Narcanti 0,005–0,01 mg/kg KG i.v.) antagonisiert werden.

Bei Kleinkindern ist die Anwendung kontraindiziert!

Apomorphin 0,1 ml/kg KG z. B.	Apomorphin 10 mg
+ Nofenefrin oder Cafedrin/Theodrenalin	+ Novadral 1 Amp. oder Akrinor 1 Amp.

▶ Magenspülung

Indikation:

Bei kurzen Fahrzeiten ist in der Regel eine Magenspülung vor Ort bzw. im Notarztwagen nicht sinnvoll.

Ausnahmen bilden jedoch einige Gifte, die nach der Resorption hochtoxisch und später praktisch nicht mehr zu eliminieren sind.

Zu diesen Giften gehören:
– Alkylphosphate
– Arsen
– Paraquat
– Schwefelwasserstoff
– Zyanide

Ist zwischen der Giftaufnahme und dem Eintreffen des Notarztes erst eine kurze Zeitspanne verstrichen und lassen die Gifte bei einer späteren Magenspülung Komplikationen erwarten (Herz-Kreislauf-Störungen, Krämpfe), so ist die sofortige Magenspülung auch bei der Intoxikation mit folgenden Substanzen indiziert:
– Betablocker
– Chloroquine
– Chinin
– Koffein
– Nikotin
– Strychnin
– Digitalis (nach Antidotgabe)
– INH (nach Antidotgabe)

Technik s. S. 99

▶ Kohletherapie

Die entgiftende Wirkung durch Kohle wird durch Adsorption der Gifte im Darmlumen erzielt. Aktivkohle zeichnet sich dabei durch eine große Oberfläche von mehr als 1000 m^2/g aus.

Die Gabe von Aktivkohle führt innerhalb von Sekunden zu einer Adsorption von Giften aus dem Darmlumen, verändert im Idealfall die Diffusionsrichtung der Gifte zum Darmlumen hin und kann somit sogar eine gewisse Rückresorption von bereits in die Kapillaren des Darmes aufgenommenen Giftstoffen sowie eine Unterbrechung eines enterohaptischen Kreislaufs von Substanzen bewirken.

Da die Bindung der Giftstoffe an Kohle reversibel ist, muß die Darmpassage – am besten mit osmotisch (salinisch) wirksamen Laxanzien – in der Folge beschleunigt werden.

Große Giftmengen können die Wirksamkeit der Kohletherapie limitieren (so würde man z. B. zur Adsorption von 40 g Salizylat 400 g Kohle benötigen!)

Die Kohletherapie ist mit einer Magen- oder Darmspülung kompatibel, d. h. daß z. B. gegen eine sofortige vorgeschaltete Kohlegabe auch vor einer geplanten Magenspülung nicht einzuwenden ist, zumal letztere Methode in aller Regel nicht präklinisch durchgeführt wird und somit zwischen Ersttherapie und Giftelemination ansonsten relativ viel Zeit vergeht.

Die Effektivität einer frühen Kohletherapie ist bis auf bestimmte Ausnahmen (s. u.) mit der Effektivität einer frühen Magenspülung gleichzusetzen und sollte deshalb so früh wie möglich (< 60 min nach Giftaufnahme) durchgeführt werden!

Substanzen, bei denen die Adsoption durch Kohle fraglich ist:
Alkohole
Arsenik
Eisensulfat
Kalium
Lithium
Bromide
Malathion
Thallium
u. a.
Keine Anwendung bei Vergiftung mit ätzenden Stoffen (Säuren, Laugen)

Vorgehen

Bei fehlenden Schutzreflexen zunächst Intubation
ggfs. Absaugung und Asservation von Mageninhalt über nasogastrale Sonde

Applikation von Aktivkohle

Carbo medicinalis 50 g

z. B. Ultracarbon 1 Fl
aufgeschüttelt mit Wasser oder Apfelsaft
= 400 ml Kohle-Lösung

Alkylphosphatvergiftungen
(Vergiftungen durch Phosphorsäureester, z. B. E 605)

Definition
Substanzen aus der Klasse der Phosphorsäureester sind in einer Vielzahl von
Pflanzenschutzmitteln und Schädlingsbekämpfungsmitteln enthalten.
Die Resorption erfolgt über die Schleimhäute (Magen-Darm-Trakt, Atmungsorgane)
und die Haut.
Nach der Resorption blockieren die Alkylphosphate das Enzym Cholinesterase und
verhindern damit die Spaltung des ständig an der Nervenendplatte entstehenden
körpereigenen Acetylcholins. Die Folge ist eine zunehmende Acetylcholinvergiftung.
Das Vollbild der Vergiftung kann in Minuten bis Stunden erreicht sein und ist abhängig
von der aufgenommenen Menge und der Art der Zubereitung des Alkylphosphats.

Die wichtigsten Alkylphosphate und ihre deutschen Handelsbezeichnungen sind:
– Parathionäthyl (E 605 forte Pholidol-Öl)
– Demiton-S-Methylsulfoxid (Metasystox)
– Dimethoat (Rogoar)
– Trichlorphon (Dipterix)
– Phosphamidon (Deimecron 20)

Symptome
Leichte Intoxikation:
– vermehrte Speichel- und Bronchialsekretion
– Schweißneigung
– Kopfschmerzen, evtl. Sehstörungen
– Schwindel, Übelkeit, Bradykardie

Mittelschwere Intoxikation:
– Symptome wie bei leichter Intoxikation, jedoch ausgeprägter
– allgemeine Muskelschwäche, Muskelfibrillationen
– krampfartige Bauchschmerzen, Erbrechen, Durchfälle

Schwere Intoxikation:
– Bronchospasmus, Atemnot mit asthmaartigen Zuständen
– Zyanose, Prälungenödem
– zentrale Atemlähmung
– Miosis (kann fehlen)
– Bewußtsein bleibt relativ lange erhalten, dann Koma, evtl. mit Krampfanfällen
– evtl. Geruch nach Knoblauch

3

VERGIFTUNGEN DURCH ALKYLPHOSPHATE

Therapeutische Maßnahmen
Eigensicherung: keinen direkten Hautkontakt (Handschuhe), keine Mund-zu-Mund-
oder Mund-zu-Nase-Beatmung
▶ Sicherung der Vitalfunktionen
▶ Lagerung: stabile Seitenlage

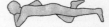

▶ Freimachen und Freihalten der Atemwege
▶ Sauerstoffgabe, ggf. Intubation und Beatmung
▶ Entfernung kontaminierter Kleidung, Hautreinigung
▶ Venöser Zugang   Ringer-Lactat-Lsg.
Bei oraler Giftaufnahme und bewußtseinsklarem Patienten:
▶ erbrechen lassen!
▶ So bald wie möglich (nach Intubation und medikamentösen Maßnahmen)
  Magenspülung!

▶ Medikamente
Atropin in hoher Dosierung:
  Atropin hebt die muskarinartige Wirkung des Acetylcholins (vermehrte Speichel-
  und Bronchialsekretion, Laryngo- und Bronchospasmus, Miosis, Bradykardie, Erbrechen, Durchfall) auf, nicht jedoch die nikotinartige Wirkung (z. B. die neuro-
  muskuläre Atemlähmung).
  Beim Erwachsenen initial mindestens   2–5 mg Atropinum sulfuricum i.v.
  Dosis im Abstand von 3–10 min so oft
  wiederholen, bis die muskarinartige Wirkung des Giftes verschwindet.
  1 Amp. Atropin zu 1 ml = 0,5 mg
  1 Amp. Atropin zu 10 ml = 100 mg
  Bei Kindern initial 0,5–3 mg Atropinum sulfuricum i.v.

Obidoximchlorid (sofort nach der 1. Atropingabe):
  Obidoximchlorid antagonisiert die Blockade der Cholinesterase, indem es die
  Alkylphosphate aus der entsprechenden Bindung
  verdrängt.
  Erwachsene: 250 mg Obidoximchlorid langsam i.v.   1 Amp. Toxogonin i.v.
  Kinder: 4–8 mg/kg KG Obidoximchlorid i.v.

evtl. Sedierung:
  Diazepam 5–10 mg   1 Amp. Valium = 10 mg   z. B. ½–1 Amp. Valium i.v.

Drogenintoxikationen

Definition
Meistens im Rahmen einer Drogenabhängigkeit auftretende Notfallsituation,
hervorgerufen z. B. durch **Halluzinogene, Weckamine** oder **Opiate.**
Bei Drogennotfällen werden 3 Notfallsituationen unterschieden:
– die akute Drogenintoxikation durch Überdosierung des Rauschmittels,
– der akute Rauschzustand,
– die akute Entzugssymptomatik.

Intoxikation durch Halluzinogene
(Haschisch, Marihuana, LSD)

Lebensgefährliche Vergiftungen mit diesen Substanzen sind sehr selten, da sie
meistens inhaliert werden und ihre Wirkung so rasch eintritt, daß dadurch in der Regel
eine Überdosierung von allein vermieden wird. Gefährlichere Nebenwirkungen sind
allerdings bei oraler oder parenteraler Verabreichung zu erwarten. Das am stärksten
wirksame Halluzinogen ist LSD (Lysergsäurediäthylamid), es wird als Pulver oder in
Ampullenform gehandelt.

Symptome
Psychische Auffälligkeiten (Euphorie, Angst, Panik, Depressionen) bis hin zum Bild
akuter, schwerer Psychosen
Konjunktivitis
Mydriasis
Lichtempfindlichkeit, Tränenfluß, Lidflattern
Muskelzuckungen, Tachykardie, Hypertonie
Atemdepression (bei hohen Dosen von LSD)
Magenkoliken, zentrale Krämpfe
Bewußtlosigkeit bis zum tiefen Koma

Therapeutische Maßnahmen
▶ Beruhigung, Abschirmung
▶ Sicherung und Überwachung der Vitalfunktionen
▶ Bei Störungen der Vitalfunktionen: Intubation, PEEP-Beatmung, Volumengabe

▶ Medikamente
Sedierung:
  Diazepam 5–10 mg   1 Amp. Valium = 10 mg   z. B. ½–1 Amp. Valium i.v.

Krampfdurchbrechung:
  Diazepam 10–40 mg (Intubationsbereitschaft!)   z. B. 1–4 Amp. Valium i.v.

Bei extremer Tachykardie unter EKG-Überwachung (Monitoring) evtl.
  Verapamil 5 mg langsam i.v.
    1 Amp. Isoptin = 5 mg   z. B. 1 Amp. Isoptin i.v.
  oder   oder
  Propranolol 1 mg langsam i.v.
    1 Amp. Dociton = 1 mg   z. B. 1 Amp. Dociton i.v.
  oder   oder
  Metoprolol 2,5–5 mg   z. B. ½–1 Amp. Beloc fraktioniert i.v.

Keine Barbiturate geben (erhöhte Gefahr der Kreislaufdepression)!

Intoxikation durch Weckamine

Weckamine (Amphetamine) werden sowohl oral als auch parenteral angewendet. Es handelt sich dabei z. B. um Captagon, Pervitin, Preludin, Ritalin, Avicol, Rosimon, Trador.
Die **Symptome** bei Überdosierung dieser Substanzen ähneln denen der Vergiftung mit Halluzinogenen, die **therapeutischen Maßnahmen** sind die gleichen (s. S. 273).

Intoxikation durch Kokain

Die Kokainintoxikation unterscheidet sich von der Intoxikation mit anderen Weckaminen praktisch nicht. Als Besonderheit ist der „Kokainschock" bekannt, bei dem es schon nach Einnahme von geringen Mengen von Kokain zu einer schweren Schocksymptomatik im Sinne einer anaphylaktischen Reaktion kommen kann. **Symptome** und **therapeutische Maßnahmen** s. S. 273.

Intoxikation durch Ecstasy

Definition

Ecstasy ist ein Sammelbegriff für verschiedene Substanzen in Tabletten- oder Kapselform mit einem ähnlichen psychotrop wirkendem Wirkungsspektrum. Mindestens 130 verschiedene Tablettenmotive sind im Umlauf, wobei die Prägungen absolut keine Sicherheit über die Art und die Menge des Inhalts geben können.

Ansicht der Vorderseite					
Bezeichnung: ADAM	EVA	Amor	LOVE	Herz	Drops
Rückseite:	130 mg	*(Bruchrille)*	Herz	*(Bruchrille)*	*(Bruchrille)*

Zu den wichtigsten Vertretern gehören amphetaminartige Stoffe aus der β-Phenyl-ethylamin-Reihe, wie z. B.
– Methylendioxymethamphetamin (MDMA),
– Methylendioxyethylamphetamin (MDE),
– Methylendioxyamphetamin (MDA) u.a.

Im Gegensatz zu den reinen Amphetaminen weisen die Ecstasy-Drogen sowohl eine amphetamintypische Aktivierung als auch eine halluzinogene Wirkung auf.
Die möglichen psychotropen Akuteffekte eines Ecstasy-Rausches sind in der folgenden Übersicht gegenübergestellt.

Psychotrope Akuteffekte des Ecstasy-Rausches*

Positiv erlebt	Negativ erlebt
▶ Empathie	▶ Konzentrationsstörungen
▶ Gehobene Stimmungslage	▶ Eingeschränktes Urteilsvermögen
▶ Erhöhte Kontaktbereitschaft	▶ Appetitverlust
▶ Verbesserte Introspektion	▶ Visuelle Halluzinationen
▶ Stimulation	▶ Auditorische Wahrnehmungsstörungen
▶ Erhöhte Emotionalität	▶ Angst
▶ Verminderte Ich-Abgrenzung	▶ Motorische Unruhe
▶ Herabgesetzte Aggressivität	▶ Depressive Verstimmung
▶ Intensivere visuelle Wahrnehmung	▶ Antriebslosigkeit
▶ Veränderte Zeitwahrnehmung	▶ Herabgesetzte Libido

* Nach Thomasius R, Jarchow C (1997) Dtsch Ärztebl 94:286–289, Nr. 7

Symptomatik

Die körperlichen Symptome eines **akuten Ecstasy-Rausches** sid in erster Linie durch vegetative Effekte bestimmt:
– Tachykardie
– Hypertension (subakut: Hypotension)
– Hyperthermie
– Übelkeit, Erbrechen
– Mydriasis, Nystagmus
– Schwindel, Gangunsicherheit
– Hyperreflexie, Tremor

VERGIFTUNGEN DURCH DROGEN

Akut bedrohlich kann die **Kombination aus Hyperthermie und Dehydratation**
(typischer Befund nach stundenlangem Tanzen ohne ausreichenden Flüssigkeitsersatz
„Techno-Parties") werden. Hier droht ein Zusammenbruch der Thermoregulation bis
hin zur disseminierter intravasaler Gerinnung, Rhabdomyolyse und Nierenversagen.

Die Gefahr eines **chronischen Mißbrauchs von Ecstasy** liegt in den potentiellen
psychiatrischen Komplikationen und Folgewirkungen, wie z. B.
– Panikstörungen (Angst, Übererregung, Desorientierung)
– Paranoide Psychosen (Beziehungs-, Verfolgungswahn, Halluzinationen)
– Depressionen
– Zerebrale Krampfanfälle u.a.
Beim Langzeitgebrauch von Ecstasy wird direkte Zerstörung von serotonergen
Nervenendigungen im Gehirn mit entsprechenden irreversiblen Folgeschäden
diskutiert.

Therapeutische Maßnahmen beim akuten Ecstasy-Rausch
▶ Beruhigung, Abschirmung
▶ Sicherung und Überwachung der Vitalfunktionen
▶ Wenn möglich orale Flüssigkeitszufuhr
▶ Bei hyperthermie Kältepackungen
ansonsten
▶ Venöser Zugang   500–1000 ml Ringer-Lactat-Lsg. i.v.
▶ Medikamente
Sedierung
  Diazepam 5–10 mg   z. B.   ½–1 Amp. Valium i.v.
  oder
  Midazolam 2–7 mg   z. B.   ½–1 Amp. (5 ml = 5 mg)
  (0,05–0,1 mg/kg KG)   Dormicum i.v.
Blutdrucksenkung
  Nitroglycerin 0,4–0,8 mg sublingual z. B. 2 Hübe Nitrolingual-Spray

  Metoprolol 2,5–5 mg i.v.   z. B.   ½–1 Amp. Beloc fraktioniert
  (1 Amp. 5 ml = 5 mg)   in 0,5 mg Boli langsam i.v.

Senkung der Herzfrequenz
Betablocker s. Metoprolol

Intoxikation durch Opiate
(Morphin und Derivate)

Die Opiate sind eine Gruppe chemisch heterogener Substanzen, die rasch zu Toleranzentwicklung und starker Abhängigkeit führen. Der Mißbrauch erfolgt meistens in Form von intravenöser Anwendung.
Das halbsynthetische **Heroin** besitzt eine 6fach stärkere Wirkung als Morphin.

Symptome
Euphorie (initial)
Kopfschmerzen, Erbrechen
Bradykardie, Blutdruckabfall
Bewußtseinsstörung bis Bewußtlosigkeit

Trias: Koma, Miosis, Atemdepression

Krämpfe
Lungenödem (bei Heroin)

Therapeutische Maßnahmen
▶ Lagerung: stabile Seitenlage
▶ Sicherung der Vitalfunktionen
▶ Freimachen und Freihalten der Atemwege
▶ Sauerstoffgabe, ggf. Intubation und Beatmung mit PEEP
▶ Venöser Zugang

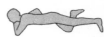

Ringer-Lactat-Lsg.

Bei oraler Giftaufnahme und klarem Bewußtsein:
▶ Provokation von Erbrechen, Magenspülung

▶ Medikamente
Morphinantagonist Naloxon:
Die Indikation für den Einsatz dieses spezifischen Antagonisten soll im Notarztdienst zurückhaltend gestellt werden und insbesondere Fällen mit schwerer Atem- und Kreislaufdepression vorbehalten bleiben.

Naloxon initial 0,01 mg/kg KG i.v.,
z. B. 0,4–0,8 mg i.v.
Narcanti 1 Amp. = 0,4 mg   z. B. 1–2 Amp. Narcanti i.v.

Wiederholung der Dosis in Abhängigkeit vom therapeutischen Erfolg nach ca. 10 min. Bei Drogenabhängigen sind einerseits hohe Dosen erforderlich, andererseits besteht die Gefahr des Auslösens von **akuten Entzugserscheinungen.** Diese können jedoch mit Diazepam therapiert werden.

Bei Heroin-Lungenödem:
Diuretika:
Furosemid 40–60 mg i.v.
1 Amp. Lasix = 20 mg   z. B. 2–3 Amp. Lasix i.v.
Kortikosteroide:
Dexamethason-Aerosol   z. B. initial 4–5 Hübe Auxiloson-Aerosol,
                                             dann alle 10 min 2 Hübe

Dexamethason 40–100 mg i.v.   z. B. Fortecortin 40–100 mg i.v.

Drogennachweis durch Schnelltests

Mit Hilfe verschiedener Testkits ist es möglich, bereits präklinisch die Gewißheit über das Vorliegen und die Art einer Drogenintoxikation zu erhalten. Nachteilig bei allen derzeit erhältlichen Testsystemen ist jedoch, daß sie nicht mit Blut, sondern mit Urin (ggf. auch mit Speichel) arbeiten und Reaktionszeiten von bis zu 10 min aufweisen. Einen Überblick über die derzeit erhältlichen Schnelltests ist im folgenden dargestellt:

Nachweismöglichkeiten von Rauschdrogen mit Screening-Schnelltests

Name des Testsets	Nachweisbare Drogen	Proben-material	Durchführung	Reak-tionszeit
Triage 8 (8 Substanzen in einem Arbeitsgang nachweisbar)	Amphetamine Metamphetamine Barbiturate Benzodiazepine Kokain Methadon Opiate (auch Codein u.a.) Cannabinoide Trizyklisch Antidepressiva	Urin	Reaktionskammer öffnen, Urinprobe pipettieren (Pipette liegt bei), 10 min warten, Reaktionsgemisch auf Detektionsfeld aufbringen, Waschlösung auftropfen, Ergebnisse als farbige Balken ablesbar	10 min
ToxiQuick (für jede Substanz wird ein gesondertes Teststäbchen benötigt)	Amphetamine Barbiturate Benzodiazepine Cannabinoide Kokain Methadon Metamphetamine Opiate	Urin Speichel Plasma	Teststreifen bis zu einer markierten Linie in Probenmaterial eintauchen, dann für 10 min in der Probe stehen lassen. Ergebnis (positiv/negativ) als Farblinie ablesbar	10 min
Frontline	Cannabis Kokain Opiate	Urin	Teststreifen bis zu einer markierten Linie 3–5 s in Probe eintauchen, auf nicht saugender Oberfläche ablegen. Vergleich der Färbung des Nachweisfeldes mit Farbskala auf dem Röhrchenetikett	2 min
Drugswipe (für jede Substanz wird ein gesondertes Teststäbchen benötigt)	Amphetamine/ Ecstasy Cannabis Kokain Opiate	Haut-ober-fläche Urin Schweiß Speichel	Mit dem Nachweisteil über die zu prüfende Oberfläche wischen, anschließend 10 s in Wasser tauchen, Ablesen der Farbreaktion nach 1–2 min	1–2 min

Kohlendioxidvergiftungen

Definition

Die Kohlendioxidkonzentration in der Einatemluft liegt normalerweise bei 0,04 %, die in der Ausatemluft bei 4,4 %.

Beträgt die Atemluftkonzentration von CO_2 3–10 % oder mehr, kommt es zu einer Beeinträchtigung der O_2-Bindung im Organismus.

Erhöhte Kohlendioxidkonzentrationen finden sich vor allem in schlecht belüfteten Räumen, besonders wenn dort noch organische Abbauprozesse (Gärung, Verwesung) im Gang sind (z. B. in Silos, Weinkellern, Jauchegruben, Höhlen).

Symptome

Kopfschmerzen
Ohrensausen, Schwindel
Blutdruckanstieg
Dyspnoe, Zyanose
Bewußtseinsstörung, Bewußtlosigkeit (ab ca. 10–15 Vol.-% CO_2)
Krämpfe, klinisches Bild einer Apoplexie (ab ca. 15 Vol.-% CO_2)
Schock

Therapeutische Maßnahmen

▶ Retten (Eigensicherung hat Vorrang!). Bei unklaren Situationen Rettung nur mit schwerem Atemschutzgerät, z. B. durch Feuerwehr!
Raum lüften, Verunfallten an die frische Luft bringen
▶ Lagerung: abhängig vom Bewußtseinszustand –
Oberkörper hoch,
stabile Seitenlage

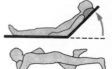

▶ Sauerstoffgabe:
ggf. Intubation, Beatmung (Hyperventilation und PEEP)
▶ venöser Zugang
▶ Wärmeerhaltung

4–6 l O_2/min

Ringer-Lactat-Lsg.

Kohlenmonoxidvergiftungen

Definition
Kohlenmonoxid entsteht immer dann, wenn eine kohlenstoffhaltige Verbindung (z. B. Benzin, Öl, Kohle, Holz) bei ungenügender Sauerstoffzufuhr verbrennt. Das geruch-, farb- und geschmacklose Gas findet sich vor allem in Rauchgasen und in Auspuffgasen von Verbrennungsmotoren.
Die meisten Notfälle mit CO werden demnach durch Brände sowie durch (meist suizidale) Inhalation von Motorabgasen (Einleiten von Autoabgasen in den Wageninnenraum) verursacht.
Die Giftwirkung des CO besteht in seiner gegenüber dem Luftsauerstoff 225–300fach stärkeren Haftfähigkeit am Hämoglobin, so daß der Sauerstoff bereits bei einer relativ kleinen CO-Konzentration vom Hämoglobin verdrängt wird.
In der Luft läßt sich CO mit einem Gasspürgerät und im Blut durch die Bestimmung des Carboxyhämoglobins sicher nachweisen.

Symptome
Die individuelle Empfindlichkeit des Menschen gegenüber einer CO-Intoxikation ist unterschiedlich, wobei Jugendliche und schmächtige Menschen mehr bedroht sind als ältere, kräftige Personen.
Der Schweregrad einer akuten CO-Intoxikation ist weiterhin abhängig von
– der Dauer der Exposition,
– der Konzentration des CO in der Einatmungsluft,
– dem Stoffwechselzustand des Körpers (Ruhe, Arbeit etc.),
– dem Hämoglobingehalt des Blutes (Anämie!).

Die klinischen Erscheinungen hängen in erster Linie davon ab, wieviel Prozent des Hämoglobins mit CO besetzt sind:

Hämoglobinbesetzung mit CO [%]	Klinische Erscheinungen
5–10 %	Wenig Beschwerden, Beeinträchtigung des Visus
10–20 %	Kopfschmerzen, Schwindel
20–30 %	Starke Kopfschmerzen, Benommenheit, Herzklopfen
30–40 %	Sehstörungen, Übelkeit, Erbrechen, Kollapsneigung
40–50 %	Bewußtlosigkeit, Zunahme von Puls- und Atemfrequenz
50–60 %	Tiefes Koma, Krämpfe
> 60 %	Tod

Therapeutische Maßnahmen
▶ Retten (Eigensicherung nicht vernachlässigen!)
Raum lüften, Verunfallten an die frische Luft bringen
▶ Lagerung: abhängig vom Bewußtseinszustand –
Oberkörper hoch,
stabile Seitenlage

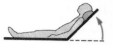

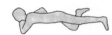

▶ Sauerstoffgabe mit möglichst hoher O_2-Konzentration

| O_2: so früh wie möglich und so viel wie möglich |

▶ ggf. Intubation, Beatmung mit 100 % Sauerstoff und PEEP
▶ venöser Zugang
▶ Wärmeerhaltung

| Ringer-Lactat-Lsg. |

▶ Suche nach Hinweisen für zusätzliche Intoxikation (Tabletten, Alkohol)

▶ Medikamente
ggf. Sedierung:
Diazepam 5–10 mg   z. B. 1 Amp. Valium = 10 mg

| ½–1 Amp. Valium i.v. |

Kreislaufstabilisierung bei Hypotension:
Katecholamine

| z. B.   Akrinor 0,5–2 ml i.v.
Dopamin 2–20 µg/kg KG/min |

Azidoseausgleich (bei schwerer Vergiftung):
Natriumbikarbonat 8,4 %
1 ml = 1 mmol   ca. 1 mmol/kg KG   z. B.

| 60–100 ml $NaHCO_3$ als Kurzinfusion |

Cave: Pulsoxymetrie liefert falsch-hohe Werte!

▶ Transport
Indikation zum Transport in Klinik mit der Möglichkeit zur hyperbaren Oxygenierung in Überdruckkammer überprüfen!

Medikamentenvergiftungen

(s. auch Intoxikation durch Opiate, S. 277
Digitalisintoxikation, S. 287
Atropinvergiftung, S. 284)

Arzneimittelvergiftungen stellen mit 80–90 % aller Vergiftungsfälle die häufigste
Ursache für eine Intoxikation dar.
Die am häufigsten zur Intoxikation führenden Medikamente stammen aus der Sub-
stanzklasse der Schlaf- und Beruhigungsmittel (Tranquilizer) sowie anderer Psychopharmaka (Neuroleptika, trizyklische Antidepressiva).

Die differentialdiagnostische Abgrenzung einer Medikamentenintoxikation gegen
andere Vergiftungen oder Erkrankungen wird oft kaum möglich sein, da die Symptomatik unspezifisch und primär von der Dosis der aufgenommenen Substanz abhängig
ist.
Zudem sind bei Medikamentenintoxikationen sehr häufig Kombinationsvergiftungen,
u.a. mit Alkohol, zu finden.

Die Aufgabe des Notarztes liegt daher in erster Linie in der Sicherung der Vitalfunktionen des Patienten und im Sammeln erster Hinweise (Fremdanamnese, Tabletten-
schachteln, Asservierung von Material) auf die Art der Intoxikation. Der Schweregrad der Vergiftung läßt sich aufgrund der erhaltenen Daten nur selten exakt abschätzen, das
klinische Bild kann sich innerhalb kürzester Zeit verändern.

Die **therapeutischen Maßnahmen** entsprechen den auf S. 267 dargestellten allgemeinen Behandlungsgrundlagen bei Vergiftungen, wobei noch einmal die Wichtig-
keit der großzügigen Indikation zur Intubation betont werden muß.

Merke:
Jeder bewußtseinsgetrübte intoxikierte Patient, bei dem die Schutzreflexe nicht mehr
sicher vorhanden sind, muß vor dem Transport zur Vermeidung einer Aspiration und
zur Sicherstellung einer ausreichenden Sauerstoffzufuhr intubiert und ggf. assistiert
oder kontrolliert beatmet werden.
In der Regel wird die Intubation ohne weitere Sedierung oder gar Narkoseeinleitung
möglich sein.

Antidepressivaintoxikation (trizyklische Antidepressiva)

(Nicht trizyklische Antidepressiva, wie z. B. Moclobemid, Mianserin, Fluvoxamin, machen eher harmlose Symptome)

Substanzen (Auswahl)

Freiname	Handelsname (Auswahl)
Amitryptilin	Saroten, Amineurin
Clomipramin	Anafranil
Doxepin	Aponal, Doxepin-neuraxpharm
Fluoxetin	Fluctin
Maprotilin	Ludiomil, Maprotilin-neuraxpharm
Trimipramin	Stangyl

Symptome
Anticholinerge Wirkungen
– Tachykardie, Arrhythmien
– Herzinsuffizienz, Hypotonie bis Schock
– Mydriasis
– Sedation, Somnolenz, Koma
– Halluzinationen, Rigor, Krampfanfälle
– Atemdepression

Therapeutische Maßnahmen
▶ Sicherung der Vitalfunktionen
▶ Magenspülung (nur innerhalb der ersten Stunde und bei sehr hohen Dosen sinnvoll)
  Aktivkohle

Medikamente
▶ bei Krämpfen: Diazepam (cave Hypotonie!)

Intensivstation
▶ Aktivkohle repetitiv, Alkalisierung des Blutes, Hyperventilation

Atropinvergiftung

Definition
Überschreiten therapeutischer Atropindosen durch Aufnahme entsprechender
Medikamente (Augentropfen, Asthmamedikamente, Beruhigungsmittel) oder Pflanzen
(Tollkirschen, Stechäpfel).
Bei Kindern kann schon die Aufnahme weniger Tollkirschen zum Tode führen!
Atropin entfaltet seine Wirkung an den Synapsen des Parasympathikus, indem es diese
blockiert und eine Wirkung des Acetylcholins nicht mehr zuläßt. Die Aktivität des
Parasympathikus wird dadurch herabgesetzt bzw. gelähmt (Vagolyse), die Wirkung
des Sympathikus tritt stärker in den Vordergrund.

Symptome
Tachykardie;
trockene, heiße Haut, trockene Mundschleimhäute;
Pupillenerweiterung, Akkommodationsstörungen;
Schluckbeschwerden, evtl. Krämpfe;
Aufregung, Unruhe, Rauschzustand;
Bewußtseinstörung;
bei Kindern oft Erhöhung der Körpertemperatur.

Therapeutische Maßnahmen
▶ Beruhigung
▶ Lagerung: stabile Seitenlage
▶ Sicherung der Vitalfunktionen
▶ Sauerstoffgabe, ggf. Intubation und Beatmung
▶ Maßnahmen zur Entgiftung (provoziertes Erbrechen, evtl. Magenspülung)

▶ Venöser Zugang   Ringer-Lactat-Lsg.

▶ Medikamente
Auslösen von Erbrechen durch **Verabreichung von Salzwasser**
(bei Kindern kontraindiziert).
Auslösen von Erbrechen durch die Gabe von Sirup Ipecacuanhae.
Bei Säuglingen unter 8 Monaten ist die Gabe des Sirups kontraindiziert!

Altersstufe	Dosierung [ml]
1–1,5 Jahre	10
1,5–2 Jahre	15
2–3 Jahre	20
über 3 Jahre	30

Antidot:
Physostigmin hemmt reversibel die Cholinesterase, erhöht somit die Acetylcholin-
konzentration und führt zu einer Vaguserregung.
Physostigmin 1 Amp. Anticholium = 5 ml = 2 mg
ca. 0,002 mg/kg KG   z. B. 1–2 mg Anticholium
sehr langsam i.v.

ggf. Sedierung:
Diazepam 5–10 mg   1 Amp. Valium = 10 mg z. B. ½–1 Amp. Valium iv.

Barbituratintoxikation

Substanzen (Auswahl)

Freiname	Handelsname (Auswahl)
Phenobarbital	Luminal, Lepinal, Phenaemal

Symptome
Somnolenz bis Koma (bei Phenobarbital bis zu mehreren Tagen)
Atemdepression
Hypotonie, Herzinsuffizienz

Therapeutische Maßnahmen
▶ Sicherung der Vitalfunktionen
▶ Magenspülung (nur innerhalb der ersten Stunde sinnvoll), Aktivkohle repetitiv
Medikamente
▶ Volumengabe
▶ Vasoaktiva
Intensivstation
▶ Forcierte alkalische Diurese

Benzodiazepinintoxikation

Substanzen (Auswahl)

Freiname	Handelsname (Auswahl)
Bromazepam	Lexotanil, Normoc, Bromazepam
Diazepam	Valium, Diazepam-Desitin/ratiopharm/Stada
Flunitrazepam	Rohypnol, Flunitrazepam-neuraxpharm, ratiopharm, Fluninoc
Lorazepam	Tavor, Lorazepam-neuraxpharm
Midazolam	Dormicum
Oxazepam	Adumbran, Oxazepam-neuraxpharm, ratiopharm, Noctazepan

Toxische Dosis
Tödlicher Verlauf praktisch nur in Kombination mit Alkohol, Atemwegserkrankungen, hohem Alter

Symptome
Somnolenz, Amnesie
Muskelhypotonie, Hypotonie, verminderteReflexe
Koma, Atemdepression

Therapeutische Maßnahmen
▶ Sicherung der Vitalfunktionen
▶ Aktivkohle (Magenspülung nicht sinnvoll)
▶ Bei Koma und/oder ausgeprägter Atemdepression: Antidotgabe s. unten

Antidot
Flumazenil 0,2–0,4 mg i.v.   z. B. Anexate 0,5 mg (5 ml) initial 2 ml i.v.

Betablockerintoxikation

Substanzen (Auswahl)

Freiname	Handelsname (Auswahl)
Atenolol	Tenormin, Blocotenol, Atenolol Stada/Heumann/-ratiopharm
Bisopropolol	Concor, Bisobloc, Fondril, Bisoprolol Stada/-ratiopharm
Metoprolol	Beloc, Lopesor, Metoprolol Stada/ratiopharm, Metohexal
Pindolol	Visken
Propranolol	Dociton, Propranolol Stada/-Gry, Prepabloc
Sotalol	Sotalex, Darob, Sotalol-ratiopharm, Sotahexal

Symptome
Bradykardie, Hypotonie
Herzrhythmusstörungen (vor allem Sotalol)

Therapeutische Maßnahmen
▶ Sicherung der Vitalfunktionen
▶ Aktivkohle repetitiv
▶ Atropin 1–2 mg i.v.
▶ Glucagon 5–10 mg i.v. als Bolus, ggf. wiederholen

Medikamente
▶ bei Theapieresistenz β-Stimulation mit Orciprenalin 0,25–0,5 mg i.v., dann
kontinuierlich 10-30 µg/min über Infusion

z. B.   ½–1 Amp. Alupent langsam i.v.

Digitalisintoxikation

Definition
Digitalispräparate werden bei Herzinsuffizienz und bei bestimmten Formen von Herzrhythmusstörungen angewendet. Sie sind entsprechend weit verbreitet. Aufgrund ihrer relativ geringen therapeutischen Breite können Intoxikationen mit Digitalis z. B. bereits durch Dosierungsfehler, durch Änderungen der Nierenfunktion, durch Interaktionen mit anderen Medikamenten oder durch Elektrolytverschiebungen hervorgerufen werden.

Symptome
Kardiale Symptome:
– Herzrhythmusstörungen verschiedenster Art (Bradykardie, supraventrikuläre und ventrikuläre Extrasystolen, Überleitungsstörungen)
Extrakardiale Symptome:
– Müdigkeit, Schwäche
– Übelkeit, Erbrechen, Durchfälle, abdominelle Schmerzen
– Unruhe, Agitiertheit
– Psychosen, Halluzinationen
– Sehstörungen

Therapeutische Maßnahmen
▶ Beruhigung
▶ Lagerung: stabile Seitenlage
▶ Sicherung der Vitalfunktionen
▶ Sauerstoffgabe, ggf. Intubation und Beatmung
▶ ggf. Maßnahmen zur Entgiftung
 (provoziertes Erbrechen, evtl. Magenspülung)
▶ Venöser Zugang

Ringer-Lactat-Lsg.

▶ Medikamente
Bei bradykarden Herzrhythmusstörungen
 Atropin 1 Amp. = 1 ml = 0,5 mg
 und/oder
 Ipratropiumbromid 0,5 mg i.v.

1 Amp. Atropin i.v.
und/oder
1 Amp. Itrop i.v.

 Temporärer Schrittmacher
Bei tachykarden Herzrhythmusstörungen:
 Lidocain 100 mg langsam i.v.   z. B. 1 Amp. Xylocain 2 % i.v.

Antidot:
Die Antidottherapie ist in der Regel Aufgabe der Klinik. Ausnahme: therapierefraktäres Kammerflimmern mit Hinweisen auf eine bestehende Digitalisintoxikation.
 Digitalisantikörper, z. B. Digitalis-Antidot BM
 1 Injektionsflasche = 80 mg Digitalis-Antidot

initial 6 · 80 mg als
Kurzinfusion über 30 min

Neuroleptikaintoxikation

Substanzen (Auswahl)

Freiname	Handelsname (Auswahl)
Chlorprothixen	Truxal
Clozapin	Leponex
Flupentixol	Fluanxol
Fluphenazin	Dapotum, Lyogen
Haloperidol	Haldol, Haloperidol Stada/ratiopharm
Pipamperon	Dipiperon
Promethazin	Atosil
Sulpirid	Dogmatil, Arminol
Thioridazin	Melleril

Symptome
Sedation bis Koma oder Hyperaktivität, Delir
Extrapyramidale Symptome: Tremor, Dyskinesien
Hypotonie
Herzrhythmusstörungen

Therapeutische Maßnahmen
▶ Sicherung der Vitalfunktionen
▶ Magenspülung (nur innerhalb der ersten Stunde und bei sehr hohen Dosen sinnvoll),
  Aktivkohle

Medikamente
▶ bei ausgeprägten Dyskiniesien:
  Biperiden 2,5–5 mg langsam i.v.   z. B. ½–1 Amp. Akineton langsam i.v.

Paracetamolintoxikation

Substanzen (Auswahl)

Freiname	Handelsname (Auswahl)
Paracetamol	Azur, ben-u-ron, Lonarid, Paracetamol Stada/ratiopharm, Treupel, zahlreiche Mischpräparate

Toxische Dosis
- > 7,5 g bei Erwachsenen
- > 150 mg/kg KG bei Kindern (< 12 Jahren)

Symptome
Übelkeit, Erbrechen (nach einigen Stunden)
Bauchschmerzen, druckschmerzhafte Leber (nach 2–3 Tagen)
zunehmender Ikterus (nach 2–3 Tagen)
je nach Schweregrad: Leberkoma, Gerinnungsstörungen

Typischer Verlauf einer Paracetamolintoxikation

Stadium I (12–24 h)	Übelkeit, Erbrechen
Stadium II (24–48 h)	Vorübergehende Besserung Leberenzymanstieg
Stadium III (72–96 h)	Lebernekrose, Tubulusnekrose
Stadium IV (> 7. Tag)	Erholung

Therapeutische Maßnahmen
▶ Sicherung der Vitalfunktionen
▶ Magenspülung (innerhalb von 1–4 h)

Maßnahmen auf der Intensivstation

Antidotgabe
▶ Acetylcystein 300 mg/kg KG innerhalb von 20 h i.v.
oder
▶ Acetylcystein 1330 mg/kg KG innerhalb von 68 h p.os

Salizylatintoxikation (Acetylsalicylsäure)

Substanzen (Auswahl)

Freiname	Handelsname (Auswahl)
Acetylsalicylsäure	Aspirin, ASS, zahlreiche Mischpräparate

Toxische Dosis
Große individuelle Unterschiede:
- Toxische Zeichen ab 3 g/d möglich
- Schwere Toxizität ab ca. 300 mg/kg KG
- Letale Dosis ab ca. 500 mg/kg KG (z. B. 70 kg: 35 g)

Symptome
Salizylismus (bereits bei therapeutischer Dosis möglich: Schwindel, Tinnitus, Hörstörungen)
Zentrale Hyperventilation, Dyspnoe ohne Zyanose → primär respiratorische Alkalose
Übelkeit, Erbrechen
Hyperthermie, Schwitzen
Kopfschmerzen
Erregung, motorische Unruhe, Logorrhö, Halluzinationen („Salizylatrausch")

Therapeutische Maßnahmen
▶ Sicherung der Vitalfunktionen
▶ Magenspülung, Aktivkohle

Maßnahmen auf der Intensivstation:
▶ Azidosekorrektur, forcierte Diurese, Glycingabe (erhöht Salizylatmetabolismus), evtl. Hämodialyse

Vergiftungen durch organische Lösungsmittel
(Benzin, Terpentin, Benzol, Petroleum)

Definition
Organische Lösungsmittel werden im Alltag häufig verwendet. Sie können über Haut (z. B. Benzol), Atemwege und Magen-Darm-Trakt aufgenommen werden und Vergiftungserscheinungen hervorrufen.

Symptome
Übelkeit, Erbrechen, Magen-Darm-Krämpfe
Schwindel, Sehstörungen
Bewußtseinsstörungen (Rauschzustand, Bewußtlosigkeit)
Atemstörung
evtl. Hautrötung
Tachykardie, Arrhythmie
Blutdruckabfall

Therapeutische Maßnahmen
Eigensicherung: keinen direkten Hautkontakt (Handschuhe),
keine Mund-zu-Mund-/Mund-zu-Nase-Beatmung
▶ Sicherung der Vitalfunktionen
▶ Lagerung: stabile Seitenlage
▶ Freimachen und Freihalten der Atemwege
▶ Sauerstoffgabe, ggf. Intubation und Beatmung
▶ Entfernung kontaminierter Kleidung, Hautreinigung
▶ Venöser Zugang

Ringer-Lactat-Lsg.

▶ **Kein Erbrechen auslösen** (Aspirationsgefahr)!
▶ So bald wie möglich (nach Intubation und medikamentösen Maßnahmen) Magenspülung!
▶ Gabe von Paraffinöl zur Giftbindung

150–200 ml Paraffinöl p.o. oder über Magenschlauch

▶ Medikamente
ggf. Sedierung:
Diazepam 5–10 mg   1 Amp. Valium = 10 mg   z. B. $^{1}/_{2}$–1 Amp. Valium i.v.

Vergiftungen durch Pflanzen

Die Angst, sich mit Pflanzen vergiftet zu haben, führt insbesondere bei Kindern bzw. deren Eltern häufig zu panikartigen Reaktionen und zur Alarmierung des Rettungsdienstes und des Notarztes.

Problematisch ist dabei meistens die Frage, um welche Pflanze es sich überhaupt handelt. Selbst wenn die Betroffenen Pflanzenteile asserviert haben, so ist eine Eigenbestimmung oft nicht möglich, es sollte im Zweifelsfall deshalb stets ein Fachmann telefonisch oder persönlich kontaktiert werden (pflanzenkundiger Apotheker, Gärtner, Giftnotrufzentralen).

Die folgende Übersicht listet diejenigen Pflanzen in alphabetischer Reihenfolge auf, die in Mitteleuropa potentiell zu gravierenden Vergiftungen führen können.

Deutsche Bezeichnung	Lateinische Bezeichnung	1. Gefährliche Pflanzenteile 2. Wirksubstanz	1. Bewertung der Gefährdung 2. Symptomatik
Maiglöckchen	Convallaria majalis	1. Blüte, weniger Blätter 2. Glykoside	1. keine/geringe bei versehentlicher geringer Einnahme Lebensgefahr bei hoher Dosierung 2. Magen-Darm, Herz (Bradykardie, Rhythmusstörungen)
Goldregen	Laburnum anagyroides	1. Alles 2. Alkaloid (Cytisin)	1. groß 2. Magen-Darm, Herz-Kreislauf, Atemdepression, Apathie, Krampfanfälle
Herkulesstaude Synonym: Bärenklau	Heracleum spec.	1. Alles 2. Furanocumarine	1. erheblich (nur äußerlich) 2. Hautreizungen, Photodermatitis
Tollkirsche	Atropa belladonna	1. Früchte 2. Atropin, Scopolamin	1. erheblich 2. Mydriasis, Tachykardie, Magen-Darm, psychische Erregungszustände
Vogelbeere Synonym: Eberesche, Drosselbeere	Sorbus aucuparia	1. rohe Beeren (gekochte Früchte sind eßbar) 2. Verschiedene	1. gering 2. Magen-Darm
Efeu	Epipremnum spec.	1. Blätter 2. Calciumoxalat	1. gering 2. innerlich: Magen-Darm, äußerlich: Haut, Schleimhaut

Pilzvergiftungen

In der Bundesrepublik kommt es jährlich zu ca. 40–60 tödlich verlaufenden Pilz-
vergiftungen. Die häufigste Ursache einer derartigen Vergiftung ist die **Verwechslung
von Giftpilzen mit ähnlich aussehenden Speisepilzen,** seltener sind schwere Vergiftungen durch falsche Zubereitung oder individuelle Unverträglichkeiten bei
ansonsten genießbaren Pilzen.

Für das therapeutische Vorgehen ist es wichtig, die Art der verzehrten Pilze zu
bestimmen. Deshalb ist die sofortige Asservierung von Pilzmahlzeiten, Putzabfällen,
von Erbrochenem oder Stuhl durch den Notarzt von großer Bedeutung.
Für die Diagnosestellung erschwerend ist die **unterschiedliche Latenzzeit** zwischen
Pilzverzehr und dem Auftreten erster Symptome.

3

Art der Vergiftung	Latenzzeit
Knollenblätterpilz	6–24 h
Fliegenpilz, Pantherpilz	15 min–2 h
Rißpilz, Trichterling	15 min–4 h
Kahler Krempling	1–4 h

Symptome
Übelkeit, Erbrechen
Bauchschmerzen, Koliken, Durchfall
Schwindel, Unruhe, Delir
Lähmungen, Atemstillstand
Miosis, Bradykardie, Bronchospastik (Trichterling, Röhrlinge)
Leberversagen (Knollenblätterpilz)
Nierenversagen (Krempling)

Therapeutische Maßnahmen
▶ Lagerung: stabile Seitenlage
▶ Sicherung der Vitalfunktionen
▶ Sauerstoffgabe, ggf. Intubation und Beatmung
▶ Maßnahmen zur Entgiftung (provoziertes Erbrechen,
  Magenspülung, Gabe von Aktivkohle)
▶ Venöser Zugang

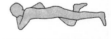

Ringer-Lactat-Lsg.

▶ Medikamente
Auslösen von Erbrechen durch **Verabreichung von Salzwasser**
(bei Kindern kontraindiziert)
Auslösen von Erbrechen durch die Gabe von Sirup Ipecacuanhae (s. auch S. 268).
ggf. Sedierung:
    Diazepam 5–10 mg 1 Amp. Valium = 10 mg   z. B. ½–1 Amp. Valium i.v.
bei Bradykardie:
    Atropin 1–2 mg   1 Amp. = 1 ml = 0,5 mg   2–4 Amp. Atropin i.v.

Pilzvergiftungssyndrome

Syndrom	Ausgelöst durch Pilzart	Symptome	Therapie
Pantherina-Syndrom	Pantherpilz, Fliegenpilz	Kurze Zeit (max. 1–2 h nach Aufnahme) Schwindel, Gehstörungen, Mattigkeit, später zusätzlich Halluzinationen, Verhaltensstörungen (Wutanfälle, Bewegungsdrang), rauschähnliche Zustände	Primäre Giftelimination, ggf. Diazepam, evtl. Physostigmin
Muscarin-Syndrom	Rißpilz, Trichterlinge, Satansröhrling, Mairitterling, Täublinge	Kurze Zeit (einige Minuten bis zu max. 2 h) nach Aufnahme Beginn mit Speichel-, Tränenfluß, Schweißausbruch, Erbrechen, Sehstörungen, Miosis, Bradykardie	Primäre Giftelimination; Atropin 1–2 mg i.v.
Gastrointestinales Syndrom	Bitterpilz, Ziegenbart, Dickfuß, falscher Halimasch, Hexenröhrling, grüner Becherling, kahler Krempling, Kartoffelbovist, scharfer Milchling, Riesenrötling, Satanspilz, Tigerritterling, Wiesenröhrling	Rasches (0,5–2 h nach Aufnahme) Einsetzen von starken Brechdurchfällen, evtl. drohende Dehydratation, evtl. Leberstörungen	Primäre Giftelimination, Aktivkohle, symptomatisch
Phalloides-Syndrom (Vergiftung durch Amatoxine), **Zweiphasensyndrom**	Knollenblätterpilz, Nadelholzhäubling, Frühjahrsmorchel	Relativ lange symptomfreie Phase, meist erst nach 8–24 h heftiger Brechdurchfall. Besserung nach 1–2 Tagen. Rückkehr der Symptome mit zusätzlichen Anzeichen von schweren Organschäden (Ikterus, Hepatomegalie, Delir, Nierenversagen), unbehandelt Tod nach ca. 5 Tagen	Primäre Giftelimination, Aktivkohle, forcierte Diarrhö, Penicillin G 1 Mio. IE/kg KG/d, Silibinin 20 mg/kg KG/d, Substitution von Gerinnungsfaktoren, AT III
Acetaldehydsyndrom	Faltentintling, Schopftintling, Hexenpilz	Bis zu 3 Tagen anch Aufnahme und gleichzeitigem Alkoholgenuß Schwäche, Übelkeit, Schweißausbruch, Tachykardie	Kurz nach Aufnahme: primäre Giftelimination, Aktivkohle

Vergiftungen durch Reinigungsmittel
(Detergenzien in Spül- und Waschmitteln, Schaumbildner)

Vergiftungen dieser Art betreffen vorwiegend Kinder, die Wasch- oder Spülmittel über den Magen-Darm-Trakt zu sich genommen haben.
Die Gefahr dieser Substanzen liegt weniger in ihrer (kaum vorhandenen) Toxizität als in der Möglichkeit einer Aspiration.

Symptome
Insgesamt unspezifisch!
Hustenreiz
Übelkeit, Durchfall
Erbrechen (evtl. schaumig)

Therapeutische Maßnahmen
▶ Beruhigung
▶ Lagerung: Oberkörper hoch, ggf. stabile Seitenlage

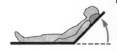

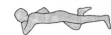

▶ Sicherung der Vitalfunktionen
▶ Sauerstoffgabe, ggf. Intubation und Beatmung
▶ Venöser Zugang
▶ Kein Erbrechen auslösen (Gefahr der Spiration)!
▶ Keine Verdünnung durch Trinken von Wasser!

Ringer-Lactat-Lsg.

▶ Medikamente
Entschäumer:
   Dimeticontropfen z. B. sab simplex Tr.
   ca. 1 ml/kg KG, insgesamt 10–30 ml   z. B.   10–30 ml sab simplex p.o.
ggf. Sedierung:
Diazepam 5–10 mg   1 Amp. Valium = 10 mg   z. B.   ½–1 Amp. Valium i.v.
                                         oder
                                         Diazepam Desitin rectal tube
                                         5–10 mg

Reizgasvergiftungen

Definition
Der Begriff Reizgase umfaßt alle Gase, Dämpfe, Stäube sowie Rauch und Nebel, die nach einer Inhalation zu einer Schädigung der Atemwege oder des gesamten Organismus führen.
Leitsymptom der Reizgasvergiftung ist die Atemnot, die durch verschiedene Mechanismen ausgelöst werden kann:
– direkte Schädigung der Schleimhäute des Respirationstrakts,
– Auslösung einer Asphyxie durch Bildung von Met- oder Carboxyhämoglobin,
– systemische Toxizität.

Am häufigsten ist die Inhalation von **Chlor, Phosgen, Ammoniak, Schwefeldioxid, Stickoxiden und Kohlenmonoxid** im Rahmen von Unfällen.

Art des Reizgases	Eigenschaften	Vorkommen (Beispiele)
Chlor	Gelbgrün, stechender Geruch	Chem. Industrie, Schwimmbäder, Haushaltsreiniger
Phosgen	Farblos, schwach riechend (nach Heu)	Brandgase (Verbrennung von PVC), chem. Industrie
Ammoniak	Farblos, stechender Geruch	Chem. Industrie, Kühltechnik, Haushaltsreiniger, Düngemittel
Schwefeldioxid	Farblos, nach faulen Eiern riechend	Papierindustrie, Verbrennen fossiler Brennstoffe
Schwefel-wasserstoff	Farblos, nach faulen Eiern riechend	Jauchegruben, Kläranlagen

Die akute Lebensbedrohung nach einer Reizgasinhalation entsteht durch die Ausbildung eines toxischen Lungenödems.

Das toxische Lungenödem kann sich entweder unter der Einwirkung des Reizgases sofort ausbilden oder sich erst nach einer Latenzzeit von einigen Stunden entwickeln („sekundäres Ertrinken").
Deshalb ist bei jedem Verdacht auf Reizgasintoxikation eine entsprechende (stationäre) Überwachung für 24–36 h erforderlich.

Symptome
Hustenreiz, Würgereiz;
retrosternale Schmerzen;
zunehmende, hochgradige Atemnot;
Orthopnoe;
Zyanose;
Haut: gräulich, schweißnaß, kalt;
Brodeln, Rasseln (auf Distanz hörbar);
evtl. schaumig-rotes Sputum;
Tachykardie, Blutdruckabfall bis hin zum Schock;
anfänglich oft spastische Atmung (Asthma cardiale).

Therapeutische Maßnahmen
▶ Lagerung: Oberkörper hochlagern, Beine tief

▶ Atemwege freimachen/freihalten
▶ Beruhigung
▶ Sauerstoffgabe: 4–6–10 l O_2/min

▶ Venöser Zugang   langsam Ringer-Lactat-Lsg. i.v.

▶ Evtl. Intubation und Beatmung mit PEEP (5 cm H_2O)

▶ Medikamente
Sedierung:
  Diazepam 5–10 mg i.v.   z. B. ½–1 Amp. Valium i.v.

  Morphin 5–10 mg i.v.   z. B. ½–1 Amp. Morphin i.v.
  (Morphin bewirkt neben der Sedierung
  auch eine therapeutisch relevante Entlastung des kleinen Kreislaufs!)

Entzündungshemmung:
  Kortikosteroide per inhalationem!
  Mit der Kortikosteroidbehandlung muß bereits bei einem Verdacht auf eine
  Reizgasinhalation begonnen werden, damit die möglicherweise erst nach Stunden
  auftretende Symptomatik verhindert werden kann.

Dexamethason-Aerosol
  z. B. Auxiloson 1 Hub = 0,125 mg   z. B. initial 4–5 Hübe
                                                   Auxiloson-Aerosol,
                                                   alle 10 min weitere 2 Hübe

Kortikosteroide i.v.
  Dexamethason 40–100 mg i.v.   z. B. Fortecortin 40–100 mg i.v.
                                                   oder
  Prednisolon 250 mg i.v.   z. B. Solu-Decortin-H 250 mg i.v.

Bronchialerweiterung:
  β$_2$-Sympathomietika als Aerosole
    Fenoterol 1 Hub = 0,2 mg   z. B. 2–3 Hübe Berotec-Aerosol
    oder   oder
    Salbutamol 1 Hub = 0,1 mg   z. B. 2–3 Hübe Sultanol-Aerosol
Diuretika:
  Furosemid 40–60 mg i.v.
    1 Amp. Lasix = 20 mg   z. B. 2–3 Amp. Lasix i.v.

Vergiftungen/Verätzungen durch Säuren und Laugen

Definition
Die Ursachen für derartige Vergiftungen bzw. Verätzungen sind neben suizidalen Handlungen vor allem Verwechslungen (falsch beschriftete Flaschen) und Fahrlässigkeit (nicht kindergesicherte Abflußreiniger, Spülmaschinenzusätze, Essigessenz). Die durch die Verätzung hervorgerufenen Schäden betreffen in erster Linie die Schleimhäute des Mundes, des Rachens, der Speiseröhre und des Magens.

Laugen führen dabei zu weit in die Tiefe reichenden **Kolliquationsnekrosen,** Säuren zu den oberflächlichen **Koagulationsnekrosen.**

Symptome
Ätzspuren im Mund-Rachen-Bereich
Schmerzen
Übelkeit
Schock, Bewußtlosigkeit
evtl. Atemnot (bei Beteiligung des Kehlkopfeingangs)

Therapeutische Maßnahmen
▶ Beruhigung
▶ Sicherung der Vitalfunktionen
▶ Lagerung: stabile Seitenlage
▶ Freimachen und Freihalten der Atemwege
▶ Sauerstoffgabe, ggf. Intubation und Beatmung
▶ Entfernung kontaminierter Kleidung, Hautreinigung

▶ Venöser Zugang

Ringer-Lactat-Lsg.

Kein Erbrechen auslösen (Aspirationsgefahr)!

▶ So bald wie möglich reichlich Flüssigkeit (Wasser, Säfte, Tee) zuführen!

Keine Magenspülung!

▶ Medikamente
Schmerzbekämpfung:
    Morphin 5–10 mg   z. B.   ½–1 Amp. Morphin i.v.
ggf. Sedierung:
    Diazepam 5–10 mg
    1 Amp. Valium = 10 mg   z. B.   ½–1 Amp. Valium i.v.
Kortikosteroide:
    Dexamethason-Aerosol   Auxiloson   z. B.   initial 4–5 Hübe Auxiloson
                                               Aerosol dann alle 10 min 2 Hübe
    Dexamethason 40–100 mg i.v.   z. B.   Fortecortin 40–100 mg i.v.

Volumensubstitution: Ringer-Lactat-Lsg.

Zyanidvergiftungen
(Blausäure, Zyankali)

Definition
Blausäure bzw. Zyanide sind Bestandteile von manchen Unkrautvertilgungsmitteln, werden in Galvanisierbetrieben zum Lösen von Edelmetallen verwendet und sind in Bittermandeln, Steinobstkernen und bestimmten Medikamenten (z. B. Natriumnitroprussid) enthalten.
Außerdem können blausäurehaltige Gase bei Bränden (Kunststoffe, Textilien, Dämmstoffe) entstehen, wobei Schwelbrände besonders gefährlich sind.
Die Einnahme oder Inhalation von 50–100 mg Blausäure kann für einen Menschen innerhalb von Minuten tödlich sein.

Die toxische Wirkung der Blausäure beruht auf einer Blockade der zellularen Atmungsfermente, wobei sich das Zyanid reversibel an das 3wertige Eisen der Zytochromoxidase bindet und dadurch dessen Funktion in der Atmungskette verlorengeht.
Von therapeutischem Nutzen ist die Tatsache, daß die Affinität von Zyanid zu Methämoglobin noch größer ist als zur Zytochromoxidase. Normalerweise kommt das Methämoglobin aber nur in minimaler Konzentration (< 1 %) im Blut vor und kann nur wenig Zyanidionen binden, so daß die Erhöhung der Methämoglobinkonzentration eine wirksame Antidottherapie darstellt.

Symptome
Schleimhautreizung im Bereich der oberen Luftwege
Konjunktivitis, Tränenfluß
Kopfschmerzen, Übelkeit
Ängstliche Erregtheit
Geruch nach bitteren Mandeln
Zunehmende Dyspnoe, Atemstillstand
Rosige Schleimhäute
Epileptiforme Krämpfe
Herzstillstand

Therapeutische Maßnahmen
▶ Rettung durch Fachpersonal, Eigensicherung nicht vernachlässigen!
▶ Lagerung: stabile Seitenlage

▶ Sicherung der Vitalfunktionen
▶ Freimachen und Freihalten der Atemwege
▶ Sauerstoffgabe, ggf. Intubation und Beatmung (100 % O_2)
▶ Venöser Zugang
▶ Bei bewußtseinsklarem Patienten und oraler Giftaufnahme: erbrechen lassen, Gabe von medizinischer Kohle

Ringer-Lactat-Lsg.

▶ Medikamente/Antidota

Amylnitrit
Amylnitrit ist wie 4-DMAP (s. unten) ein Methämoglobinbildner, jedoch weniger wirksam und reicher an Nebenwirkungen. Es wird deshalb nur noch als Erstmaßnahme in der Laienhilfe empfohlen, und zwar in Form einer Inhalation.
Dazu werden die Amylnitritampullen zerbrochen und der Inhalt auf ein Tuch entleert, das dem Vergifteten vor Mund und Nase gehalten wird. Die Kreislaufsituation muß dabei kontinuierlich kontrolliert werden, tritt eine Hypotonie auf, muß die Inhalation unterbrochen werden.

Natriumthiosulfat
Thiosulfat kann die Entgiftungsleistung des Körpers für Zyanide auf ein Vielfaches steigern.
1 Amp. Natriumthiosulfat 10 % = 10 ml = 1000 mg
Dosierung: 100 mg/kg KG langsam i.v.

4-Dimethylaminophenol
4-DMAP ist ein Methämoglobinbildner, der bewirkt, daß ein Teil der Zyanide aus der Bindung mit den Atmungsfermenten gelöst werden kann.
1 Amp. 4-DMAP = 5 ml = 250 mg
Dosierung: 3–4 mg/kg KG i.v., in der Regel sofort 1 Amp. i.v.

Vorgehen beim nichtkomatösen Patienten:
  Laienhelfer: | Amylnitrit per inhalationem

  Notarzt: | 50–100 ml Natrium-
thiosulfat 10 % i.v.

Vorgehen beeim komatösen Patienten:
  1. 4-DMAP: 3–4 mg/kg KG i.v. | 1 Amp. 4-DMAP i.v.
  2. Natriumthiosulfat 10 %: 100 mg/kg KG i.v. | 50–100 ml Natrium-
thiosulfat i.v.

Cave!
Bei Mischintoxikationen, z. B. bei Kunststoffbränden mit zusätzlicher Freisetzung von Reizgasen und/oder CO, kein 4-DMAP geben (Patient besitzt ja dann schon zuviel MetHb, weitere MetHb-Bildung läßt ihn ersticken!)

Antidota (Übersicht)

Substanz	Indikation	Dosierung
Atropin 10-ml-Amp. = 100 mg	Vergiftung durch Alkylphosphate (E 605)	Initial 2–5 mg i.v., dann je nach Wirkung
Dexamethason Dosier-Aerosol (Auxiloson-Spray)	Inhalation von Reizgasen (Chlorgas, Brandgase)	Initial 4–5 Hübe, dann alle 5–10 min 2 Hübe
4-DMAP 5-ml-Amp. = 250 mg	Vergiftung durch Blausäure, Zyanide, Nitrite, Rauchgase	3–4 mg/kg KG i.v., danach Natriumthiosulfat
Flumazenil (Anexate)	Benzodiazepinvergiftung	1–5 mg i.v. nach Wirkung titrieren
Kohlepulver (Ultracarbon)	Orale Vergiftungen	10–50 g Kohle p.o.
Naloxon (Narcanti) 1-ml-Amp. = 0,4 mg	Vergiftung durch Heroin und andere Morphinderivate	0,01 mg/kg KG i.v., z. B. 0,4–0,8 mg i.v.
Natriumthiosulfat (Natriumthiosulfat 10 %, S-hydril) 10-ml-Amp. = 1000 mg	Vergiftung durch Zyanide, Blausäure	100 mg/kg KG, z. B. 50–100 ml i.v.
Obidoximchlorid (Toxogonin) 1-ml-Amp. = 250 mg	Vergiftung durch Alkylphosphate (nach ausreichender Atropingabe)	250 mg i.v.
Paraffin Paraffinum perliquidum	Orale Vergiftung durch Kohlenwasserstoffe, Benzin etc.	Kinder: 3 ml/kg KG Erw.: 150–200 ml p.o.
Physostigmin (Anticholium) 5-ml-Amp. = 2 mg	Atropinvergiftung (Tollkirsche, Medikamente)	0,002 mg/kg KG, z. B. 1–2 mg i.v.
Simethicon (sab simplex) 30 ml Tr.	Orale Vergiftung mit schaumbildenden Substanzen	10–30 ml p.o.
Sirup Ipecacuanhae 30 ml	Auslösen von Erbrechen	10–30 ml p.o. (altersabhängig)

3

GEBURTSHILFLICHE DATEN

Der Notarzt im Rettungsdienst wird hin und wieder auch mit Notfällen konfrontiert, die im Rahmen einer Schwangerschaft oder Geburt auftreten können.
Auch wenn die fachliche Kompetenz des Notarztes in diesen Fällen sicherlich nicht der eines Gynäkologen oder erfahrenen Geburtshelfers entspricht, so sollten doch zumindest die wesentlichsten Fakten über Schwangerschaft, normale Geburt und einige spezifische Krankheitsbilder präsent sein.
Im folgenden Kapitel werden deshalb die wichtigsten geburtshilflichen Daten und Maßnahmen, die Erstversorgung des Neugeborenen sowie spezifische Krankheitsbilder während der Schwangerschaft in Kürze dargestellt.

Geburtshilfliche Daten und Maßnahmen

Schwangerschaftsdauer

Die wichtigsten Daten über die Schwangerschaft finden sich in dem üblicherweise vom betreuenden Gynäkologen angelegten **Mutterpaß.** Deshalb immer danach fragen und den Paß in die Klinik mitnehmen!

Abkürzungen im Mutterpaß

Abkürzung	Erläuterung
BEL	Beckenendlage
KL	Kopflage
M	Mens
QL	Querlage
SL	Schädellage
Sp	Spontangeburt
SSW	Schwangerschaftswoche
VE	Vakuumextraktion

Die Schwangerschaft dauert normalerweise 9 Kalendermonate oder 40 Wochen, gerechnet vom 1. Tag der letzten Periode an.
Innerhalb einer Schwankungsbreite von ± 2 Wochen, d. h. also zwischen der 39. und 42. Schwangerschaftswoche, werden ca. 80 % aller Kinder geboren.

Endet die Schwangerschaft bis zur 16. Woche, so spricht man von einem **Frühabort,** endet die Schwangerschaft zwischen der 17. und 28. Woche, von einem **Spätabort.**
Dauert die Schwangerschaft 29–38 Wochen, so handelt es sich um eine **Frühgeburt,** dauert die Schwangerschaft länger als 42 Wochen, um eine **Spätgeburt.**
Alle Neugeborenen mit einem Geburtsgewicht von weniger als 2500 g werden ebenfalls als Frühgeburt bezeichnet.

Gewichtszunahme in der Schwangerschaft

Bei der gesunden Schwangeren verändert sich das Körpergewicht in den ersten 3 Schwangerschaftsmonaten kaum.
Ab dem 4. Monat liegt die durchschnittliche monatliche Gewichtszunahme bei 1–1,25 kg.
Die gesamte Gewichtszunahme während der Schwangerschaft sollte demnach nicht viel mehr als 11–12 kg betragen.

Physiologische Veränderungen in der Schwangerschaft
(nach Staender/Kindler, Memorix Anästhesiologie, Chapman & Hall 1997)

Respiratorisches System

Exspiratorisches Reservevolumen	– 20 %
Residualvolumen	– 20 %
Funktionelle Residualkapazität	20 %
Totale Lungenkapazität	unverändert
Vitalkapazität	unverändert
Verschlußkapazität	unverändert
Atemminutenvolumen	+ 50 %
Atemfrequenz	+ 15 %
Zugvolumen	+ 40 %
Alveoläre Ventilation	+ 70 %
Arterielles pCO_2	verminder auf 32 mmHg
Anatomischer Totraum	unverändert
Sauerstoffverbrauch	+ 20 %
Atemwegswiderstand	– 50 %
Maximale Atemkapazit#t	unverändert
Erstsekundenkapazität	unverändert
Diffusionskapazität	unverändert
Oxyhämoglobin Dissoziationskurve	nach rechts verschoben (ansteigender P-50-Wert von 26 auf 30 mmHg)
Oropharyngeale Weichteile, Ödem	Zunahme

Kardiovaskuläres System

Blutvolumen	+ 35 %
Plasmavolumen	+ 45 %
Erythrozytenvolumen	+ 20 %
Cardiac output	+ 35–45 %
Schlagvolumen	+ 30 %
Peripherer Gefäßwiderstand	vermindert
Herzfrequenz	+ 15 %
Blutdruck, systolisch und diastolisch	– 20 % (Druckamplitude erhöht)
Zentralvenöser Druck	unverändert
Hämoglobin, Hämotokrit	– Hämoglobin 11 g%, Hämatokrit 35 %
EKG-Veränderungen	Linkslage, Arrhythmien, ST-Senkungen, T-Inversion

Fundusstand und Schwangerschaftsdauer

Der Fundusstand erlaubt eine ungefähre Abschätzung der Schwangerschaftsdauer.

Mit dem **1. Leopold-Handgriff** wird die Höhe des Fundusstands bestimmt.

Beurteilung:
Der Uterusfundus steht normalerweise

– am Ende der 16. Woche: 1–2 Querfinger oberhalb der Schamfuge,
– am Ende der 20. Woche: 2–3 Querfinger unterhalb des Nabels,
– am Ende der 24. Woche: genau in Nabelhöhe,
– am Ende der 28. Woche: 2–3 Querfinger oberhalb des Nabels,
– am Ende der 32. Woche: in der Mitte zwischen Nabel und Proc. xiphoideus,
– am Ende der 36. Woche: am Rippenbogen,
– am Ende der 40. Woche: 1–2 Querfinger unterhalb des Rippenbogens.

In den ersten Tagen der 37. Woche senkt sich der Uterusfundus und hat dann in etwa die gleiche Höhe wie in der 32. Schwangerschaftswoche. Von diesem Zeitpunkt an kann man nach 3–4 Wochen mit dem Geburtsbeginn rechnen.

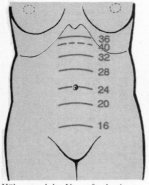

Höhenstand des Uterusfundus im Verlauf der Schwangerschaft

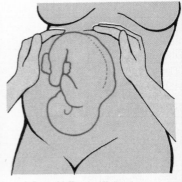

1. Leopold-Handgriff: Bestimmung des Höhenstands des Fundus uteri mit den ulnaren Kanten beider Hände

Wehenhemmung

Die Wehenhemmung ist bei einer drohenden Frühgeburt (vor der 38. Schwanger-
schaftswoche) und bei Komplikationen unter der Geburt (z. B. Nabelschnurvorfall,
Fehllage des Kindes) indiziert.
Sie sollte nicht durchgeführt werden, wenn die Geburt schon am Ende der Aus-
treibungsphase ist, und auf keinen Fall, wenn sich der Kopf des Kindes bereits beim
„Durchschneiden" (s. S. 309) befindet.

Durchführung
Die Wehenhemmung wird mit β-Sympathomimetika durchgeführt.
Dazu eignen sich im Notarztdienst in erster Linie Dosier-Aerosole:

Fenoterol 0,6–1,0 mg per inhalationem   z. B. 3–5 Hübe Berotec-Aerosol

Die intravenöse Verabreichung von Fenoterol sollte dem mit diesem Medikament
vertrauten Arzt überlassen bleiben.
Fenoterol 10–30 µg langsam i.v.

z. B. 1–3 ml einer 5fach verdünnten Partusistenlösung i.v.

(1 ml der 0,5 mg enthaltenden 10-ml-Amp. mit 4 ml
5 %iger Glukoselösung verdünnen)

Fentoterolinfusion mit 1–3 µg/min i.v.

z. B. 10–30 Tr./min bei einer Infusionslösung, hergestellt
aus 2 Amp. Partusisten und 500 ml 5 %iger Glukoselösung

Normale Geburt

Als normale Geburt bezeichnet man die am Ende der Schwangerschaft erfolgende spontane Geburt eines normal großen Kindes aus der vorderen Hinterhauptslage. Zeichen einer bevorstehenden Geburt sind:
– Fruchtwasserabgang,
– Blutung,
– Abgang blutigen Schleims,
– eindeutige, weitgehend regelmäßige Wehentätigkeit.

Die Hauptfrage, die sich dem hinzugezogenen Arzt stellt, ist die, wie weit die Geburt bereits fortgeschritten ist.

Eröffnungsperiode

Die Eröffnungsperiode beginnt mit den ersten Geburtswehen und endet mit der vollständigen Eröffnung des Muttermunds (etwa 10 cm Durchmesser). Kennzeichen der bevorstehenden Geburt ist eine regelmäßige Wehentätigkeit (mindestens über ½ h alle 10 min Wehen).

Gegen Ende der Eröffnungsperiode kommt es im typischen Fall zum **Blasensprung,** wobei normalerweise klares Fruchtwasser aus der Scheide abläuft.
Verfärbungen des Fruchtwassers (grünliche Farbe) deuten auf eine Störung, z. B. Sauerstoffmangel des Kindes, hin.
Die Dauer der Eröffnungsperiode beträgt durchschnittlich
– bei Erstgebärenden 5–10 h,
– bei Mehrgebärenden 2–4 h.

Austreibungsperiode

Die Austreibungsperiode reicht vom Zeitpunkt der vollständigen Eröffnung des Muttermunds bis zur Geburt des Kindes.
Sie dauert bei Erstgebärenden normalerweise 15–30 min, bei Mehrgebärenden oft erheblich weniger.
Ist die Austreibungsperiode voll im Gang, so treten alle 2–3 min Preßwehen mit einer Dauer von 60–70 s auf.

In der Eröffnungsphase genügt es, die Schwangere in eine geburtshilfliche Abteilung zu transportieren, weitere medizinische Maßnahmen sind normalerweise nicht erforderlich.
Der Transport sollte nicht mehr durchgeführt werden, wenn die Austreibungsphase bereits so weit fortgeschritten ist, daß der kindliche Kopf in der Vulva zu sehen ist und regelmäßige Preßwehen im Gange sind.

Nachgeburtsperiode

Innerhalb von etwa 30 min nach der Geburt sollte sich die Plazenta völlig gelöst und durch die Nachgeburtswehen abgestoßen haben.
Der Blutverlust dürfte dabei nicht mehr als ca. 300 ml betragen.
Durch einen leichten Zug an der Nabelschnur können die Nachgeburtswehen unterstützt werden, weiterhin wird die Verabreichung eines kontraktionsfördernden Medikaments (z. B. Oxytocin 3 IE i.v. = 1 Amp. Orasthin) in dieser Phase empfohlen.

Normale Geburt aus Schädellage

Ablauf	Frontal	Seitlich	Von unten

Eintritt des Kopfs in den Beckeneingangsraum: die Pfeilnaht verläuft quer

Durchtritt des Kopfs durch die Beckenhöhle: die kleine Fontanelle wird zur Leitstelle

Vollständige Drehung des Kopfs: die Pfeilnaht verläuft gerade

Austritt des Kopfs aus dem Geburtskanal

Äußere Drehung des Kopfs: Durchtritt der Schultern im geraden Durchmesser

Vollendung der äußeren Drehung des Kopfs: Geburt der hinteren Schulter über den Damm

4

Normale Geburt aus Beckenendlage

Ablauf	Frontal	Seitlich	Von unten

Eintreten des Steißes in den Beckeneingangsraum

Der kindliche Steiß ist auf dem Beckenboden angekommen

Geburt des Rumpfs

Geburt des Rumpfs: sobald die Beine durchgetreten sind, dreht sich der Rücken

Geburt der Schulter

Geburt des Kopfs

Die normale Geburt bedarf in der Regel keiner spezifischen ärztlichen Hilfe. Unter-
stützende Maßnahmen wie Dammschutz, Episiotomie und Versorgung des Kindes nach
der Geburt sollten jedoch auch dem nicht gynäkologisch tätigen Arzt bekannt sein.
Falls unter der Geburt, z. B. durch eine Fehllage des Kindes, Komplikationen auftreten, muß so schnell wie möglich ein gynäkologisch erfahrener Arzt hinzugezogen
bzw. eine gynäkologische Krankenhausabteilung angefahren werden.

▶ Dammschutz

Der Sinn des Dammschutzes ist es zum einen, den Damm während des „Durch-
schneidens" des kindlichen Kopfes zu schützen, zum anderen, den Austritt des kindlichen Kopfes zu leiten und ein zu schnelles Herauspressen zu verhindern. Auf diese
Weise soll die Druckentlastung des kindlichen Schädels möglichst langsam erfolgen.

4

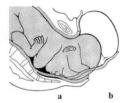

„Einschneiden" (**a**) und „Durchschneiden" (**b**)   Dammschutz beim
des kindlichen Kopfes   „Durchschneiden" des Kopfes

▶ Episiotomie

Zur Vermeidung von Einrissen im Beckenboden- und Dammbereich während der
Austreibungsperiode, insbesondere während der Phase des „Einschneidens" des
kindlichen Kopfes, wird eine rechtzeitige Episiotomie (Dammschnitt) empfohlen.
Dieser Schnitt kann als mediane, mediolaterale oder laterale Episiotomie erfolgen, soll
aber selbstverständlich nur von einem in dieser Technik erfahrenen Notarzt durchgeführt werden.

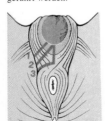

Indikationen
– drohender Dammriß (Blaßwerden des Dammes),
– straffe Weichteile,
– Frühgeborene (Reduzierung des Drucks auf den Kopf),
– Beckenendlagenentbindung,
– hypoxieverdächtiges CTG.

Laterale Episiotomie (**1**), mediolaterale Episiotomie (**2**)
und mediane Episiotomie mit seitlicher Verlängerung (**3**).
Darstellung der Muskulatur im Dammbereich. Geburts-
phase: „Einschneiden" des Kopfes

Erstversorgung des Neugeborenen

Die Erstversorgung des Neugeborenen besteht aus Absaugung, Überprüfung der
Vitalfunktionen und Abnabelung.

Absaugung

Sofort nach der Geburt muß das Kind abgesaugt werden. Dabei sollte beachtet werden:
– Auf keinen Fall das normale Absauggerät aus dem Notarztwagen verwenden (viel zu
  starker Sog), es sei denn, die Sogstärke läßt sich regulieren! Im Baby-Notarztkoffer
  sind in der Regel spezielle mit der Hand oder dem Mund (Saugen) bedienbare Geräte
  vorhanden.
– Zuerst Mundhöhle und Rachenraum, dann Nasenlöcher des Neugeborenen absaugen.

Überprüfung der Vitalfunktionen

Das wichtigste Kriterium für die Beurteilung der Vitalfunktionen des Neugeborenen ist
seine Spontanatmung.
Diese sollte spätestens 1–1,5 min nach der Geburt einsetzen und durch kräftiges
Schreien deutlich werden.

Setzt nach 1–1,5 min keine Spontanatmung ein, so muß das Kind sofort beatmet
werden. Dazu wird am besten ein Säuglingsbeatmungsbeutel mit Sauerstoffzufuhr
verwendet.
Atemfrequenz und -volumina sind den Verhältnissen des Neugeborenen anzupassen,
d. h. die **Atemfrequenz** liegt bei etwa **30–40/min,** das **Atemzugvolumen** bei **15–20 ml.**
Weitere therapeutische Maßnahmen (z. B. Reanimation) s. S. 312.

Abnabelung

Das Abnabeln des Neugeborenen braucht
nicht sofort nach der Geburt zu erfolgen.
Vielmehr sollte – sofern keine lebensbedrohliche Situation für das Neugeborene vorliegt – mit dem Abnabeln
gewartet werden, bis das Pulsieren der
Nabelschnur aufgehört hat. Dies ist
normalerweise nach ca. 1,5–2 min der
Fall. Das Neugeborene erhält dadurch
noch eine für seine Hämodynamik be-
deutende plazentare Blutmenge.

Die Abnabelung erfolgt mit Hilfe von
2 sterilen Klemmen.
Die 1. Klemme wird **mindestens 20 cm
vom kindlichen Nabel entfernt** gesetzt,
die 2. Klemme ca. 2 cm daneben.
Nun wird die Nabelschnur mit einer
sterilen Schere oder einem Skalpell
durchschnitten, die Klemmen werden bis
auf weiteres belassen.

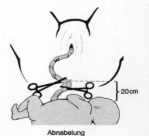

Abnabelung

Apgar-Score

Das Befinden des Neugeborenen wird durch die Kriterien des Apgar-Schemas definiert, bei dem die Hautfarbe, Atmung, Muskeltonus, Reflexerregbarkeit und Herzaktion nach einem Punktesystem bewertet und dokumentiert werden.

Bewertungsschema nach Apgar

Lebensäußerung	Punkte			Untersucht im Alter von		
	0	1	2	1 min	5 min	10 min
Herzschlag	nicht hörbar	unter 100/min	über 100/min			
Atmung	fehlend	langsam, unregelmäßig, schwach	gut, Schreien			
Muskeltonus	schlaff	mäßig	gut, aktive Bewegungen			
Reflexerregbarkeit (Grimassieren, Niesen als Antwort auf Absaugkatheter)	keine Reaktion	verminderte Reaktion	normal			
Hautfarbe	zyanotisch oder blaß	Körper rosig, Akren blau	völlig rosig			
Summe						

4

Neugeborenenreanimation

Beobachtung	Apgar	Maßnahmen
• Fruchtwasser grün		Konsequentes Absaugen
• Mekonium im Pharynx und kindliche Depression (s. unten)		Intubation und endobronchiale Absaugung (V.a. Aspiration!)
Stabil • Fruchtwasser unauffällig • schreit sofort • effektive Atmung • Herzfrequenz > 100 • rosige Hautfarbe	8–10	Evtl. kurzes Absaugen (Mund, Nase, Rachen) Abtrocknen Abnabeln nach Ende der Nabel-schnurpulsation Wärme erhalten Mutter übergeben
Leichte Depression • unregelmäßige Atmung • Herzfrequenz > 100 • Zyanose	6–7	Absaugen Lang abnabeln Sauerstoffgabe durch Inhalation mit lose sitzender Maske (5 l/min) EKG-Monitoring
Mittelschwere Depression • unregelmäßige Atmung • Herzfrequenz < 100 • Zyanose • träger Muskeltonus	3–5	Absaugen Lang abnabeln Maskenbeatmung EKG-Monitoring Evtl. Basic-Life-Support (s. unten)
Schwere Depression • Atmung schnappend oder fehlend • Herzfrequenz < 100 • Zyanose oder Blässe • fehlender Grundtonus	0–2	Basic-Life-Support (s. unten) Intermittierende Überdruckbeatmung mittels Maske/Tubus

Basic-Life-Support (gemäß Reanimations-ABC)
(nach Staender/Kindler, Memorix Anästhesiologie, Chapman & Hall, 1997)
• Vorsichtig absaugen (kann spontanen Atmungsbeginn verzögern)
• O_2-Masken-Beutelbeatmung (Frequenz 40–60/min, initial gelegentlich hoher Druck notwendig (bis 30–40 cm H_2O)
• Herzdruckmassage, falls Herzfrequenz < 60–80/min (trotz adäquater Ventilation mit 100 % O_2 über 30 s)
• Herzdruckmassage mit Frequenz von 120/min, Kompressionstiefe 1–1,5 cm
• Verhältnis Kompression : Beatmung 3 : 1

Advanced-Life-Support
• Nabelvenenkatheter
Nabel 2 cm über Bauchwand
kürzen
Katheter bis 7 cm einführen

Nabelvene
Nabelarterien

(Charr 3,5 < 1500 g Körpergewicht; Charr 5,0 > 1500 g Körpergewicht)
• Humanalbumin 5 % 10 ml/kg
• Adrenalin (1 ml auf 10 ml NaCl = 100 µg/ml), davon 0,1–0,3 ml/kg = 10–30 µg/kg
• Natriumbicarbonat (5 ml ad 20 ml Glucose 5 %), davon 4 ml/kg
• Valium 0,5–1 mg (nötigenfalls zur Intubation)

Spezielle Notfälle während der Schwangerschaft

EPH-Gestose und Eklampsie

Definition
Die EPH-Gestose, eine schwangerschaftsspezifische Erkrankung, die durch **Ödembildung (E** = edema), **Proteinurie (P)** und **Hypertonie (H)** gekennzeichnet ist, bedeutet für Schwangere und Fetus ein erhebliches Risiko.
Höhepunkt der durch die EPH-Gestose bedingten Gefahr ist der eklamptische Anfall. Darunter versteht man einen tonisch-klonischen Krampfanfall der Schwangeren, der meist mit Zyanose, Bewußtlosigkeit und erheblichem Hypertonus einhergeht.

Therapeutische Maßnahmen
▶ Lagerung: Oberkörper erhöht
   oder stabile Linksseitenlage

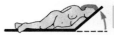

▶ Beruhigung
▶ Sauerstoffgabe, ggf. Intubation   4–6 l O₂/min
   und Beatmung   Ringer-Lactat-Lsg.

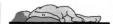

▶ Venöser Zugang
▶ Wärmeerhaltung
▶ Ständige Puls- und RR-Überwachung
▶ Transport schonen (ohne Sondersignal)!

▶ **Medikamente**
Sedierung:
   Diazepam 5–10 mg   1 Amp. Valium = 10 mg   z. B. ½–1 Amp. Valium i.v.

Bei deutlicher Hypertonie (> 180/110 mmHg): vorsichtige Blutdrucksenkung (max. um 20–30 %!)
   Uradipil 12,5–50 mg i.v.   z. B. Ebrantil 25 mg ½–2 Amp. i.v.
   oder
   Dihydralazin 2,5–25 mg i.v.   z. B. 1/10–1 Amp. Nepresol
                                                 sehr langsam i.v.

Bei Krampfanfällen: Krampfdruchbrechung
   Diazepam 10–20 (–40) mg i.v.   z. B. 1–2 (–4) Amp. Valium i.v.
   oder
   Magnesiumsulfat 2–4 g i.v.   z. B. 1–2 Amp. Cormagnesin 400
                                                 über 10 min i.v.

Falls der Krampfanfall durch o.g. Maßnahmen nicht durchbrochen werden kann,
Narkoseeinleitung:

   Thiopental 3–5 mg/kg KG i.v.   z. B. 250 mg = ½ Amp. Trapanal i.v.

HELLP-Syndrom
(s. auch EPH-Gestose und Eklampsie, S. 313)

Definition
Schwangerschaftsspezifische Erkrankung, meist im letzten Trimenon, überwiegend Erstgebärende betreffend.
Sonderform der EPH-Gestose, gekennzeichnet durch spezifische Laborveränderungen:
H = haemolysis (Hämolyse)
EL = elevated liver enzymes (Transaminasenanstieg)
LP = low platelet count (Thrombozytopenie)
Beim reinen HELLP-Syndrom fehlt der für die EPH-Gestose typische Hypertonus, präklinisch zeigt sich das HELLP-Syndrom deshalb häufig in erste Linie in Form von unklaren gastrointestinalen Beschwerden oder durch Komplikationen wie Eklampsie, Abruptio placentae, akutes Nierenversagen, Lungenödem u. a.
Die Ursachen für das HELLP-Syndrom werden in einer wohl autoimmunologisch bedingten Störung des Gleichgewichts zwischen vasodilatierenden (Prostazyklin) und vasokonstringierenden (Thromboxan) Komponenten mit einer fehlerhaften Adaptation des mütterlichen und des plazentaren Gefäßsystems an die Schwangerschaft gesehen. Letztlich resultiert trotz Volumenmangels eine Hypertension sowie eine ungenügende Durchblutung der Planzenta mit der Gefahr einer Mangelentwicklung.

Symptome
Gastrointestinale Beschwerden:
– Schmerzen im rechten Oberbauch, Leberschwellung, Übelkeit, Erbrechen
Symtome der EPH-Gestose:
– Bluthochdruck, Ödeme, Krampfanfälle
Symptome von Komplikationen:
– Planzentaablösung, akutes Nierenversagen, Lungenödem, Leberrupturen

Therapeutische Maßnahmen
▶ Lagerung: Linksseitenlage mit erhöhtem Oberkörper
▶ Beruhigung
▶ Sauerstoffgabe   4–8 l O_2/min
▶ Venöser Zugang   Ringer-Lactat-Lsg.
▶ Ständige Puls- und
   RR-Überwachung
▶ Transport schonend in gynäkologische Klinik

▶ **Medikamente**
Bei deutlicher Hypertonie (> 180/110 mmHg): vorsichtige Blutdrucksenkung
(max. um 20–30 %!)
   Uradipil 12,5–50 mg i.v.   z. B. Ebrantil 25 mg ½–2 Amp. i.v.
   oder
   Dihydralazin 2,5–25 mg i.v.   z. B. 1/10–1 Amp. Nepresol
               sehr langsam i.v.

Bei Krampfanfällen: Krampfdurchbrechung
   Diazepam 10–20 (–40) mg i.v.   z. B. 1–2 (–4) Amp. Valium i.v.
   oder
   Magnesiumsulfat 2–4 g i.v.   z. B. 1–2 Amp. Cormagnesin 400
               über 10 min i.v.

Placenta praevia und vorzeitige Plazentalösung

Definition

Placenta praevia (P.p.): Plazenta liegt ganz (P. p. totalis), teilweise (P. p. partialis) oder nur minimal (P. p. marginalis) vor dem inneren Muttermund.

Die Folge ist eine Behinderung bzw. eine Verlegung der Geburtswege, die Planzenta löst sich bei Uteruskontraktionen ab, und es kommt zu Blutungen aus mütterlichen, aber auch aus kindlichen Gefäßen. In dieser Situation drohende Verblutungsgefahr für Mutter und Kind!

Vorzeitige Planzentalösung: teilweise oder vollständige Ablösung der normal sitzenden Plazenta vor abgeschlossener Geburt des Kindes. Betroffen sind gehäuft Multipara, ältere Schwangere, Frauen mit Diabetes mellitus, mit EPH-Gestose, nach Traumen. Akute Gefahr für das Kind in Abhängigkeit vom Ausmaß der Plazentalösung, Gefährdung der Mutter durch Blutverlust und Gerinnungsstörungen.

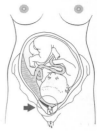

Placenta praevia partialis

Symptome

Plancenta praevia
– schmerzlose stärkere bis massive Blutung
– Schocksymptomatik in Abhängigkeit vom Blutverlust
– keine peritoneale Reizsymptomatik, Bauch weich
– keine oder „normale" Wehen, keine Dauerkontraktion
– evtl. Sistieren der Blutung mit Fruchtwasserabgang

Vorzeitige Planzentalösung
– meist plötzlich einsetzende, wehenunabhängige Unterbauchschmerzen (cave: selten auch schmerzloser Verlauf möglich!)
– brettharter Uterus
– vaginale Blutung (cave: Blutung nach außen nicht immer vorhanden, z. B. wenn Hämatom zwischen Planzenta und Uterus liegt!)
– Schocksymtpomatik in Abhängigkeit vom Blutverlust

Therapeutische Maßnahmen

▶ Lagerung:
   Placenta praevia Linksseitenlage mit Beckenhochlage
   Vorzeitige Plazentalösung Linksseitenlage
   evtl. mit Schocklage
▶ Sauerstoffgabe   4–8 l O_2/min
▶ Venöser Zugang   Ringer-Lactat-Lsg.
▶ Ständige Puls- und RR-Überwachung
▶ Transport schonend in gynäkologische Klinik
   (Voranmeldung)

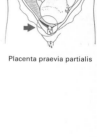

▶ Medikamente
nur bei *Placenta praevia* Wehenhemmung
   Fenoterol 0,4–1 mg per inhalationem   z. B. 2–5 Hübe Berotec Spray
   repetitiv ca. alle 10 min

Im Zweifel Verzicht auf Wehenhemmung! Keine vaginale Untersuchung! Keine Tamponade legen!

Trauma und Schwangerschaft

Häufigste Ereignisse sind stumpfe Bauchtramata infolge von Verkehrsunfällen und von Stürzen im häuslichen Bereich (vorzugsweise nach der 32. Schwangerschaftswoche). Aufgrund der hohen potentiellen Gefährdung des Kindes muß eine Schwangere mit stumpfem Bauchtrauma möglichst in eine Klinik mit geburtshilflicher Abteilung transportiert werden.
Oberstes Ziel vor Ort muß es immer sein, die Vitalfunktionen der Mutter rasch zu stabilisieren, um damit indirekt die Gefährdung des Kindes möglichst gering zu halten.

Relevante schwangerschaftsbedingte Symptome bei traumatisch bedingten Krankheitsbildern sind in der folgenden Übersicht dargestellt.

Symptom	Krankheitsbild
Rezidivierende Uteruskontraktionen	Vorzeitige Wehen
Ständiger Schmerz im Uterusbereich, hartes Abdomen	Vorzeitige Plazentaablösung
Abgang von Fruchtwasser	Vorzeitiger Blasensprung
Fehlende Kindsbewegungen, nicht auskultierbare kindliche Herztöne	Drohende kindliche Aphyxie, Fruchttod
Vaginale Blutung	Drohende Früh-/Fehlgeburt
Atemabhängige Schmerzen, in linke Schulter ausstrahlend	V.a. Milz-/Pankreasruptur
Atemabhängige Schmerzen, in rechte Schulter ausstrahlend	V.a. Leberverletzung

Reanimation von Schwangeren

Ursachen
– Lungenembolien
– Herzrhythmusstörungen (z. B. unter Tokolysemedikation)
– Herzvitien
– Traumen

Vorgehen
Grundlegend gleiches Vorgehen wie bei nicht schwangeren Patienten:
– Thoraxkompressionen in üblicher Weise
– Defibrillation in üblicher Weise
– Katecholamingabe in üblicher Weise
aber
– Reanimation der Schwangeren stets in Linksseitenlage möglichst mit einem Keil unter dem Rücken

Vaginale Blutungen

Ursachen
Abort, Plazentalösung, Tumor, Verletzung u.a.

Symptome
Abgang von Blut, evtl. Gewebsteilen, Fruchtwasser
Schocksymptomatik:
– Kühle, feuchte, blaßgraue Haut
– Tachykardie, fadenförmiger Puls
– Systolischer Blutdruckabfall (< 90 mm Hg)
– Abnahme der Blutdruckamplitude
– Unruhe, Angst
– Dyspnoe, Tachypnoe

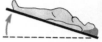

Therapeutische Maßnahmen
▶ Lagerung: Schräglage

▶ Beruhigung
▶ Sauerstoffgabe, ggf. Intubation und Beatmung   4–8 l O₂/min
▶ In der Frühschwangerschaft evtl. Druck auf Uterusfundus
  ausüben
▶ Venöser Zugang   Ringer-Lactat-Lsg.
▶ Wärmeerhaltung
▶ Ständige Puls- und RR-Überwachung
▶ Transport schonend
▶ Keine vaginale Untersuchung!

▶ **Medikamente**
Volumensubstitution:
(je nach Schwere der Schocksymptomatik)
  kristalloide Lösungen   z. B. 1000–2000 ml Ringer-Lactat-Lsg. i.v.
  und/oder   und/oder
  kolloidale Lösungen   z. B. 500–1000 ml
                                     HAES-steril/Gelifundol i.v.

Sedierung:
  Diazepam 5–10 mg
  1 Amp. Valium = 10 mg   z. B. ½–1 Amp. Valium i.v.

ggf. Schmerzbekämpfung
(bei kolikartigen Schmerzen):
  Butylscopolaminiumbromid 20 mg i.v.   z. B. 1 Amp. Buscopan i.v.

ggf. Wehenhemmung:
  Fenoterol 0,6–1,0 mg per inhalationem   z. B. 3–5 Hübe Berotec-Aerosol

Akutes Abdomen (gynäkologischer Ursache)
(s. auch Akutes Abdomen, S. 114)

Akutes Abdomen		
Schmerzen, Abwehrspannung Tachykardie	Peritonealreizung Elektrolytverschiebung, Volumenmangel Fieber	
verminderte Darmgeräusche	Darmatonie	
↓	↓	↓

Entzündlich	Nicht entzündlich	Entzündlich
– Akute Salpingitis mit Peritonealbeteiligung – Zerfallendes Karzinom – Infiziertes Myom – Ovarialabszeß – Perforiertes IUP und Peritonitis	**Innere Blutung? Hb-Abfall?** – Ruptur Ovarialzyste – Ovulationsblutung – Postoperative Blutung **Frühgravidität** – Extrauteringravidität – Tubarabort – Tubarruptur – Ruptur einer Interstitialgravidität **Spätgravidität** – Uterusruptur – Vorzeitige Plazentalösung **Trauma** **Gestose** – Vorzeitige Plazentalösung **Kein Anhalt für innere Blutung** – Ruptur einer großen Ovarialzyste – Steildrehung eines Ovarialtumors oder Myoms – Einkeilung eines Ovarialtumors oder Myoms im kleinen Becken Menstruation Vena-cava-Syndrom Hämatometra Reflexio uteri *graviditatis*	Infizierte alte Extrauteringravidität Endomyometritis – krimineller Abort Salpingitis Uterusverletzung ± Peritonitis – Kürettage – krimineller Abort Darmverletzungen ± innere Blutung Endotoxinschock Appendizitis in graviditate

Therapeutische Maßnahmen
▶ Lagerung: Beine angezogen, Knierolle
▶ Beruhigung
▶ Sauerstoffgabe: 4–6 l O$_2$/min
▶ Venöser Zugang   Ringer-Lactat-Lsg.
▶ Ständige Puls- und RR-Überwachung

▶ **Medikamente**
Sedierung:
    Diazepam 5–50 mg 1 Amp. Valium = 10 mg z. B. ½–1 Amp. Valium i.v.
ggf. Schmerzbekämpfung
(bei kolikartigen Schmerzen):
    Butylscopolaminiumbromid 20 mg i.v.   z. B. 1 Amp. Buscopan i.v.
    Tramadol 50–100 mg   z. B. 1–2 Amp. Tramal 50 i.v.

Vena-cava-Kompressionssyndrom

Definition
Bei der Schwangeren kann es in Rückenlage durch die schwere, zurücksinkende
Gebärmutter zu einer Kompression der V.cava inferior kommen.
Der venöse Rückfluß aus den unteren Körperanteilen kann dadurch erheblich gestört
sein, es entsteht das Bild einer akuten Hypovolämie.

Symptome
Schwindel, Schwäche
Übelkeit
Blässe, kalter Schweiß
Bewußtseinsstörung bis hin zur Bewußtlosigkeit
Blutdruckabfall, Tachykardie

Therapeutische Maßnahmen

▶ Lagerung: Seitenlage (linke Seite)
           wichtigste Maßnahme!

▶ Beruhigung
▶ Sauerstoffgabe:
▶ Venöser Zugang   4–6 l O$_2$/min
▶ Ständige Puls- und RR-Überwachung   Ringer-Lactat-Lsg.
▶ Transport schonend

▶ **Medikamente**
Volumensubstitution (selten notwendig):   500–1000 ml Ringer-Lactat-Lsg.

4

Nabelschnurvorfall

Definition
Dem Blasensprung unmittelbar folgendes Vorfallen einer
oder mehrerer Nabelschnurschlingen vor den vorangehenden Kindteil. Beim Nabelschnurvorfall muß mit
einer unmittelbaren und meist erheblichen Einschränkung
der Nabelschnurdurchblutung und damit einer akuten
Minderversorgung des Kindes gerechnet werden.

Symptome
evtl. Wehen
Abgang von Fruchtwasser/Blut/Schleim
evtl. sichtbarer Vorfall der Nabelschnur

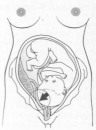

Nabelschnurvorfall

Therapeutische Maßnahmen
▶ Lagerung: Beckenhochlagerung, evtl. Linksseitenlage

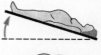

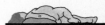

▶ Beruhigung
▶ Sauerstoffgabe: 4–6 l O$_2$/min
▶ Vaginales Hochdrücken des vorangehenden
  Kindsteiles
▶ Venöser Zugang   Ringer-Lactat-Lsg.
▶ Wärmeerhaltung
▶ Zügiger Transport in die nächste gynäkologische Abteilung!

▶ Medikamente
Wehenhemmung:
Fenoterol 0,6–1,0 mg per inhalationem   z. B. 3–5 Hübe Berotec-Aerosol

4

Notfälle im Säuglings- und Kindesalter sind, in absoluten Zahlen ausgedrückt, relativ selten. Gerade deshalb aber stellen sie für den Nichtpädiater in der Regel eine besondere Situation dar, die oft auf der einen Seite durch Unsicherheit mangels Erfahrung mit Kindern, auf der anderen Seite durch besondere emotionale Belastung gekennzeichnet ist.

Sich auf seine Fähigkeiten, Erwachsene fachgerecht therapieren zu können, zu verlassen, reicht hier sicherlich nicht aus, denn gerade in der Notfallmedizin darf nicht der Fehler gemacht werden, Kinder einfach als „kleine Erwachsene" zu behandeln.

Das folgende Kapitel gibt als Hilfestellung für pädiatrische Notfälle zunächst einen Überblick über wichtige Normwerte, weiterhin werden die wichtigsten Notfall-maßnahmen mit entsprechenden kindbezogenen Besonderheiten abgehandelt, soweit dies nicht bereits im Kap. 2 geschehen ist. Die Auswahl spezieller Notfälle beschränkt sich auf die Krankheitsbilder, die entweder spezifisch für das Säuglings- und Kindes-alter sind, oder die sich in bezug auf die Therapie vom Erwachsenen erheblich unterscheiden.

Tabellarische Hilfen

Gewichtstabelle

Alter	Durchschnittsgewicht [kg]
Neugeborene	3,5
6 Monate	7,0
1 Jahr	9,0
2 Jahre	12,0
5 Jahre	19,0
9 Jahre	30,0
12 Jahre	40,0
15 Jahre	50,0

Altersabhängige Normwerte für Herzfrequenz und Blutdruck

Alter	Normwerte	
	Herzfrequenz [Schläge/min]	Blutdruck [mm Hg]
Neugeborene	140 ± 50	75/50
6 Monate	120 ± 40	80/50
1 Jahr	110 ± 40	95/65
3 Jahre	105 ± 35	100/60
5 Jahre	105 ± 35	100/60
8 Jahre	95 ± 30	110/60
12 Jahre	95 ± 30	115/60
15 Jahre	82 ± 25	120/65

5

Dosierung von Notfallmedikamenten

Alter	Suprarenin 1 ml = 1 mg (1 : 10 verdünnen!) 1 : 10 000 [ml] der verdünnten Lsg.	Lidocain 2 % 5 ml = 100 mg [ml]	Atropin 1 ml = 0,5 mg (auf 5 ml verdünnen!) [ml] der verdünnten Lsg.	NaHCO₃ 8,4 % 1 ml = 1 mmol [ml]
Neugeborenes	0,4	0,2	0,4	4
6 Monate	0,7	0,35	0,7	7
1 Jahr	0,9	0,45	0,9	9
2 Jahre	1,2	0,6	1,2	12
5 Jahre	1,9	0,95	1,9	19
9 Jahre	3,0	1,5	3,0	30
12 Jahre	4,0	2,0	4,0	40
15 Jahre	5,0	2,5	5,0	50
Grundsatz	0,1 ml/kg KG	0,05 ml/kg KG	0,1 ml/kg KG	1 ml/kg KG

Notfallmaßnahmen

Venöser Zugang

Der venöse Zugang zählt bei Notfällen im Säuglings- und Kindesalter zu den Basismaßnahmen, ist aber aufgrund der im Vergleich zum Erwachsenen schwierigeren
anatomischen Verhältnisse nicht immer einfach zu legen.

Grundsätzlich sollte der **periphere venöse Zugang** dem zentralen Venenweg vor-
gezogen werden.
Neben den auch beim Erwachsenen verwendeten Zugangswegen (Vv. cubitales,
Vv. dorsales manus, Vv. jugularis externa und interna, V. subclavia) kommen beim
Säugling und Kleinkind noch die Vv. capitis, die Vv. dorsales pedis und die V. saphena
parva hinzu.

Die geeigneten Venenwege sind in untenstehenden Abbildungen dargestellt.

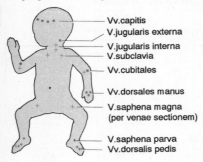

Vv. capitis
V. jugularis externa
V. jugularis interna
V. subclavia
Vv. cubitales
Vv. dorsales manus
V. saphena magna
(per venae sectionem)
V. saphena parva
Vv. dorsalis pedis

Mögliche Venenzugänge im Säuglings- und frühen Kleinkindesalter (+ für zentralen
Zugang geeignet, ● für peripheren Zugang geeignet)

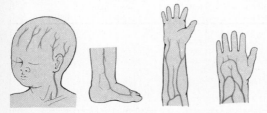

Peripherer venöser Zugang beim Neugeborenen: geeignete Venen

Zur Punktion der Venen werden entweder dünne Plastik-
verweilkanülen oder dünne Stahlkanülen verwendet.
Diese Kanülen stehen von verschiedenen Herstellern zur
Verfügung, gebräuchlich sind z. B. Braunülen und
Vygonülen.

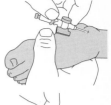

Übersicht über die verschiedenen Plastikverweilkanülen

Farbe	Größe [Gauge]	Außen-durchmesser [mm]	Durchfluß [ml/min] Wäßrige Lösung	Blut
Hellgrün	24	0,6	13	8
Blau	22	0,8	31	18
Rosa	20	1,0	54	31

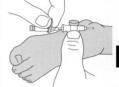

Übersicht über die gängigen Metallverweilkanülen

Farbe	Größe [Gauge]	Außen-durchmesser [mm]	Durchfluß [ml/min]
Orange	25	0,5	2,5
Blau	23	0,65	7
Grün	21	0,8	17
Creme	19	1,1	50

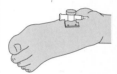

Folgende Grundsätze sind beim Legen venöser Zugänge
bei Säuglingen und Kleinkindern zu beachten:
– Zur Stauung der Venen eignet sich eine Kinderblut-
  druckmanschette besser als ein Stauschlauch (wird oft zu
  fest angezogen, dadurch bleiben die Venen unsichtbar).
– Die manuelle Stauung durch einen Helfer oder durch
  den Punktierenden selbst ist oft besser als der Einsatz
  eines Stauschlauchs.
– In der Ellenbeuge gibt es zahlreiche anatomische Varianten, deshalb nach der Punktion auf die Farbe des
  Blutes und Pulsationen achten, damit nicht versehentlich
  intraarterielle Zugangswege gelegt werden.
– Der Blutrückfluß in die Kanüle kann bei Kindern reltiv
  lange dauern. Manchmal muß die Kanüle sogar erst
  1–2 cm in die Vene vorgeschoben werden, damit der
  Rückfluß sichtbar wird. Deshalb abwarten! Nicht
  jeder fehlende Rückfluß ist eine Fehlpunktion!

Punktion der Vena saphena

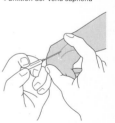

Punktion von Handrückenvenen

– Im Gegensatz zur Volumengabe beim Erwachsenen, die
  in der Regel großzügig mit Ringer-Lactat-Lösung erfolgen kann, muß die Volumengabe
  beim Kind gezielt und streng kontrolliert durchgeführt werden.
Als Infusionslösungen kommen in erster Linie zur Anwendung:
Humanalbumin 5 %, Glukose 5 % + NaCl 0,9 % (1:1-Lösung) und **Ringer-Lactat-Lsg.**
Die **Infusionsmenge** liegt initial bei **maximal 10–20 ml/kg KG.**
Wird eine Infusion nur zum Offenhalten des venösen Wegs und als Trägersubstanz für
Medikamente benötigt, sollte sie möglichst langsam tropfen.

Intraossärer Zugang

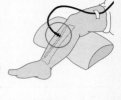

Wenn bei einem Säugling oder Kleinkind der dringend benötigte intravenöse Zugang auch nach zwei- bis dreimaligem Versuch (z. B. infolge eines Volumenmangelschocks) periphervenös nicht gelingt, stellt die Applikation von Medikamenten und Volumen über das Knochenmark eine gute Alternative dar.

Aufgrund der lebhaften Gefäßversorgung der Markhöhle gelangen injizierte Substanzen mit nur geringer Verzögerung (ca. 20–30 s) ebenso gut in den herznahen Kreislauf wie bei der intravenösen Applikation; alle Notfallmedikamente und Infusionen können deshalb über diesen Weg appliziert werden.

Die intraossäre Punktion wird am besten mit speziellen Knochenmarkpunktionskanülen (z. B. Cook-Nadeln, 16 G/18 G), im Notfall auch mit Stahlkanülen (z. B. Butterfly, Größe 16–19, Strauss-Kanülen) durchgeführt.

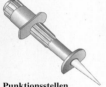
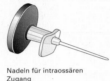
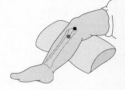

Nadeln für intraossären Zugang

Punktionsstellen

Zugangsweg der 1. Wahl:
proximale Tibiainnenfläche,
je nach Alter ca. 1–3 cm unterhalb der Tuberositas tibiae
bzw. 4–8 cm distal des medialen Gelenksspalts;
Punktionsbereich ist die flache, kaum gewölbte Tibiainnenfläche (zwischen Vorder- und Hinterkante der Tibia).

Zugangsweg der 2. Wahl:
distale Tibia (medialer Malleolus)

Technik

Proximaler intraossärer Zugang
(proximale Tibiainnenfläche):
Bein stabil lagern, am besten unter dem Knie unterpolstern. Punktionsstelle aufsuchen.
Haut gut desinfizieren, sterile Handschuhe anziehen.
Fixieren des Beines zwischen Daumen und Zeigefinger der einen Hand.
Intraossärnadel in die Faust der anderen Hand nehmen und Durchbohren der Haut und der Knochenkortex mit sanftem Druck und leicht drehenden Bewegungen:
Stichrichtung senkrecht zur Hautoberfläche bzw. etwas nach distal
(weg von der Wachstumsfuge).

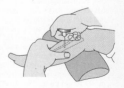

Unter Rechts-links-Drehbewegungen und konstant
kräftigem Druck bohren mit der Kanüle durch die
Knochenkortex, bis nach 1–2 cm ein plötzlicher Wider-
standsverlust auftritt.
Dieser Widerstandsverlust ist der Indikator für das
Erreichen des Markraumes.
Kanüle mit der einen Hand festhalten, mit der anderen
Trokar aus dem Schaftgewinde herausdrehen. Korrekte
Lage der Kanüle durch festen Sitz im Knochen sowie
durch die Aspiration von Mark oder Blut bestätigen.
Probeinjektion von Kochsalzlösung, diese müßte sich
leicht einspritzen lassen.
Nadel steril fixieren, Infusion anschließen.

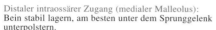

Distaler intraossärer Zugang (medialer Malleolus):
Bein stabil lagern, am besten unter dem Sprunggelenk
unterpolstern.
Punktionsstelle aufsuchen.
Haut gut desinfizieren, sterile Handschuhe anziehen.
Fixieren des Beines zwischen Daumen und Zeigefinger
der einen Hand.
Intraossärnadel in die Faust der anderen Hand nehmen
und durchbohren der Haut und der Knochenkortex mit
sanftem Druck und leicht drehenden Bewegungen:
Stichrichtung in einem Neigungswinkel von ca. 70° von
der Wachstumsfuge weg.
Übriges Vorgehen wie bei proximaler Punktion.

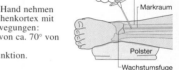

Kortikalis

Markraum

Polster

Wachstumsfuge

Möglich Akutkomplikationen
Paravasat
Hämatom
Perforation
Fraktur
Punktion der Wachstumsfuge

Mögliche Spätkomplikationen
(diese werden bei notfallmäßiger Anwendung mit kurzer 1- bis 2stündiger Liegedauer
der Punktionsnadel praktisch überhaupt nicht beobachtet)
Osteomyelitis (wird mit 0,6 % angegeben)
Abszeß

Kontraindikationen für den intraossären Zugang
Frakturen der unteren Extremitäten auf der Punktionsseite
Floride Osteomyelitis
Diverse kongenitale/hereditäre Knochenerkrankungen

Endobronchiale Medikamentengabe
Genau wie beim Erwachsenen können auch beim Kind Medikamente über den
liegenden Endotrachealtubus verabreicht werden.
Dabei kommen in erster Linie Medikamente, die im Rahmen einer Reanimation
erforderlich sind (Adrenalin, Lidocain, Atropin), in Betracht. Die Technik der
Applikation ist dieselbe wie beim Erwachsenen (s. S. 67).

Beatmung
(s. auch Beatmung, S. 25 ff.)

Die Richtgrößen für **Atemfrequenz** und **Atemzugvolumen** bei Säuglingen und Kindern sind in der folgenden Übersicht dargestellt:

Altersstufe	Atemfrequenz/min	Atemzugvolumen [ml]
Neugeborene	40–50	20– 35
Säuglinge	30–40	40–100
Kleinkinder	20–30	150–200
Schulkinder	16–20	300–400
Jugendliche	14–16	300–500

Die Beatmung ohne Hilfsmittel erfolgt bei Neugeborenen und Säuglingen von **Mund zu Mund und Nase,** bei Kleinkindern und Kindern von **Mund zu Mund** (Nase verschlossen).

Beim Neugeborenen genügt dabei die Luftmenge der gefüllten Mundhöhle. Eine effektive Ventilation wird durch das Heben und Senken des kindlichen Thorax sichtbar.

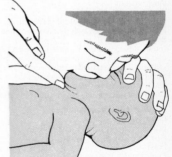

Die Beatmung mit Hilfsmitteln wird in erster Linie als Maskenbeatmung mit Baby- oder Kinderbeatmungsbeutel durchgeführt.

Mund-zu-Mund-und-Nase-Beatmung

Intubation
(s. auch Intubation, S. 35 ff.)

Die notfallmäßige Intubation wird in aller Regel als **orotracheale Intubation** durchgeführt.
Abhängig von Alter und Geschlecht werden dazu Tuben unterschiedlicher Größe benötigt.
Die folgenden Tabellen sollen Anhaltspunkte für die Wahl des richtigen Tubus geben:

Tuben für Säuglinge, Kleinkinder und Kinder

Alter	Innendurchmesser [mm]	Außendurchmesser [Charr]
Frühgeborene	2,5	12
Neugeborene	3,0	14
6 Monate	3,5	16
12 Monate	4,0	18
2. Lebensjahr	4,5	20
Ab 3. Lebensjahr: 18 + Alter = Außendurchmesser in Charrière [Charr]		
3.–4. Lebensjahr	4,5–5,0	20–22
5.–6. Lebensjahr	5,0–5,5	22–24
7.–8. Lebensjahr	5,5–6,0	24–26
9.–10. Lebensjahr	6,0–6,5	26–28
11.–12. Lebensjahr	6,5–7,0	28–30
13.–14. Lebensjahr	7,0–7,5	30–32

Bei der Intubation von Säuglingen und Kindern werden folgende Spatel verwendet:
– für Neugeborene und Säuglinge: Foregger-Spatel,
– für Kleinkinder: kleiner Macintosh-Spatel,
– für Schulkinder: großer Macintosh-Spatel.

5

Herzdruckmassage
(s. auch Herzdruckmassage, S. 52 ff.)

Besonderheiten bei Säuglingen und Kleinkindern
– Der **Druckpunkt** liegt nicht im unteren Sternumdrittel,
  sondern in der **Sternummitte**.
– Die Herzdruckmassage wird bei **Neugeborenen nur
  mit dem Daumen** durchgeführt, die **Kompressionstiefe** beträgt ca. **1,5 cm**, die Frequenz 120/min.

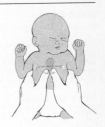

– Bei **Säuglingen** wird die Massage mit der **2-Finger-
  Technik** durchgeführt, die **Kompressionstiefe** beträgt
  1,5–2,5 cm, die Frequenz 100/min.

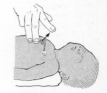

– Bei **Kleinkindern** wird die Massage mit dem
  Handballen einer Hand durchgeführt, die **Kompressionstiefe** liegt bei **2,5–4 cm**, die Frequenz bei
  80–100/min.

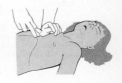

Schematische Übersicht zur Herzdruckmassage

	Neugeborenes	Säugling	Kleinkind	Schulkind/ Erwachsener
Druckpunkt	Sternummitte			Unteres Drittel des Sternums
Technik	Daumen	2-Finger-Technik/Handballen		Handballen
Kompressionstiefe	1,5 cm	1,5–2,5 cm	2,5–4 cm	ca. 5 cm
Frequenz	120/min	100/min	80–100/min	60–80/min

Komplikationen
– Rippen-Sternum-Frakturen
– Hämatothorax, Pneumothorax
– Leber-Milz-Ruptur
– Sonstige innere Verletzungen

Defibrillation
(s. auch Defibrillation, S. 62 ff.)

Die Indikation für eine Defibrillation beim Kind wird wie beim Erwachsenen primär anhand eines zuvor abgeleiteten Monitor-EKG gestellt.
In jedem Fall ist die Defibrillation indiziert bei
– Kammerflimmern/Kammerflattern,
– pulsloser Tachykardie mit dem klinischen Bild eines kardiogenen Schocks.

Wichtig:
Man beachte die altersabhängigen Normwerte für die Herzfrequenz (vgl. S. 323)!

Bei Säuglingen und Kleinkindern sollten Defibrillationselektroden mit einem Durchmesser von 4,5 cm, bei älteren Kindern Defibrillationselektroden mit einem Durchmesser von 8 cm verwendet werden.

Defibrillationsenergie
Die Defibrillationsenergie sollte beim Kind initial bei 2 Joule/kg KG liegen. Eine Übersicht gibt die folgende Tabelle:

Altersstufe	Defibrillationsenergie	
	Initial [J]	Maximal [J/kg KG]
Neugeborene	12	
Kleinkinder	25	4
Schulkinder	50	4
Jugendliche	100–150	4
Erwachsene	200	5 (Höchstenergie 360 J)

5

Reanimation – Ablaufschema (Kinder)

Herz-Kreislauf-Stillstand
Basismaßnahmen (z. B. Lagern, Freimachen der Atemwege)

Beatmung
ohne Hilfsmittel über Mund und Nase, sonst Notintubation ohne Prämedikation, ggf. auch Beatmung über Gesichtsmaske

Alter	Tubusdurchmesser [mm]	Gesichtsmaske [Charr]
Frühgeborene	2,5	12	0
Neugeborene	3,0	14	0
6 Monate	3,5	16	0
12 Monate	4,0	18	1
2. Lebensj.	4,5	20	1–2
Ab 3. Lebensjahr: 18 + Alter = Außendurchmesser in Charrière [Charr]		
3.–4. Lebensj.	4,5–5,0	20–22	2
5.–6. Lebensj.	5,0–5,5	22–24	2–3
7.–8. Lebensj.	5,5–6,0	24–26	3
9.–10. Lebensj.	6,0–6,5	26–28	3
11.–12. Lebensj.	6,5–7,0	28–30	3–4
13.–14. Lebensj.	7,0–7,5	30–32	4

Beatmung dann über Atembeutel oder maschinell mit folgenden Werten:
Atemzugvolumen = 10 ml/kg KG

Altersstufe	Atemfrequenz/min	Atemzugvolumen [ml]
Neugeborene	40–50	20–35
Säuglinge	30–40	40–100
Kleinkinder	20–30	150–200
Schulkinder	16–20	300–400

sowohl als auch	1-Helfer-Methode 2-Helfer-Methode
Kompressions-Ventilations-Verhältnis (bis zur Intubation)	
5:1	

Herzmassage
Druckpunkt: Sternummitte
Kompressionstiefe: 1–3 cm
Frequenz: 80–120/min

EKG-Diagnostik
bei Kammerflimmern:
Defibrillation

Altersstufe	Defibrillationsenergie	
	Initial [J]	Maximal [J/kg KG]
Neugeborene	12	–
Kleinkinder	25	4
Schulkinder	50	4
Jugendliche	100–150	4

Medikamente

Adrenalin
Suprarenin 1 Amp. = 1 ml = 1 mg
0,01 mg/kg KG i.v. oder 0,2 mg/kg KG endobronchial, d. h. bei verdünnter Lösung (1 Amp. Suprarenin + 9 ml NaCl-Lösung) 0,1 ml/kg KG i.v. oder 0,2 ml/kg KG endobronchial
Wiederholung nach ca. 5 min möglich

Atropin
Atropin 1 Amp. = 1 ml = 0,5 mg
0,02 mg/kg KG i.v., d. h. bei verdünnter Lösung (1 Amp. Atropin + 4 ml Aqua dest.) 0,2 ml/kg KG

Lidocain
Xylocain 2 % 1 Amp. = 5 ml = 100 mg
ca. 1 mg/kg KG i.v. oder endobronchial
Wiederholung nach 5–10 min möglich

Natriumhydrogencarbonat
8,4%ige Lösung
initial 1 mmol/kg KG = 1 ml/kg KG
Wiederholung mit 0,05 mmol/kg KG nach ca. 10 min 0,05 mmol/kg KG

Rea-Schema für Kinder

[Mod. nach: Zidemann D et al (1994) Guidelines for pediatric life support. Br Med J 308: 1349–55]

Endotrachealer Tubus

Länge ab Alveolarkamm (cm)	Größe (mm)
18 - 21	7,5 - 8,0
18	7,0
17	6,5
16	6,0
15	5,5
14	5,0
13	4,5
12	4,0
	3,5
10	3,0 - 3,5

Adrenalin (0,1mg/ml) µg i.v. oder endotracheal	50	100	200	300	400	500
Atropin mg i.v. oder intraossär	0,05	0,1	0,2	0,3	0,4	0,5
i.m.	0,1	0,2	0,4	0,6	0,8	1,0
Suxamethoniumchlorid i.v.	10	20	30	45	60	75
(Succinylcholin) mg i.m.	20	40	80	90	120	150
Naloxon µg i.v. oder intraossär 0,4 mg auf 10 ml verdünnen	50	100	200	300	400	500
Diazepam mg i.v. oder rektal	2	4	8	10	10	10
Lidocain 1% (10 mg/ml) mg i.v. oder endotracheal	5	10	20	30	40	50
Glucose 50% ml i.v.	10	20	40	60	80	100
Glucose 20% ml i.v.	25	50	100	150	200	250
Nabic 8,4 % (*1,7%) ml i.v. (*1 ml 8,4% ad 5 ml Aqua dest.)	25*	50*	20	30	40	50
Initiale DC Defibrillation (J)	10	20	40	60	80	100
Kardioversion (J)	5	5	10	15	20	25
Initiale Flüssigkeit im hypovolämischen Schock ml	50	100	200	300	400	500

Atropin 1 mg auf 10 ml verdünnen

* Beispiel: 2 Jahre = Tubus 4,5 - 5; Suxameth. 15 mg i.v. oder 40 mg i.m. etc.

Spezielle Notfälle (in alphabetischer Reihenfolge)

Anaphylaxie (anaphylaktischer Schock)
(s. auch Anaphylaktischer Schock, S. 218)

Ursachen
Allergische Reaktion auf Medikamente
– Antibiotika
– Lokalanästhetika
– Jodhaltige Kontrastmittel
– Kolloidale Volumenersatzlösungen

Allergische Reaktion auf Fremdeiweiße und Polysaccharide
– Insekten- und Schlangengifte
– Seren, Vakzinen
– Organextrakte
– Nahrungsmittel (z. B. Milch, Hühnereiweiß, Fisch, Nüsse)

Stadieneinteilung

Stadium	Symptome
I	Schwindel, Kopfschmerzen, Tremor, Hautreaktion: z. B. Erythem, Flush, Juckreiz, Ödem
II	Zusätzlich: Übelkeit, Erbrechen, Blutdruckabfall, Tachykardie, Atemnot
III	Zusätzlich: Bronchospasmus, Schock, zerebrale Krämpfe
IV	Herz-Kreislauf-Stillstand

Therapeutische Maßnahmen
► Unterbindung weiterer Allergenzufuhr
► Freimachen und Freihalten der Atemwege
► Sauerstoffgabe
► Volumensubstitution:

z. B. Humanalbumin 5 %, ca. 10 ml/kg KG
oder
Ringer-Lactat-Lsg., ca. 20 ml/kg KG

► Medikamente
Stadium I und II
Antihistaminika:
  Clemastin 1 Amp. = 5 ml = 2 mg
  0,6 ml/10 kg KG i.v.

Säugling	(1 Jahr) z. B.	0,5 ml Tavegil i.v.
Kind	(2–3 Jahre)	1 ml Tagevil i.v.
Kind	(9-10 Jahre)	2 ml Tagevil i.v.
Kind	(12–15 Jahre)	2–3 ml Tagevil i.v.

  Dimetinden 1 Amp. = 4 ml = 4 mg   oder

  1 ml/10 kg KG i.v.

Säugling	(1 Jahr) z. B.	1 ml Fenistil i.v.
Kind	(2–3 Jahre)	2 ml Fenistil i.v.
Kind	(9-10 Jahre)	3 ml Fenistil i.v.
Kind	(12–15 Jahre)	4–5 ml Fenistil i.v.

5

Kortikosteroide:
  Prednisolon

Säugling z. B.	Solu-Decortin-H 50–100 mg i.v.
Kleinkind	Solu-Decortin-H 100–200 mg i.v.
Schulkind	Solu-Decortin-H 250–500 mg i.v.

oder

  Dexamethason   z. B. Fortecortin 40 mg i.v.

oder

  Methylprednison ca. 10–20 mg/kg KG i.v.

Säugling z. B.	Urbason solubile forte 100 mg i.v.
Kleinkind	Urbason solubile forte 100–200 mg i.v.
Schulkind	Urbason solubile forte 250–500 mg i.v.

Stadium III
Als erste medikamentöse Maßnahme Adrenalin, erst dann die Medikamente, die auch im Stadium II verwendet werden!
Adrenalin   1 ml Suprarenin + 9 ml NaCl 0,9 %   0,1 ml/kg KG

Säugling z. B.	0,5–1 ml verdünntes Suprarenin i.v.
Kleinkind	1–2 ml verdünntes Suprarenin i.v.
Schulkind	3–4 ml verdünntes Suprarenin i.v.

Bei Bronchospasmus: Theophyllin 5–6 mg/kg KG i.v.
1 Amp. Euphyllin 0,24 = 10 ml = 0,24 g Theophyllin

Säugling z. B.	2 ml Euphillin 0,24 i.v.
Kleinkind	3–4 ml Euphillin 0,24 i.v.
Schulkind	5–7 ml Euphillin 0,24 i.v.

Stadium IV
Kardiopulmonale Reanimation

Akute Atemnot
(s. auch Beatmung, S. 328
Intubation, S. 329)

Notfälle, die mit einer Beeinträchtigung der Atmung einhergehen, sind im Kindesalter (im Gegensatz zu kardiologischen Notfällen) relativ häufig.
Gleichzeitig aber stellt die Versorgung eines respiratorischen Notfalls bei Neugeborenen, Säuglingen und Kleinkindern den Notarzt vor erhöhte Anforderungen, insbesondere in bezug auf die Intubations- und Beatmungstechnik.
Auch wenn diese Techniken oft nur vom routinierten Intensivmediziner sicher beherrscht werden, muß dennoch jeder notärztlich tätige Arzt die wichtigsten Krankheitsbilder,
die zur akuten Atemnot führen, differentialdiagnostisch abschätzen können.
Die Intubation läßt sich oft durch gezielte Erstmaßnahmen umgehen, in der Mehrzahl der Fälle genügen dann für die Aufrechterhaltung einer ausreichenden Atmung folgende Maßnahmen:
– stabile Seitenlage,
– Absaugen des Nasopharynx,
– O_2-Gabe über vorgehaltene Maske.

Die wichtigsten Krankheitsbilder, die zu einer akuten Atemnot führen können sind
– Aspiration von Fremdkörpern,
– Asthma bronchiale,
– Epiglottitis,
– Krupp bzw. Pseudokrupp.

Aspiration

Die **Aspiration von Nahrung** kommt bevorzugt bei Säuglingen in den ersten
2–3 Lebensmonaten vor, besonders bei Erbrechen in Rückenlage.
Die **Aspiration von in den Mund gesteckten Gegenständen** (Erdnußkerne, Erbsen,
Bohnen, kleine Spielsachen etc.) tritt gehäuft im Kleinkindesalter auf.
Selten, aber äußerst bedrohlich ist die **Aspiration von Kinderpuder,** da dieses tief in
die Atemwege eindringen kann.

Die Mehrzahl aller aspirierten Fremdkörper gelangt in den Bronchialbaum, lediglich
10–15 % verbleiben im laryngotrachealen Bereich und sind damit potentiell durch den
Helfer zu entfernen.

Symptome
Plötzlicher Husten
Würgen, Keuchen
Dyspnoe, im schlimmsten Fall auch Apnoe
Stridor
Giemen
Abgeschwächtes oder fehlendes Atemgeräusch im betroffenen Lungenabschnitt

Therapeutische Maßnahmen
Wenn keine Zyanose oder andere Zeichen einer unzureichenden Sauerstoffversorgung
vorliegen:
Lagerung: stabile Seitenlage,
        leichtes Überstrecken des Kopfes
▶ Sauerstoffgabe
▶ Notärztliche Begleitung in die nächste Kinder-
  klinik
Bei Zeichen der Sauerstoffminderversorgung (zunehmende Zyanose, Atemnot):
▶ Versuch der Entfernung des Fremdkörpers durch Freiräumen des Mund-Rachen-
  Raums mit Hilfe der Absaugung oder geeignetem Instrumentarium (Magill-Zange)

Cave:
Prinzipiell soll im Kindesalter das „blinde Auswischen" des Mund-Rachen-Raums mit
dem Finger vermieden werden, da ein Fremdkörper dadurch möglicherweise nur
weiter nach hinten verlagert wird und eine komplette Obstruktion hervorruft!

NOTFÄLLE BEI KINDERN: ASPIRATION

▶ Säuglinge und Kleinkinder sollen in Bauchlage und immer mit dem Kopf nach unten gehalten werden. Dazu können Säuglinge z. B. an den Beinen gefaßt und auf den Unterarm oder Oberschenkel des Helfers gelegt werden.

Der Helfer schlägt dann mit der flachen Hand zunächst leicht – bei Mißerfolg zunehmend kräftiger – bis zu 5mal zwischen die Schulterblätter.

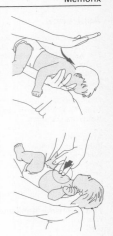

Bleibt das Manöver ohne Erfolg, muß das Kind in Rückenlage gebracht werden (Kopf wieder tiefer als Thorax!), und es werden ihm 5 Stöße gegen das Sternum verabreicht. Diese Technik ähnelt den Thoraxkompressionen bei der Herzdruckmassage, jedoch sollten die Thoraxstöße etwas schärfer und heftiger sowie mit etwas langsamerer Frequenz (alle 3 s 1 Stoß) durchgeführt werden.

Nach 5 Schlägen auf den Rücken und 5 Thoraxstößen müssen der Mund-Rachen-Raum erneut überprüft und sichtbare Fremdkörper ggf. entfernt werden.

Wenn das Vorgehen bis hierher nicht erfolgreich war, muß es wiederholt werden.

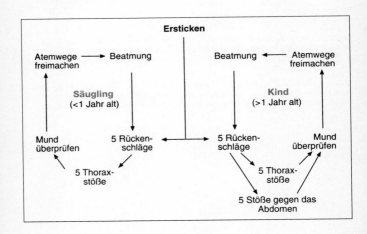

Ersticken

Säugling (<1 Jahr alt)

Atemwege freimachen → Beatmung

Mund überprüfen — 5 Rücken- schläge

5 Thorax- stöße

Kind (>1 Jahr alt)

Beatmung ← Atemwege freimachen

5 Rücken- schläge — Mund überprüfen

5 Thorax- stöße

5 Stöße gegen das Abdomen

▶ Bei größeren Kindern kommt das **Heimlich-Manöver** zur Anwendung.

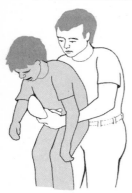

Heimlich-Handgriff beim stehenden Kind

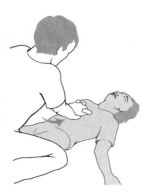

Heimlich-Handgriff beim liegenden Kind

Erbringen diese Maßnahmen keinen Erfolg, so muß der Versuch gemacht werden, unter endoskopischer Sicht eine Absaugung oder Ausräumung des Rachenbereichs vorzunehmen und eine Intubation durchzuführen.
Die **Notfallkoniotomie** (s. S. 51) stellt sicher die letzte (verzweifelte) Maßnahme dar.

Asthma bronchiale

Klinisch kann sich das Asthmasyndrom unterschiedlich manifestieren, lebensbedrohliche Zustände können durch den Status asthmaticus und die maligne Asthmakrise hervorgerufen werden.

Der **Status asthmaticus** verläuft ähnlich wie beim Erwachsenen und ist durch ein kurzfristiges Einsetzen der Atemnot aus scheinbarem Wohlbefinden oder rasche Verschlechterung eines chronischen Asthma bronchiale gekennzeichnet.

Symptome
Hustenreiz
Atemnot
Verlängerte Exspiration mit Giemen
Evtl. Stridor
Tachykardie und Hypertonie
Unruhe, Angst, Schwitzen
Prall gefüllte Halsvenen

Die **maligne Asthmakrise** tritt meistens nachts im Schlaf als akute Hypoxie bei Kindern mit Asthma bronchiale auf. Die typischen Symptome des Status asthmaticus fehlen zumeist.

Symptome
Rasch zunehmende Atemnot
Atemgeräusche auskultatorisch fast nicht mehr wahrnehmbar (silent lung)
Bewußtseinsverlust
Krampfäquivalente mit Stuhl- und Urinabgang

Therapeutische Maßnahmen
► Lagerung: mit erhöhtem Oberkörper

► Beruhigung
► Bei Zyanose: vorsichtige Sauerstoffgabe

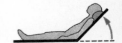

Medikamente

Sofern möglich (mit ärztlicher Hilfe oder Anleitung) Anwendung von Dosier-Aerosolen:

β_2-Sympathomimetika:

Salbutamol 1 Hub = 0,1 mg	z. B. 1–2 Hübe Sultanol
	oder
Terbutalin 1 Hub = 0,25 mg	z. B. 1 Hub Bricanyl
	oder
Fenoterol 1 Humb = 0,2 mg	z. B. 1 Hub Berotec 200

Alternativ ist die subkutane Gabe von β_2-Sympathomimetika möglich:

Terbutalin 0,005–0,01 ng/kg KG
1 Amp. Bricanyl zu 1 ml = 0,5 mg   z. B. Sgl. und Kleinkdr.
0,1–0,2 ml Bricanyl s.c.

Kortikosteroide:

Prednisolon 2–4 mg/kg KG   z. B. 20–125 mg Solu-Decortin-H i.v.
ggf. auch rektal
Rectodelt 100 mg 1 Supp.
oder

Methylprednisolon 2–4 mg/kg KG   z. B. 20–125 mg Urbason solubile i.v.

5

Theophyllin:

5–6 mg/kg KG langsam (am besten über Kurzinfusion) i.v.
1 Amp. Euphyllin 0,24 = 10 ml = 0,24 g Theophyllin

Säugling z. B. 2 ml Euphillin 0,24 i.v.
Kleinkind   3–4 ml Euphillin 0,24 i.v.
Schulkind   5–7 ml Euphillin 0,24 i.v.

Differentialdiagnose

Fremdkörper in den Luftwegen
Verätzung, Verbrühung von Pharynx oder Larynx
Insektenstich in Pharynx oder Larynx
Allergisches Ödem
Akute Tonsillitis
Pseudokrupp und echter Krupp
Keuchhusten

Kruppsyndrom und Epiglottitis

Unter dem Begriff Kruppsyndrom werden der echte Krupp und der Pseudokrupp zusammengefaßt.

Der **echte Krupp** tritt im Rahmen einer **Diphtherie** auf, diese Erkrankung ist durch die obligatorische Schutzimpfung äußerst selten geworden.

Beim **Pseudokrupp** handelt es sich um eine **stenosierende Laryngotracheitis,** die durch eine Virusinfektion mit entzündlicher Einengung des subglottischen Raums ausgelöst wird.

Umwelteinflüsse (kaltes Wetter, Wetterwechsel, Luftverschmutzung) begünstigen möglicherweise die Entstehung dieser Erkrankung.

Die **Epiglottitis** stellt eine perakut verlaufende bakterielle Infektion der Epiglottis und der aryepiglottischen Falten durch Haemophilus influenzae dar. Die Epiglottitis kann unbehandelt rasch zum Erstickungstod führen.

Differentialdiagnostisch zeigen sich zwischen der stenosierenden Laryngotracheitis und der Epiglottitis folgende Unterscheidungsmerkmale:

Merkmal/Symptom	Stenosierende Laryngotracheitis	Epiglottitis
Krankheitsbeginn	Meist langsam	Stürmisch
Alter des Patienten	$^1/_2$–3 Jahre	2–7 Jahre
Haltung im Bett	Liegend, atypisch	Sitzend, nach vorn gebeugt
Fieber	Um 38 °C	> 38 °C
Stimme	Heiser bis aphonisch	Leise, kloßig
Blässe	–/+	+++
Husten	Bellender Husten	–
Speichelfluß	–/(+)	+++
Schluckbeschwerden	– –	++
Stridor	+	+
Gemeinsam Dyspnoe:	mehr oder weniger ausgeprägte inspiratorische Einziehungen am Thorax und im Halsbereich	
Alarmzeichen:	periorale Blässe, Zyanose, Tachypnoe, Tachykardie	

Therapeutische Maßnahmen

Merke:
Während ein Kind mit einer leichteren Form eines Pseudokrupps oft nach der Behandlung zu Hause gelassen werden kann, muß bei schwereren Formen sowie beim geringsten Verdacht auf eine Epiglottitis die stationäre Aufnahme in eine Kinderklinik eingeleitet werden.

Da der Sauerstoffverbrauch des Kindes durch die atemnotbedingte Unruhe erheblich gesteigert ist, stellt die Beruhigung des Kindes (und seiner Angehörigen) die erste wichtige Maßnahme dar.
Gleichzeitig sollten die Manipulationen am Kind auf das Allernötigste beschränkt werden.
Sämtliche Maßnahmen, und dabei insbesondere die vorsichtige Racheninspektion (ohne Spatel!), sollten in Intubationsbereitschaft erfolgen, wobei die Intubation aber nur als letztes Mittel zur Anwendung kommen darf.

5

▶ Beruhigung: Kind auf dem Arm der Mutter an die frische Luft (Fenster, Balkon) bringen
▶ Luftbefeuchtung (Wasserdampf erzeugen)
▶ Sauerstoffgabe:

    2–4 l O_2/min

▶ Epinephrin-Inhalation

    z. B. 2 Sprühstöße Infectokrupp Inhal tief in den Rachen

Bei lebensbedrohlicher Ateminsuffizienz:
▶ Maskenbeatmung, evtl. Intubation

▶ Medikamente
ggf. leichte Sedierung:
    Promethazin Tr., ca. 1 Tr./kg KG

    z. B. Atosil 1 Tr./kg KG p.o. oder

    Chloralhydrat-Rectiole (0,6 g)

    z. B. Säugling: ½ Chloralhydrat-Rectiole
    Kleinkind: 1 Chloralhydrat Rectiole

Kortikosteroide:
    Prednison 100-mg-Supp.

    z. B. Rectodelt 100 mg 1 Supp.
    oder
    Prednisolon 2–4 mg/kg KG

    z. B. 20–125 mg Solu-Decortin-H i.v.

Ertrinkungsunfall
(s. auch Beinahe-Ertrinken, S. 134)

Für die Ertrinkungsunfälle bei Kindern gelten dieselben Grundsätze wie für das Beinahe-Ertrinken beim Erwachsenen.

Beim Ertrinkungsunfall ist besonders zu beachten, daß
1. die Hypoxietoleranz aufgrund der zumeist einsetzenden Unterkühlung deutlich vergrößert sein kann und daß
2. Patienten, die einen akuten Ertrinkungsunfall überlebt haben, noch nicht endgültig außer Gefahr sind, da sich nach Minuten bis Stunden ein schweres Lungenödem ausbilden und zum „sekundären Ertrinken" führen kann.

Symptome
Panische Angst, Erregung
Angestrengte, unregelmäßige Atmung
Bewußtlosigkeit, Apnoe, Zyanose
Zeichen eines Lungenödems
Krämpfe
Kreislaufstillstand
Hypothermie

Therapeutische Maßnahmen
Lagerung: in Abhängigkeit vom Bewußtseinszustand
          Flachlagerung, stabile Seitenlage
          bzw. Oberkörperhochlagerung 30°
          (Hirnödemprophylaxe)

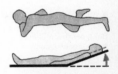

Freimachen und Freihalten der Atemwege
▶ Sauerstoffgabe: `2–4 l O₂/min`

▶ Venöser Zugang   `Ringer-Lactat-Lsg.`
▶ Falls erforderlich, Reanimation
▶ Großzügige Indikation zur Intubation und Beatmung mit PEEP (4–6 cm H_2O)
▶ Magensonde
▶ Hypothermie verhindern (nasse Kleidung ausziehen!), keine unnötigen Körperbewegungen zulassen (keine Umverteilung von kaltem Peripherieblut in die zentralen Kompartimente)

▶ Medikamente
Medikamente im Rahmen der Reanimation (s. S. 78)
Bei Zeichen eines Lungenödems:
    Furosemid 10–20 mg i.v.
      1 Amp. Lasix = 20 mg   z. B. ½–1 Amp. Lasix i.v.
Hirnödemprophylaxe (umstritten):
    Dexamethason 50–100 mg i.v.   z. B. 50–100 mg Fortecortin i.v.
    oder   oder
    Prednisolon 0,5–1 g i.v.   z. B. 0,5–1 g Solu-Decortin-H i.v.
    oder   oder
    Methylprednisolon 125–250 mg i.v.   z. B. 125-250 mg Urbason i.v.

Exsikkose (Dehydratation)

Die häufigste Exsikkoseform stellt die isotone Dehydratation dar, die in erster Linie durch Flüssigkeitsverluste bei Gastroenteritis, Dyspepsie, bei Erkrankungen mit hohem Fieber oder seltener bei Diabetes mellitus zu beobachten ist.
Eine leichte Dehydratation ist bei einem Gewichtsverlust von ca. 5 % beim Säugling und ca. 3 % beim älteren Kind anzunehmen, eine schwere Dehydratation bei einem Gewichtsverlust von ca. 10 % beim Säugling und ca. 6 % beim älteren Kind.

Symptome
Verlust des Hautturgors
Blaßgraues Hautkolorit
Trockene Schleimhäute
Tachykardie, Hypotonie
Schnelle, flache Atmung
Eingesunkene Fontanelle und eingesunkene Bulbi
Lethargie
Bewußtseinsstörung, evtl. Krampfanfälle

5

Therapeutische Maßnahmen/Medikamente
▶ Lagerung: stabile Seitenlage

▶ Freihalten der Atemwege
▶ Sauerstoffgabe, ggf. Beatmung über Maske
▶ Venöser Zugang   z. B. Ringer-Lactat-Lsg. 10–20 ml/kg KG
                                     oder
                                     0,9 %ige NaCl-Lsg. 10–20 ml/kg KG

▶ Blutzuckerbestimmung,
   bei Hypoglykämie: Glukose 40 % i.v. z. B. Glucose 40 % 1–1,5 ml/kg KG i.v.

▶ Temperaturmessung,
   bei Fieber: Paracetamol-Supp. 125–250 mg
                                     z. B. Säugling 1 Supp.ben-u-ron 125 mg
                                     Kleinkind 1 Supp.ben-u-ron 250 mg

Krampfanfall (Fieberkrampf, epileptischer Anfall)
(s. auch Epilepsie, S. 145)

Im Kindesalter kann ein Krampfanfall ein Krankheitszeichen bei Fieber, Flüssig-
keitsmangel, entzündlicher Erkrankung (Meningitis, Enzephalitis), Vergiftung,
Stoffwechselstörung, Trauma und idiopathischer Epilepsie sein.

Die häufigste Form stellt der **Fieberkrampf** dar, der in der Regel als tonisch-
klonischer Krampf abläuft. Die entscheidenden Hinweise für die Krampfursache sind
in erster Linie über die Fremdanamnese zu erhalten.

Symptome
Tonisch-klonische Krämpfe
Zungenbiß
Einnässen
evtl. Schaum vor dem Mund
Bewußtlosigkeit, Terminalschlaf
evtl. Infektzeichen, hohes Fieber

Therapeutische Maßnahmen
▶ Lagerung: Vermeidung von Selbstverletzung;
            bei Bewußtseinsstörung: stabile Seitenlagerung

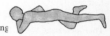

▶ Freihalten der Atemwege,
  evtl. Sauerstoffzufuhr: 2–4 l O_2/min
▶ Blutzuckerbestimmung (Ausschluß Hypoglykämie)

Bei fokalen Anfällen und einem einzelnen Grand-mal-Anfall ist keine weitere spezifische Therapie erforderlich.
▶ Venöser Zugang in allen anderen Fällen

▶ Medikamente

	Diazepamdosis	rektal	i.v.
Diazepam rektal oder i.v.		[mg]	[mg]
z. B. Diazepam Desitin rectal tube 5 mg/10 mg	Säugling	4–10	2–5
Valium 1 Amp. = 10 mg	Kleinkind	10–20	5–10

wenn unzureichend und bei Neugeborenen
Barbiturale (nur unter Intubations- und Beatmungsbereitschaft!)

Phenobarbital 5–20 mg/kg KG i.v.   z. B. Luminal
Thiopental 2–5 mg/kg KG i.v.   z. B. Trapanal
oder bei älteren Kindern
Clonazepam 0,05–0,1 mg/kg KG i.v.   z. B. Rivotril
oder   oder

	Phenytoindosis	i.v. [mg]
Phenytoin		
z. B. 1 Amp. Phenydan = 250 mg Phenytoin		
max. 25 mg/min!, langsam	Säugling	max. 125
injizieren, RR- und EKG-Kontrollen!	Kleinkind	125–250

Die Wirkung von Phenytoin setzt später ein, hält dafür aber länger an als die von
Diazepam. Die Kombination der beiden Medikamente ist deshalb unter besonderer
Berücksichtigung der Atem- und Kreislaufverhältnisse möglich.
Bei Fieber:

Paracetamol-Supp. 125–500 mg	z. B. Säugling 1 Supp.ben-u-ron 125 mg
	Kleinkind 1 Supp.ben-u-ron 250 mg
	Kind 1 Supp.ben-u-ron 500 mg

Plötzlicher Kindstod
(sudden infant death syndrom = SIDS)

Definition
Plötzlicher und unerwarteter Tod eines Säuglings oder eines Kleinkindes, der aufgrund der Vorgeschichte unerwartet ist und bei dem postmortal keine Todesursache gefunden wird.

Betroffen sind ca. 2–3‰ aller Lebendgeborenen, 85 % im ersten Lebensjahr, eine besondere Häufung findet sich im 2.–4. Lebensmonat. Todesursache ist vermutlich ein komplexes, multifaktorielles Geschehen, das letztlich über eine zentrale Atemregulationsstörung (seltener evtl. auch über eine obstruktive Atemwegsverlegung) zu Apnoe und Herzstillstand führt.

Unter dem Begriff ALTE (Apparent Live Threatening Event) versteht man eine vital bedrohliche Episode eines Säuglings, bei der das Kind scheinbar leblos aufgefunden wird und erst nach Stimulation von außen (z. B. Mund-zu-Mund-Beatmung oder Hochnehmen und kräftiges Klopfen oder Schütteln) wieder Lebenszeichen von sich gibt. Kinder, die schon eine ALTE hinter sich haben, scheinen ein deutlich höheres Risiko für den plötzlichen Kindstod aufzuweisen.

Symptome
Bewußtlosigkeit, Apnoe
Zyanose, Marmorierung
Kreislaufstillstand
Pupillen: Mydriasis, evtl. Entrundung, Blickdeviation

Therapeutische Maßnahmen
Reanimation (s. auch S. 332)
▶ Atemwege freimachen: Kind bäuchlings auf den Schoß legen
und mit der hohlen Hand auf den Rücken klopfen,
Mund, Rachen und Nase absaugen
▶ Lagerung: Rückenlagerung auf harte Unterlage, Kopf in „Schnüffelposition"
Unterkiefer und Kinn anheben
▶ Atemspende: Mund-zu-Mund/Nase bzw. mit Maske und Beutel anschließend
▶ Intubation
▶ Herzdruckmassage
▶ Medikamente (s. S. 333)

Besonderheiten notärztlichen Verhaltens beim Kindstod
▶ Nicht nur beim Erwachsenen, sondern auch beim Kind ist es sinnlos, beim Vorhandensein sicherer Todeszeichen (Totenstarre und/oder Leichenflecken) eine Reanimation zu beginnen.
▶ Falls die Eltern es wünschen, sollte es ihnen ermöglicht werden, ihr Kind noch einmal zu sehen.
▶ In allen Fällen eines akuten Todes bei Kindern und Säuglingen muß zunächst von einer ungeklärten Todesart ausgegangen werden, der Totenschein entsprechend ausgefüllt werden und die Polizei eingeschaltet werden.
▶ Die Eltern sollten über die Notwendigkeit der Sektion (Entlastung von Eigenschuldzuweisung!) aufgeklärt werden.
▶ Wertvolle Ansprechpartner für die Betreuung betroffener Eltern finden sich z. B. in den Selbsthilfegruppen der Gesellschaft zur Erforschung des Plötzlichen Säuglingstodes (GEPS), die es mittlerweile in 8 Bundesländer gibt (Infos z. B. über GEPS, Bundesverband, Postfach 1126, 31501 Wunstorf, Tel. 0 50 31/91 27 27, oder in Selbsthilfegruppen „Verwaiste Eltern" (z. B. Hamburg 040/35 50 56-44, München 089/5 02 01 84)

Polytrauma

(s. auch Polytrauma, S. 245
Intubation, S. 329
Beatmung, S. 328)

Nahezu 50 % aller Todesursachen im Kindesalter (1–14 Jahre) sind auf Unfälle zurückzuführen. Davon erleiden 70 % ihre zum Tode führende Verletzung als Verkehrsteilnehmer (Fußgänger, Radfahrer, Beifahrer im Auto). Eine Unfallhäufung findet sich besonders in der Altersklasse der 2–5jährigen sowie der 11–14jährigen.

Die besonderen Gefahren des Polytraumas im Kindesalter liegen darin, daß Kinder ein im Vergleich zum Erwachsenen **kleines absolutes Blutvolumen** haben und ein Blutverlust daher schneller zum hypovolämischen Schock führen kann. Gleichzeitig treten die typischen Schocksymptome beim Kind erst später auf als beim Erwachsenen, sind dann jedoch in der Regel gravierend. (Ein Blutverlust von 500 ml stellt z. B. beim Erwachsenen einen Verlust von 10 %, beim 5jährigen Kind dagegen einen Verlust von ca. 37 % des Gesamtvolumens dar.)
Da Kinder geringere Puffersystemreserven als Erwachsene aufweisen, droht ihnen zudem schneller eine **metabolische Azidose.**

Eine sachgerechte Erstversorgung des Polytraumas kann die Letalität um bis zu 20 % senken!

Therapeutische Maßnahmen

Merke:
Die Sicherung der Vitalfunktionen hat Vorrang vor allen anderen Maßnahmen!

▶ Lagerung: in Abhängigkeit von der Bewußtseinslage und dem Verletzungsmuster – in der Regel: stabile Seitenlage

▶ Freimachen und Freihalten der Atemwege
▶ Sauerstoffgabe, ggf. Intubation und Beatmung (Indikation großzügig stellen!)
▶ Venöse Zugänge (möglichst mindestens 2 großlumige Zugänge)
▶ Blutstillung bei bedrohlichen Blutungen (Druckverband, Abbinden)
▶ Ruhigstellung von Frakturen (Schienen, Vakuummatratze)
▶ Schutz vor Unterkühlung

▶ Medikamente

Volumensubstitution:

Elektrolytlösung	sofort Ringer-Lactat-Lsg. 10–20 ml/kg KG
und/oder	und/oder
kolloidale Lösung	Gelifundol, HAES-steril 6 % 10 ml/kg KG

Sedierung:

Diazepam   0,3–0,5 mg/kg KG i.v.   z. B. ½–1 Amp. Valium i.v.

Analgesie:

Morphin   0,05–0,1 mg/kg KG i.v.
1 Amp. Morphin = 10 mg = 1 ml, mit 9 ml NaCl 0,9 % verdünnen

1 ml Lösung enthält 1 mg Morphin   z. B. 1–5 ml der verdünnten
                                         Morphinlösung i.v.
und/oder   und/oder
Ketamin   0,5 mg/kg KG   z. B. 5–10–20 mg Ketanest i.v.
(S)-Ketamin 0,125–0,25 mg/kg KG   z. B. 2,5–5–10 mg Ketanest S i.v.

ggf. Narkoseeinleitung:

z. B. Ketamin-Diazepam-Narkose
   Diazepam 0,1 mg/kg KG   z. B. ¼–½ Amp. Valium i.v.
   und   und
   Ketamin 2 mg/kg KG   z. B. 10–40–80 mg Ketanest i.v.
   (S)-Ketamin 0,5–1,0 mg/kg KG   z. B. 5–20–40 mg Ketanest S i.v.

5

Schädel-Hirn-Trauma
(s. auch Schädel-Hirn-Trauma, S. 248)

Leitsymptom des Schädel-Hirn-Traumas ist die Bewußtseinsstörung, deren Grad beim Kind mit einer modifizierten Glasgow-Coma-Scale abgeschätzt werden kann.

Kriterium	Alter > 24 Monate	Alter < 24 Monate	Punkte
Öffnen der Augen	Spontan		4
	Auf Ansprache		3
	Auf Schmerzreiz		2
	Fehlt		1
Verbale Reaktion	Orientiert	Fixiert, erkennt, lacht	5
	Verwirrt	Fixiert inkonstant, erkennt nicht sicher	4
	Einzelne Worte	Nur zweitweise erweckbar	3
	Laute	Motorisch unruhig, jedoch nicht erweckbar	2
	Fehlt	Tief komatös, keine motorische Reizbeantwor- tung	1
Motorische Antwort	Folgt Aufforderungen	Normale Spontanmotorik	6
		Gezielte Schmerzreaktion	5
		Beugemechanismen	4
		Atypische Beugereaktionen	3
		Streckmechanismen	2
		Fehlt	1
Maximale Punktzahl			15
Minimale Punktzahl			3

Therapeutische Maßnahmen beim nicht bewußtlosen Kind:
Sicherung der Vitalfunktionen
Lagerung: Seitenlagerung mit erhöhtem Oberkörper

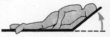

▶ Sauerstoffzufuhr: 2–4 l O₂/min
▶ Venöser Zugang
▶ Ständige Überwachung von Atmung und Kreislauf
▶ Schutz vor Unterkühlung

▶ Medikamente
Volumensubstitution:

Elektrolytlösung	sofort	Ringer-Lactat-Lsg. 10–20 ml/kg KG
oder		oder
kolloidale Lösung		Gelifundol, HAES-steril 6 %
		10 ml/kg KG

Sedierung:
Diazepam   0,3–0,5 mg/kg KG i.v.   z. B. ½–1 Amp. Valium i.v.
Bei Krämpfen:
Diazepam   0,3–0,5 mg/kg KG i.v.   z. B. ½–1 Amp. Valium i.v.
Analgesie (immer in Intubationsbereitschaft!)
Morphin   0,05–0,1 mg/kg KG i.v.
1 Amp. Morphin = 10 mg = 1 ml, mit 9 ml NaCl 0,9 % verdünnen

1 ml Lösung enthält 1 mg Morphin   z. B. 1–5 ml der verdünnten
                                                                Morphinlösung i.v.
und/oder   und/oder
Ketamin   0,5 mg/kg KG   z. B. 5–10–20 mg Ketanest i.v.
(S)-Ketamin 0,125–0,25 mg/kg KG   z. B. 2,5–5–10 mg Ketanest S i.v.

5

Therapeutische Maßnahmen beim bewußtseinsgestörten Kind:
▶ Lagerung: Oberkörper um ca. 20–30 % angehoben

▶ großzügige Indikation zur Intubation und Beatmung
(Hyperventilation)
▶ ggf. Narkoseeinleitung

▶ Medikamente
wie beim bewußtseinsklaren Patienten, zusätzlich ggf.
Narkoseeinleitung(-führung): Thiopental-Morphin-Narkose

Sauerstoff   Präoxygenierung mindestens   2 min mit 3–5 l O₂/min
Atropin   0,01–0,02 mg/kg KG
1 Amp. = 1 ml = 0,5 mg   z. B. ½ Amp. Atropin i.v.

Thiopental 3–5 mg/kg KG
1 Amp. Trapanal = 500 mg   z. B. 50–100–200 mg Trapanal i.v.
alternativ   alternativ
Etomidat   0,2 mg/kg KG
1 Amp. = 10 ml = 20 mg   z. B. Hypnomidate 2–10 mg i.v.

Morphin   0,05–0,1 mg/kg KG i.v.
1 Amp. Morphin = 10 mg = 1 ml, mit 9 ml CaCl 0,9 % verdünnen

1 ml Lösung enthält 1 mg Morphin   z. B. 1–5 ml der verdünnten
                                                                Morphinlösung i.v

Bei Kreislaufinstabilität: Ketamin-Diazepam-Narkose mit
anschließender Intubation und Hyperventilation

Diazepam   0,1 mg/kg KG i.v.   z. B. ¼–½ Amp. Valium i.v.
und   und
Ketamin   2 mg/kg KG i.v.   z. B. 10–40–80 mg Ketanest i.v.
(S)-Ketamin 0,5–1,0 mg/kg KG   z. B. 5–20–40 mg Ketanest S i.v.

Bei ausgeprägten Hirndruckzeichen und/oder langen Transportwegen evtl. Versuch der Hirnödemprophylaxe:

Kortikosteroide
   Prednisolon

> Säugling z. B. Solu-Decortin-H 50–100 mg i.v.
> Kleinkind Solu-Decortin-H 100–200 mg i.v.
> Schulkind Solu-Decortin-H 250–500 mg i.v.

oder

Dexamethason ca. 2 mg/kg KG   z. B. Fortecortin 20–40 mg i.v.

oder

Methylprednisolon ca. 10–20 mg/kg KG i.v.

> Säugling z. B. Urbason solubile forte 100 mg i.v.
> Kleinkind Urbason solubile forte 100–200 mg i.v.
> Schulkind Urbason solubile forte 250–500 mg i.v.

Falls möglich, **Hubschrauber** als Transportmittel einsetzen, neurochirurgische Klinik anfliegen lassen!

Verbrennung und Verbrühung
(s. auch Verbrennung und Verbrühung, S. 260)

Der Symptomatik einer Verbrennung und Verbrühung ist von deren Ausmaß und Schweregrad abhängig.
Um das Ausmaß der geschädigten Körperoberfläche abzuschätzen, kann bei Kindern eine altersmodifizierte Neunerregel nach Wallace angewendet werden.

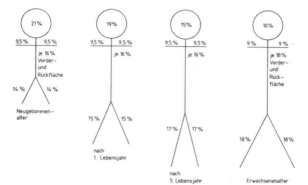

Die Indikation für eine sofortige stationäre Behandlung ist gegeben, wenn **bei Säuglingen und Kleinkindern 5–15 % der Körperoberfläche, bei Schulkindern 10–20 % der Körperoberfläche betroffen sind.**
Verbrennungen größeren Ausmaßes müssen sofort intensivmedizinisch in entsprechend ausgerüsteten Krankenhäusern mit Betten für Schwerverbrannte behandelt werden.

Therapeutische Maßnahmen
▶ Hitzezufuhr unterbrechen, d. h. beispielsweise Löschen von Kleiderbränden durch Übergießen mit Wasser, Einwickeln in Decken, Rollen des Verbrannten auf dem Boden
▶ Sicherung der Vitalfunktionen
▶ Lagerung: auf Brandwundenfolien (z. B. Metalline),
   bei Bewußtlosigkeit stabile Seitenlage,
   bei Inhalationstrauma Oberkörper hoch,
   sonst Schocklagerung

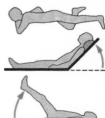

NOTFÄLLE BEI KINDERN:
VERBRENNUNG/VERBRÜHUNG

- ▶ Atemwege freimachen und freihalten
- ▶ Sauerstoffzufuhr, ggf. Beatmung
- ▶ Ständige Überwachung von RR und Puls
- ▶ Kaltwasseranwendung für ca. 15–20 min
- ▶ Entfernen aller nicht mit der Brandwunde verklebten
  Kleidungsstücke
- ▶ Keimfreie Wundabdeckung
- ▶ Venöser Zugang, möglichst großlumig   Ringer-Lactat-Lsg. i.v.

▶ Medikamente
Volumensubstitution:
   Elektrolytlösung   sofort Ringer-Lactat-Lsg. 10–20 ml/kg KG
Sedierung:
   Diazepam   0,3–0,5 mg/kg KG i.v.   z. B. ½–1 Amp. Valium i.v.
Analgesie (immer in Intubationsbereitschaft!)
   Morphin   0,05–0,1 mg/kg KG i.v.
   1 Amp. Morphin = 10 mg = 1 ml, mit 9 ml NaCl 0,9 % verdünnen

   1 ml Lösung enthält 1 mg Morphin   z. B. 1–5 ml der verdünnten
                                                    Morphinlösung i.v.
   und/oder   und/oder
   Ketamin   0,5 mg/kg KG   z. B. 5–10–20 mg Ketanest i.v.
   (S)-Ketamin 0,125–0,25 mg/kg KG   z. B. 2,5–5–10 mg Ketanest S i.v.

Bei Rauchgasinhalation:
   Dexamethason-Aerosol   z. B. Auxiloson-Spray initial 2–3 Hübe

Geeignetes Transportmittel (Rettungshubschrauber) und Transportziel (Klinik mit
Schwerverbranntenbetten) auswählen!
Zentrale Vermittlungsstelle für Schwerverbrannte: Tel. (040) 28 82-39 98 oder
28 82-39 99

Richtwerte für das 1-h-Infusionsvolumen in der außerklinischen Erstversorgung schwerbrandverletzter Kinder
[Nach Kretschmer R (1997) in: Arzt im Rettungsdienst. 3. Aufl Stumpf u. Kossendey, Edewecht]

Schätzen der Ausdehnung der Verbrennung in %	Alter in Jahren	Gewicht	Verbrannte Körperfläche 10–20 %	20–30 %	30–40 %	40–50 %	über 50 %	Ketanest 10 (10 mg/ml) i.v.	i.m.	Ketanest 50 (50 mg/ml) i.m.
	bis 1/4	3–6 kg	50 ml	60 ml	70 ml	80 ml	100 ml	0,25 ml	1,0 ml	–
	1/4–1/2	6–8 kg	70 ml	80 ml	100 ml	120 ml	140 ml	0,35 ml	1,5 ml	–
	1/2–1	8–10 kg	90 ml	110 ml	130 ml	150 ml	170 ml	0,50 ml	2,0 ml	–
	1–1,5	10–12 kg	120 ml	150 ml	180 ml	200 ml	220 ml	0,60 ml	2,4 ml	–
	2	13 kg	150 ml	180 ml	200 ml	220 ml	240 ml	0,65 ml	2,6 ml	–
	3	14 kg	160 ml	190 ml	210 ml	230 ml	250 ml	0,70 ml	2,8 ml	–
	4	15 kg	170 ml	200 ml	220 ml	240 ml	300 ml	0,75 ml	3,0 ml	–
	5–6	16–20 kg	200 ml	210 ml	250 ml	300 ml	350 ml	1,00 ml	–	0,8 ml
	6–8	21–25 kg	220 ml	250 ml	300 ml	350 ml	400 ml	1,25 ml	–	1,0 ml
	8–10	26–30 kg	250 ml	300 ml	350 ml	400 ml	450 ml	1,50 ml	–	1,2 ml
	10–12	31–35 kg	300 ml	350 ml	400 ml	500 ml	500 ml	1,75 ml	–	1,4 ml
	12–13	36–40 kg	320 ml	380 ml	450 ml	500 ml	600 ml	2,00 ml	–	1,6 ml

- Im Schnittpunkt von Alter/Gewicht und % verbrannte Körperoberfläche wird die Infusionsmenge pro Stunde (Halb-Elektrolyt-Lösung) als Richtmenge ermittelt.

- Injektomat bzw. Infusionspumpe verwenden.
- Zur Verlängerung der analgetischen Wirkung Nachinjektion der halben Initialdosis alle 10 bis 20 min.

Anwendungsbeispiel:
- Alter und/oder Gewicht erfragen bzw. schätzen.
- Verbrennungsausdehnung (Prozent verbrannte Körperoberfläche) mit Hilfe der altersentsprechend proportionierten Figuren schätzen.

5

Vergiftungen

(s. auch Vergiftungen, S. 264 ff.)

Die Gruppe der 2–5jährigen Kinder ist von Vergiftungen am häufigsten betroffen, wobei vorwiegend Haushalts- und Gewerbechemikalien (einschließlich Kosmetika) sowie Arzneimittel durch orale Aufnahme zu Vergiftungen führen.

Die **allgemeinen Sofortmaßnahmen zur Entgiftung** entsprechen den bei den Erwachsenen durchzuführenden Maßnahmen und beinhalten
Dekontamination (s. S. 267),
provoziertes Erbrechen durch Gabe von Sirup Ipecacuanhae (s. S. 268),
Magenspülung (s. S. 269).

Die besonderen Merkmale dieser Maßnahmen bei Kindern sind im folgenden noch einmal aufgeführt:

Das Auslösen von Erbrechen durch die **Verabreichung von Salzwasser ist bei Kindern kontraindiziert** (Gefahr der Hypernatriämie)!

Das Auslösen von Erbrechen mit Sirup Ipecacuanhae ist bei Säuglingen unter 8 Monaten kontraindiziert, in den anderen Altersstufen beträgt die Dosierung:

Beim 1–1,5jährigen:	10 ml Sirup
Beim 1,5–2jährigen:	15 ml Sirup
Beim 2–3jährigen:	20 ml Sirup
Beim über 3jährigen:	30 ml Sirup

Anschließend soll reichlich Flüssigkeit (Wasser, Tee, Säfte) getrunken werden, das Erbrechen müßte dann nach ca. 15–20 min einsetzen.

Die Verwendung von Apomorphin (0,07–0,1 mg/kg KG s.c.) ist bei Kindern unter 3 Jahren kontraindiziert (diese Maßnahme sollte generell nicht als Erstmaßnahme im Notarztdienst durchgeführt werden, sondern der stationären Behandlung überlassen werden).

Giftelimination beim Kind:
Was ist obsolet?
1. **Kochsalz (Kunstfehler!)** · Gefahr der Hypernatriämie. 1 Teelöffel (7–10 g) ist beim Kleinkind eine potentielle letale Dosis!
2. **Milch** · Bindet Fluorid und Tetrazykline. Die meisten Medikamente werden aber durch Milch schneller und besser resorbiert.
3. **Paraffinum subliquidum** · Bindet weniger als Aktivkohle, dafür Aspirationsgefahr.
4. **Neutralisationsbehandlung** · z.B. bei Laugenverätzung Säure trinken lassen. Funktioniert nicht, ist unsinnig und gefährlich.
5. **Laxanzien (Glaubersalz)** · Erhöht die Peristaltik, löst heftige Bauchschmerzen aus. Zudem wird ein größerer Teil der Toxine in kürzerer Zeit resorbiert.

Die **Magenspülung** wird mit einem kinderfingerdicken Spülschlauch (z.B. 9–11 mm Durchmesser) durchgeführt.
Als Spülflüssigkeit muß bei Kindern physiologische Kochsalzlösung verwendet werden, die Flüssigkeitsmenge bei jedem Spülakt sollte 4–10 ml/kg KG nicht überschreiten.
Am Ende der Magenspülung sollte Aktivkohle (10 g Carbo medicinalis) und ggf. Natriumsulfat (0,5 g/kg KG als salinisches Abführmittel) instilliert werden.

Die Telefonnummern der Informationszentren für Vergiftungen finden sich auf S. 397.

Hier geht's weniger giftig zu

Atoxische oder gering toxische Substanzen

Tenside
▶ **Handgeschirrspülmittel, Allzweck-reiniger, Waschpulver, Pustefix, Duschgel, Shampoo** (Cave: medizinisches Haarwaschmittel)
Gabe eines Entschäumers; evtl. gastrointestinale Symptome möglich

Medikamente
▶ **Ambroxol, Acetylcystein, Carbocy-stein, Bromhexin**
cave Hypersekretion bei Säuglingen, cave Kombinationspräparate mit toxikologisch relevanten Substanzen (z. B. Amborxol + Betamimetikum)
▶ **Fluoride (Kariesprophylaxe)**
bei weniger als 100 mg Fluoridanteil nur Gabe von Milch
(hier ausnahmsweise sinnvoll)
▶ **Ovulationshemmer**
bis zu einer Monatspackung
▶ **Schilddrüsenhormone (L-Thyroxin)**
weniger als 500 µg bei herzgesunden Kindern > 1 Jahr

Verschiedenes
▶ **Kosmetika**
alkoholhaltige (Parfüm, Gesichtswas-ser, Rasierwasser) maximal ein Schluck
sonstige (Lippenstifte, Pflegecremes, Schminken etc.) kleine Mengen bis etwa 2 g/kg KG, cave Puderaspiration bei Säuglingen!
▶ **Heizkostenverteilerröhrchen** bis zum Inhalt eines Röhrchens
▶ **Kühltaschenelemente, Beißring** ungiftig
▶ **Ostereierfarben** (= Lebensmittel-farben) ungiftig
▶ **Schreib- und Malutensilien**
Wachsmalstifte, Kreide, Tuschkasten-farben, Bunt- und wasserlösliche Filzstifte (außer Kopierstifte) in klei-nen Mengen
Tinten, Tinenpatronen (außer Spe-zialtinten) bis zum Inhalt einer Pa-trone oder 1 ml/kg KG

▶ **Silicagel** (= Trockenmittel aus Medi-kamentenpackungen, Fotoartikel etc.) ungiftig
▶ **Styropor** ungiftig, evtl. Fremdkörper-wirkung
▶ **Quecksilber** bis zum Inhalt eines Fieberthermometers
(sofern keine Schleimhautverletzung vorliegt)
▶ **Zigaretten**
9–12 Mon.: bis ⅓ Zigarette oder ½ Kippe
1–5 Jahre: bis ½ Zigarette oder 1 Kippe
6–12 Jahre: bis ¾ Zigarette oder 2 Kippen
ab 12 Jahre: bis 1 Zigarette oder 2 Kippen

Pflanzen/Zubehör
▶ **Ficus-Arten** (Gummibaum, Birken-feige u.a.) ungiftig
▶ **Blumendünger**
bei Haushaltsprodukten nur Flüssig-keitsgabe
Cave: Produkte für die Landwirtschaft
▶ **Blumenwasser, Blumenerde** ungiftig

Früchte
▶ **Vogelbeere/Eberesche, Feuerdorn, Mahonie**
nur Flüssigkeitsgabe; bei größeren Mengen gastrointestinale Symptome möglich
▶ **Eibenbeeren**
Fruchtfleisch atoxisch; unzerbissene Kerne harmlos; bis 3 zerbissene Kerne (sehr bitter!): nur Flüssigkeitsgabe

Quelle: Beratungsstelle für Vergiftungs-erscheinungen, Berlin

Mit dieser Liste können Sie in 80 % aller Ingestionsunfälle bei Kleinkin-dern sofort entscheiden, was zu tun ist.

Im Kap. 6 werden die wichtigsten Notfallmedikamente in alphabetischer Reihenfolge dargestellt.

Der alphabetischen Auflistung liegen dabei die Substanznamen (Generic names) zugrunde. Die Auswahl der Handelspräparate beschränkt sich der Übersichtlichkeit wegen auf ein Minimum.

Die folgende Medikamentenliste erhebt selbstverständlich keinen Anspruch auf Vollständigkeit, es finden sich jedoch an dieser Stelle nochmals alle Medikamente, die im vorliegenden Buch im Rahmen von notfallmedizinischen Maßnahmen empfohlen wurden.

Ergänzend sei noch hingewiesen auf die Übersichtstabellen

– Antidota (s. S. 301),
– Opiatanalgetika (s. S. 86),
– Medikamente zur Narkoseeinleitung (s. S. 91),
– Fibrinolytika (s. S. 161).

Eine Übersicht über die im Buch verwendeten Handelsnamen von Medikamenten und ihre Zuordnung zu den dazugehörigen Freinamen (Generic names) findet sich auf S. 433 ff.

Adenosin

Präparat:	Adrekar 1 Injektionsflasche = 2 ml = 6 mg
Indikation:	supraventrikuläre Tachykardie (atrioventrikuläre Reentry-Tachykardie, AV-Knoten-Tachykardie)
Dosierung:	Erwachsene: 3 mg i.v. als Bolus über 2 s (nach jedem Bolus i.v. Zugang mit NaCl spülen); bei Fortbestehen der Rhythmusstörung über 2 min 6 mg i.v. als Bolus über 2 s; bei Fortbestehen der Rhythmusstörung über weitere 2 min 9 mg i.v. als Bolus über 2 s; bei Fortbestehen der Rhythmusstörung über weitere 2 min 12 mg i.v. als Bolus über 2 s; Kinder: 0,05–0,3 mg/kg KG, Höchstdosis 12 mg
Wirkung:	Wirkung über Adenosinrezeptoren A_1 und Kalziumkanäle am Herzen: Reduktion der Sinusknotenaktivität, Verzögerung der AV-Überleitung, negativ chronotrop, inotrop und dromotrop.
Nebenwirkung:	sind durch sehr kurze HWZ (10 s) limitiert; häufig: Flush, Dyspnoe, Bronchospasmus, Übelkeit, Hitzegefühl, Brustdruck; selten: Blutdruckabfall, Asystolie, totaler AV-Block, Bradykardie, Kammertachykardie, -flimmern
Kontraindikationen:	AV-Block II. und III. Grades, Sick-Sinus-Syndrom, instabile Angina pectoris, Vorhofflimmern, Vorhofflattern, Asthma bronchiale

6

Adrenalin s. S. 71

Ajmalin

Präparat:	Gilurytmal 1 Amp. = 10 ml = 50 mg (Infusionslösungskonzentrat 1 Amp. = 2 ml = 50 mg)
Indikation:	tachykarde Herzrhythmusstörungen, z. B. paroxysmale Tachykardien, Extrasystolie, WPW-Syndrom, ventrikuläre Tachykardien auch beim Herzinfarkt
Dosierung:	25–50 mg i.v. max. 5–10 mg/min unter EKG-Kontrolle

Wirkung:	Erregungsdämpfung, Verlängerung der Refraktärzeit bei Hemmung der AV-Überleitung
Wirkungseintritt:	innerhalb von 2–3 min
Wirkungsdauer:	20–25 min
Nebenwirkung:	Bradykardien, AV-Blockierungen; Kammertachykardie; Blutdruckabfall, Herzinsuffizienz
Kontraindikation:	höhergradiger AV-Block, kardiogener Schock

Amylnitrit

Präparat:	Nitramyl, Amylnitrit-Brechampullen
Indikation:	Blausäurevergiftung, nichtkomatöser Patient; Erstmaßnahme auch im Rahmen der Laienhilfe
Dosierung:	2–3 Ampullen zerbrechen, Inhalt auf ein Tuch entleeren, inhalieren lassen
Wirkung:	Methämoglobinbildner
Nebenwirkung:	Blutdruckabfall

Atropin s. S. 72

Acetylsalicylsäure

Präparat:	Aspisol 1 Inj.-Fl. enth. 0,5 g Acetylsalicylsäure
Indikation:	Schmerzzustände, Thrombozytenaggregationshemmung
Dosierung:	0,5 g langsam i.v.
Wirkung:	antiphlogistisch, antithrombotisch
Nebenwirkung:	akut keine; hämorrhagische Diathese, Magen-Darm-Ulzera
Kontraindikation:	floride Ulzera, bekannte Allergie

Buprenorphin

Präparat:	Temgesic 1 Amp. = 1 ml = 0,3 mg
Indikation:	starke Schmerzzustände
Dosierung:	0,15–0,3 mg langsam i.v.
Wirkung:	zentrale Analgesie, Sedierung
Nebenwirkung:	Sedierung, Übelkeit, Erbrechen; Miosis, Atem-, Kreislaufdepression
Kontraindikation:	Säuglinge, erhöhter Hirndruck

Butylscopolaminiumbromid

Präparat:	Buscopan 1 Amp. = 1 ml = 20 mg
Indikation:	Koliken, spastische Schmerzzustände
Dosierung:	20 mg langsam i.v.
Wirkung:	Parasympathikolyse, Spasmolyse an der glatten Muskulatur
Nebenwirkung:	Tachykardie, Akkommodationsstörungen; Mundtrockenheit
Kontraindikation:	Hypotonie, Tachyarrhythmie

6

Cafedrin + Theodrenalin

Präparat:	Akrinor 1 Amp. = 2 ml = 200 mg Cafedrin und 10 mg Theodrenalin
Indikation:	Hypotonie, orthostatische Kreislaufdysregulation
Dosierung:	$\frac{1}{2}$–1 Amp., langsam (1 ml/min) i.v.
Wirkung:	Blutdrucksteigerung
Nebenwirkung:	pektanginöse Beschwerden, Herzklopfen, Herzrhythmus-störungen
Kontraindikation:	Hypertonie, Engwinkelglaukom

Calciumgluconat

Präparat:	Calcium 10 % 1 Amp. = 10 ml = 4,5 mval
Indikation:	Allergien, Hyperventilationstetanie; Flußsäureverätzung; elektromechanische Entkoppelung bei Reanimation
Dosierung:	10 ml langsam i.v.; bei Flußsäureverätzung lokal sowie intraarteriell
Wirkung:	Gefäßabdichtung, Entzündungshemmung
Nebenwirkung:	Vorsicht beim digitalisierten Patienten, Herzrhythmusstörungen möglich! Kreislaufdepression bei zu schneller Injektion
Kontraindikation:	digitalisierter Patient

Clemastin

Präparat:	Tavegil 1 Amp. = 5 ml = 2 mg
Indikation:	Allergien, anaphylaktische Reaktionen
Dosierung:	2–4 ml langsam i.v.
Wirkung:	H_1-Antagonist
Nebenwirkung:	Wirkungsverstärkung zentral wirkender Pharmaka (Analgetika, Hypnotika, Narkotika); zentral dämpfende Wirkung
Kontraindikation:	in Notfällen keine

Clonazepam

Präparat:	Rivotril Trockensubstanz 1 mg + Lösungsmittel 1 ml 1 Amp. = 1 ml = 1 mg
Indikation:	Krampfanfälle (Epilepsie, Status epilepticus)
Dosierung:	0,05–0,1 mg/kg KG langsam i.v. Säuglinge z. B. 0,25–1 Amp. i.v. Kleinkinder 0,5–1,5 Amp. i.v. Schulkinder 1–2 Amp. i.v. Jugendliche 1–3 Amp. i.v.

Wirkung:	zentral dämpfend, Unterbrechung von zentralen Krämpfen
Nebenwirkung:	Wirkungsverstärkung zentral wirkender Pharmaka; Sedierung, Schläfrigkeit, paradoxe Reaktion, Atemdepression
Kontraindikation:	in Notfällen keine

Dexamethason

Präparat:	Fortecortin 1 Amp. = 2 ml = 8 mg 1 Amp. = 5 ml = 40 mg 1 Amp. = 10 ml = 100 g
Indikation:	anaphylaktischer Schock, Allergien, schwerer Asthmaanfall; Hirnödemprophylaxe, Reizgasvergiftung
Dosierung:	bis 100 mg i.v.
Wirkung:	antiallergisch, gefäßbdichtend, entzündungshemmend
Nebenwirkung:	in der Notfallmedizin ohne Bedeutung, evtl. Übelkeit
Kontraindikation:	in Notfällen keine

6

Dexamethason-Aerosol

Präparat:	Auxiloson Dosier-Aerosol 1 Hub = 0,125 mg
Indikation:	Reizgasvergiftung, Lungenödem, Broncho- und Laryngo spasmen; Glottisödem, Kruppsyndrom
Dosierung:	initial 4–5 Hübe, alle 10 min weitere 2 Hübe
Wirkung:	antiallergisch, gefäßbdichtend, entzündungshemmend, verhindert toxisches Lungenödem
Nebenwirkung:	in der Notfallmedizin ohne Bedeutung
Kontraindikation:	in Notfällen keine

Diazepam

Präparat: Valium, Diazepam Desitin
                 1 Amp. = 2 ml = 10 mg
                 Diazepam Desitin rectal tube 5 mg/10 mg

Indikation: Unruhezustände, Durchbrechung von Krampfanfällen,
                 Narkoseeinleitung

Dosierung: initial 0,2 mg/kg KG
                 5–10–20–40 mg rektal/i.v., je nach Wirkung und Indikation

Altersstufe	Diazepamdosis	
	rektal [mg]	i.v. [mg]
Säugling	4–10	2– 5
Kleinkind	10–20	5–10
Erwachsener	20–40	10–20

Wirkung: Sedierung, Schlafförderung, Krampflösung

Nebenwirkung: Atemdepression, Blutdruckabfall, paradoxe Wirkung

Kontraindikation: Alkoholintoxikation, Myasthenia gravis

Digoxin

Präparat: Novodigal = Acetyldigoxin
                 1 Amp. = 1 ml = 0,2 mg
                 1 Amp. = 2 ml = 0,4 mg
                 Lanitop = Metildigoxin
                 1 Amp. = 2 ml = 0,2 mg

Indikation: supraventrikuläre Tachyarrhythmien

Dosierung: 0,2–0,4 mg i.v.

Wirkung: positiv inotrop, negativ dromotrop

Nebenwirkung: Bradykardie, bei Hypokaliämie Gefahr des Kammerflimmerns

Kontraindikation: voll digitalisierter Patient, Hypokaliämie

Dihydralazin

Präparat: Nepresol
1 Amp. Trockensubstanz enth. 25 mg,
in 2 ml Wasser f. Inj.-Zwecke auflösen

Indikation: Hypertonie, hypertensive Gestosen (Präeklampsie, Eklampsie)

Dosierung: 6,25–12,5–25 mg (1/4–1/2–1 Amp.) sehr langsam i.v.;
als Dauertropfinfusion ca. 4–12,5 mg/h

Wirkung: Blutdrucksenkung

Nebenwirkung: Hypotonie, Tachykardie, pektanginöse Beschwerden, Flush

Kontraindikation: Hypotonie, Apoplexie

Dimeticon

Präparat: sab-simplex Tropfen
1 Flasche = 30 ml, 1 ml = 66,6 mg

Indikation: Vergiftung durch perorale Aufnahme von Reinigungsmitteln

Dosierung: ca. 1 ml/kg KG, insgesamt ca. 10–30 ml p.o.

Wirkung: Entschäumer, Hemmung der Schaumbildung

Nebenwirkung: keine

Kontraindikation: keine

Dimetinden

Präparat: Fenistil
1 Amp. = 4 ml = 4 mg

Indikation: allergische Reaktion (Urtikaria, Pruritus, Quincke-Ödem)

Dosierung: ca. 1 ml/10 kg KG
Säuglinge (1 Jahr) z.B. 1 ml Fenistil i.v.
Kind (2–3 Jahre)   2 ml Fenistil i.v.
Kind (9–10 Jahre)   3 ml Fenistil i.v.
Kind (12–15 Jahre)   4–5 ml Fenistil i.v.

Wirkung: antiallergisch, Hemmung der H_1-Rezeptoren

Nebenwirkung: Übelkeit, Müdigkeit

Kontraindikation: in Notfällen keine

4-DMAP (4-Dimethylaminophenol) s. S. 301

Dobutamin s. S. 157 f

Dosierung beim Erwachsenen über Perfusor:
2,5–10 µg/kg KG/min
1 Injektionsflasche = 250 mg mit NaCl 0,9 % oder Glucose 5 %
auf 50 ml aufgezogen (250 mg/50 ml; 1 ml = 5000 µg)

Körpergewicht (kg)	50	60	70	80	90	100
Dosis **ml/h**						
von	1,5	1,8	2,1	2,4	2,7	3,0
bis	6,0	7,2	8,4	9,6	10,8	12,0

Dopamin s. S. 157 f

Kardiologische Dosierung beim Erwachsenen über Perfusor:
2,5–10 µg/kg KG/min
1 Amp. zu 5 ml = 50 mg mit NaCl 0,9 % oder Glucose 5 % auf
50 ml aufgezogen (50 mg/50 ml; 1 ml = 1000 µg)

Körpergewicht (kg)	50	60	70	80	90	100
Dosis **ml/h**						
von	7,5	9,0	10,5	12,0	13,5	15,0
bis	30,0	36,0	42,0	48,0	54,0	60,0

Esmolol

Präparat:	Brevibloc Infusionslösung 10 ml mit 10 mg/ml = 100 mg Infusionskonzentrat 10 ml = 2500 mg
Indikation:	supraventrikuläre Tachykardie, Sinustachykardie, supraventrikuläre Tachyarrhythmie, einschließlich Vorhofflimmern und Vorhofflattern, hypertensive Krise, thyreotische Krise, Entzugsdelir, Atropinintoxikation, Horrortrips
Dosierung:	0,5 mg/kg KG i.v. z. B. 35 mg = 3,5 ml über 1 min, dann evtl. 50–100 µg/kg/min kontinuierlich
Wirkung:	selektiver β_1-Rezeptoren-Blocker mit schnellem Wirkungsbeginn und kurzer HWZ (9 min)
Nebenwirkung:	Bradykardie, AV-Blockierungen, Asystolie, Hypotension, Bronchospasmus, Rebound-Tachykardie
Kontraindikation:	Re-entry-Tachykardien, Asthma bronchiale, Kinder < 12 Jahren

Etilefrin

Präparat:	Effortil 1 Amp. = 1 ml = 10 mg
Indikation:	akute Hypotonie, hypotone Kreislaufdysregulation
Dosierung:	1 Amp. auf 10 ml verdünnen; langsam fraktioniert nach Wirkung
Wirkung:	milder Vasopressor
Nebenwirkung:	verstärkte Wirkung bei gleichzeitiger Einnahme von tri- zyklischen Antidepressiva, Wechselwirkung mit halogenierten Anästhetika möglich
Kontraindikation:	Schwangerschaft, Stillzeit, nicht kausal therapierter Volumen- mangel

6

Etomidat

Präparat:	Hypnomidate 1 Amp. = 10 ml = 20 mg
Indikation:	kurz wirksames Narkotikum, z. B. Narkoseeinleitung, Intubation, Status epilepticus
Dosierung:	ca. 0,15–0,3 mg/kg KG z. B. beim Erwachsenen initial 1 Amp. = 20 mg i.v.
Wirkung:	zentral wirkendes Narkotikum, Krampfdurchbrechung; schneller Wirkungseintritt (ca. 20 s), kurze Wirkdauer (2–5 min); Senkung des Hirndrucks; nur geringe Atem- und Herz-Kreislauf-Depression
Nebenwirkung:	Muskelzuckungen, Venenschmerzen bei der Injektion
Kontraindikation:	Säuglinge, Kinder; Alkohol-, Tablettenintoxikation
Bemerkungen:	Etomidat darf nur in Intubationsbereitschaft verwendet werden. Etomidat hat keine analgetische Wirkung, es muß deshalb ggf. mit einem Analgetikum (z. B. Morphin, Fentanyl) kombiniert werden.

Fenoterol

Präparat:	Berotec 200 Dosier-Aerosol 1 Hub = 0,2 mg Partusisten Infusionslösungskonzentrat 1 Amp. = 10 ml = 0,5 mg Partusisten intrapartal Infusionslösungskonzentrat 1 Amp. = 1 ml = 0,025 mg
Indikation:	Bronchospastik, Asthma bronchiale; Tokolyse bei Geburtskomplikationen

Dosierung:	bei Asthma bronchiale: 2–3 Hübe Berotec-Aerosol
	zur Tokolyse: 3–5 Hübe Berotec-Aerosol
	        Partusisten 0,5–3,0 µg/min
	        z. B. 1 Amp. Partusisten intrapartal mit 4 ml
	        Infusionslösung (z. B. 5 %ige Glukose)
	        verdünnen, dann entspricht 1 ml = 5 µg

Wirkung:	Parasympathikolyse, Spasmolyse der glatten Muskulatur
Nebenwirkung:	Tachykardie, Unruhe; evtl. Blutdruckabfall
Kontraindikation:	Tachykardie, Arrhythmie, frischer Herzinfarkt

Fentanyl

Präparat:	Fentanyl-Janssen 1 Amp. = 2 ml = 0,1 mg 1 Amp. = 10 ml = 0,5 mg
Indikation:	Narkoseeinleitung und -führung, Analgesie, z. B. bei Polytrauma (nur beim intubierten, beatmeten Patienten)
Dosierung:	ca. 5–10 µg/kg KG z. B. beim Erwachsenen initial 0,35–0,7 mg i.v. Wiederholungsdosis: 1–3 µg/kg KG (z. B. 0,05–0,2 mg i.v.)

Wirkung:	zentral wirkendes Narkotikum, Opioid;
	schneller Wirkungseintritt (ca. 20 s),
	Wirkdauer: hypnotische Wirkung ca. 10 min
	        analgetische Wirkung ca. 20–30 min
	        atemdepressive Wirkung ca. 60–90 min

Nebenwirkung:	starke Atemdepression (bei ca. 0,2 mg Apnoe); Blutdruckabfall; Bronchokonstriktion, Bradykardie; Miosis (Fehlbeurteilung beim SHT möglich)
Kontraindikation:	Atemwege nicht frei zugänglich, fehlende Intubations-/ Beatmungsmöglichkeit; Asthma bronchiale; unbehandelte Hypovolämie

Flumazenil

Präparat:	Anexate 1 Amp. = 5 ml = 0,5 mg 1 Amp. = 10 ml = 1,0 mg
Indikation:	Aufhebung der zentral dämpfenden Wirkung von Benzodiazepinen, Intoxikation mit Benzodiazepinen Anwendung zur Zeit primär unter stationären Bedingungen!
Dosierung:	in repetitiven Dosen von 0,2–0,3 mg/min bis insgesamt 1–2 mg
Wirkung:	kompetitiver Antagonismus am GABA-ergen Rezeptor im ZNS, dadurch werden Benzodiazepine von den Rezeptoren verdrängt, die hypnotische Wirkung wird aufgehoben, der Patient erwacht
Nebenwirkung:	Übelkeit, Erbrechen, Blutdruckschwankungen, evtl. Entzugssyndrom
Bemerkungen:	Die Verabreichung von Flumazenil am Notfallort kann nur ausnahmsweise als Ersatz für Intubation und Beatmung dienen.

6

Furosemid

Präparat:	Lasix 1 Amp. = 2 ml = 20 mg 1 Amp. = 4 ml = 40 mg
Indikation:	(kardiale) Lungenödeme, Hirnödem, Herzinsuffizienz, Nierenversagen; Überwässerung, „Süßwasserertrinken"

Dosierung:	20–40–80–250 mg, je nach Indikation
	Kinder: bis 1 Jahr 2,5–5 mg
	            bis 6 Jahre 5–10 mg
	            bis 15 Jahre 10–20 mg

Wirkung:	Wasserausschwemmung durch Hemmung der Natrium- reabsorption in der Niere
Nebenwirkung:	Hypokaliämie, Blutdruckabfall
Kontraindikation:	schwere Hypokaliämie, prärenale und postrenale Anurie

Glucose 5 %–40 %

Präparat:	Glucose-Lösungen 5 %–40 % z. B. 1 Amp. Glucose 40 % = 10 ml = 4 g
Indikation:	Hypoglykämie, hypoglykämisches Koma; zusätzlich beim Krampfanfall eines Alkoholikers; Glucose 5 % als Trägerlösung; bei Neugeborenen 4–6 ml/kg KG pro h
Dosierung:	bei Hypoglykämie initial 50–100 ml Glucose 40 %, dann nach Wirkung
Wirkung:	Anhebung des Blutzuckerspiegels
Nebenwirkung:	Venenreizung
Kontraindikation:	im Notfall keine

Glyceroltrinitrat (Nitroglycerin)

Präparat:	Nitrolingual-Spray 1 Hub = 0,4 mg Nitrolingual Kapseln 1 Kps. = 0,8 mg Nitrolingual forte Kapseln 1 Kps. = 1,2 mg
Indikation:	Angina pectoris, Herzinfarkt, kardiales Lungenödem, hypertensive Krise, spastische Schmerzen (Nieren-, Gallenkolik)
Dosierung:	initial 0,8–1,2 mg, weitere Dosierung nach Wirkung und Blutdruckverhalten
Wirkung:	Vasodilatation, Senkung der Vorlast; Verminderung des Sauerstoffverbrauchs des Herzens
Nebenwirkung:	Blutdruckabfall, Tachykardie, Kopfschmerzen
Kontraindikation:	Hypotonie, Volumenmangel

6

Heparin

Präparat:	Heparin-Na Heparin-Ca Unterschiedliche Ampullengrößen und Wirkstoffinhalte, normalerweise bezeichnet z. B. als Heparin-Natrium/Calcium 5000/7500/10 000 etc.
Indikation:	Lungenembolie, akute arterielle und venöse Gefäßverschlüsse, Verbrauchskoagulopathie, Herzinfarkt
Dosierung:	initial 5000–10 000 IE i.v.
Wirkung:	Hemmung der Thrombinbildung
Nebenwirkung:	Blutungsneigung
Kontraindikation:	starke Blutungen, hämorrhagische Diathese

Haloperidol

Präparat:	Haldol-Janssen 1 Amp. = 1 ml = 5 mg
Indikation:	Sedierung bei alten, agitierten oder alkoholisierten Patienten; Schizophrenie, Psychosen
Dosierung:	5–10 mg i.v.
Wirkung:	neuroleptisch, zentrale Sedierung
Nebenwirkung:	evtl. Blutdruckabfall
Kontraindikation:	bei richtiger Indikationsstellung keine

Ipratropiumbromid

Präparat:	Itrop 1 Amp. = 1 ml = 0,5 mg
Indikation:	vorwiegend vagal bedingte Sinusbradykardien, Bradyarrhythmien, AV-Blockierungen II. Grades vom Wenckebach-Typ
Dosierung:	0,5–1 mg i.v.
Wirkung:	frequenzsteigernd
Nebenwirkung:	Mundtrockenheit, selten Extrasystolie, Tachykardie
Kontraindikation:	bei richtiger Indikationsstellung keine

Ketamin s. S. 88

S-Ketamin

Präparat:	Ketanest S 1 Amp. = 5 ml mit 5 mg/ml = 25 mg 1 Inj.-Flasche = 20 ml mit 5 mg/ml = 100 mg 1 Amp. = 2 ml = 25 mg/ml = 50 mg
Indikation:	Analgesie und Anästhesie in der Notfallmedizin; Intubation im Status asthmaticus (in Komb. mit Muskelrelaxans)
Dosierung:	Analgesie: 0,125–0,25 mg/kg KG i.v. Narkoseeinleitung: 0,25–0,75–1,0 mg/kg KG i.v. Narkoseführung: 0,2 mg/kg KG alle 15 min i.v. Status asthmaticus: initial 1–1,5 mg/kg KG i.v., weiter 4–5 mg/kg KG/h über Perfusor Analgosedierung beim Kind ohne i.v. Zugang: 1–1,5 mg/kg KG i.m.
Wirkung:	analgesierend, anästhesierend
Nebenwirkung:	RR- und Pulsanstieg, Hirndrucksteigerung möglich, Aufwach-reaktion und Träume, bei schneller Injektion Atemdepression möglich
Kontraindikation:	Hypertonie > 180/110 mm Hg, Eklampsie, drohende Uterus-ruptur, Nabelschnurvorfall

6

Kohle, medizinische

Präparat:	Ultracarbon 50 g Flasche zur Herstellung von 400 ml oraler Suspension
Indikation:	akute orale Vergiftungen
Dosierung:	ca. 1 g medizin. Kohle/kg KG, Kinder < 12 Jahre: 25 g = ½ Flasche d. Suspension Kleinkinder = 12,5 g = ¼ Flasche d. Suspension
Wirkung:	Adsorption von oral aufgenommenen Giften aus dem Magen-Darm-Trakt
Nebenwirkung:	Obstipation
Kontraindikationen:	Vergiftungen mit ätzenden Stoffen

Kortikosteroide s. Dexamethason, S. 363
Methylprednisolon, S. 375
Prednisolon, S. 381

Lidocain s. S. 74

Magnesiumsulfat

Präparat:	Magnesium-Diasporal forte 1 Amp. = 2 ml = 640 mg = 4 mmol Cormagnesin 200 1 Amp. = 10 ml = 1000 mg = 8 mmol
Indikation:	Eklampsie, Tetanie, evtl. auch Herzrhythmusstörungen, Herzinfarkt
Dosierung:	0,5–1 g (4–8 mmol) sehr langsam i.v.
Wirkung:	krampflösend, Unterdrückung einer neuromuskulären Übererregbarkeit, physiologischer Kalziumantagonist; evtl. Limitierung der Infarktgröße beim Herzinfarkt
Nebenwirkung:	Bradykardie, Überleitungsstörungen
Kontraindikation:	Myasthenia gravis, AV-Block höheren Grades

Metamizol

Präparat:	Novalgin 1 Amp. = 2 ml = 1 g 1 Amp. = 5 ml = 2,5 g
Indikation:	starke Schmerzzustände, spastische Schmerzen
Dosierung:	3–5 ml langsam i.v. (1 ml pro min)
Wirkung:	analgetisch, spasmolytisch, antipyretisch
Nebenwirkung:	in seltenen Fällen Allergie vom Soforttyp, deshalb müssen bei parenteraler Gabe die Voraussetzungen für eine Schock- behandlung gegeben sein; Agranulozytose möglich
Kontraindikation:	Pyrazolonallergie; Säuglinge unter 3 Monaten

Methylprednisolon

Präparat: Urbason solubile forte/Urbason solubile forte 1000
                          1 Trockenamp. bzw. Fl. mit Trockensubstanz enth. 250 mg bzw.
                          1000 mg

Indikation: Allergien, anaphylaktischer Schock,
                          Status asthmaticus, Lungen- und Hirnödem,
                          Reizgasvergiftung, Schock

Dosierung: 250–1000 mg i.v.

Dosierung beim Rückenmarktrauma

Körpergewicht in kg	10	20	40	60	70	80	100
i.v. Dosis in mg (Bolus über 15 min)	300	600	1200	1800	2100	2400	3000

Wirkung: antiallergisch, entzündungshemmend, stabilisiert Zellmembran

Nebenwirkung: in Notfällen nicht von Bedeutung

Kontraindikation: in Notfällen keine

Metoclopramid

Präparat: Paspertin, MCP-ratiopharm
                          1 Amp. = 2 ml = 10 mg

Indikation: Übelkeit, Erbrechen

Dosierung: Erwachsene: 1–2 Amp. i.v.
                          Kinder ab 2 J.: 0,1 mg/kg KG i.v.

Wirkung: Dopaminantagonist

Nebenwirkung: Dyskinesien, Hyperkinesien, Schwindel, Kopfschmerzen

Kontraindikation: Kinder unter 2 Jahren

Metoprolol

Präparat: Beloc
                       1 Amp. = 5 ml = 5 mg

Indikation: Herzrhythmusstörungen, Tachyarrhythmien, Akutbehandlung
                       beim Herzinfarkt

Dosierung: 2,5–5 mg langsam (max. 1 mg/min) i.v.
                       z. B.
                       ½–1 Amp., fraktioniert in 0,5 mg Boli langsam i.v.

Wirkung: β-Rezeptoren-Blocker

Nebenwirkung: Bradykardie, AV-Überleitungsstörungen, Hypotonie, bronchiale
                       Obstruktion

Kontraindikation: AV-Block II. und III. Grades, Bradykardie, kardiogener Schock

Midazolam

Präparat: Dormicum
                       1 Amp. = 1 ml = 5 mg
                       1 Amp. = 3 ml = 15 mg
                       1 Amp. = 5 ml = 5 mg

Indikation: Unruhe, Krämpfe, Sedierung vor Intubation;
                       Narkoseeinleitung

Dosierung: zur Sedierung 0,05–0,1 mg/kg KG,
                       z. B. 2,5–5–10 mg langsam i.v.;
                       zur Narkoseeinleitung 0,15–0,2 mg/kg KG,
                       z. B. 10–15 mg langsam i.v.

Wirkung: Schlafförderung, Sedierung (kurzzeitig);
                       leichte Muskelrelaxation

Nebenwirkung: Atemdepression (selten), Blutdruckabfall,
                       paradoxe Reaktion, Laryngo- und Bronchospasmus

Kontraindikation: Alkoholintoxikation, Myasthenia gravis, Schwangerschaft

Morphin-HCl

Präparat:	Morphin Merck 10 mg 1 Amp. = 1 ml = 10 mg
Indikation:	starke Schmerzzustände (z. B. Herzinfarkt, Thoraxtrauma, Polytrauma), Lungenödem, Narkoseeinleitung und -führung (zusammen mit anderen Medikamenten)
Dosierung:	2,5–10 mg i.v.
Wirkung:	zentrale Analgesie, Sedierung, Drucksenkung im kleinen Kreislauf. Die Wirkung tritt nach 3–5 min ein und hält 3–5 h an.
Nebenwirkung:	Atemdepression, Übelkeit, Miosis, Blutdruckabfall, Histaminfreisetzung
Kontraindikation:	fehlende Beatmungsmöglichkeit, Asthma bronchiale, spastische Schmerzzustände (Gallen-, Nierenkolik)
Besonderheiten:	Zur Vermeidung der Übelkeit empfiehlt es sich, ein Antiemetikum, z. B. Metoclopramid (Paspertin) oder Triflupromazin (Psyquil), vorzuspritzen.

6

Natriumbikarbonat s. S. 73

Natriumthiosulfat s. S. 301

Nifedipin

Präparat:	Adalat 1 Kps. = 10 mg
Indikation:	Hypertonie/hypertensive Krise, vasospastische Angina pectoris
Dosierung:	5–10 mg sublingual, evtl. Kapsel anstechen und im Mund ausdrücken
Wirkung:	Kalziumantagonist: periphere Gefäßerweiterung
Nebenwirkung:	Blutdruckabfall, Tachykardie, Flush, Kopfschmerzen
Kontraindikation:	Hypotonie, Schock, AV-Block, Schwangerschaft

Nitrendipin

Präparat:	Bayotensin akut 1 Phiole = 1 ml = 5 mg
Indikation:	Hypertonie
Dosierung:	1 Phiole oral
Wirkung:	Kalziumantagonist
Nebenwirkung:	Flush, Kopfschmerzen, Tachykardie
Kontraindikation:	akuter Myokardinfarkt, instabile Angina pectoris

Nitroglycerin s. Glyceroltrinitrat

Norfenefrin

Präparat:	Novadral 1 Amp. = 1 ml = 10 mg 1 Amp. = 5 ml pro infus. = 50 mg
Indikation:	Hypotonie (auch nach überschießender Wirkung von Antihypertonika und Psychopharmaka, bei Hypotonie nach Barbituraten)
Dosierung:	1 Amp. = 1 ml s.c. oder i.m. i.v. – Gabe nur als Infusion
Wirkung:	blutdrucksteigernd, gefäßtonisierend
Nebenwirkung:	Herzklopfen, ventrikuläre Rhythmusstörungen, Hypertonie
Kontraindikation:	Schwangerschaft, Geburt

Obidoximchlorid

Präparat:
Toxogonin
1 Amp. = 1 ml = 0,25 g

Indikation:
Vergiftungen mit Insektiziden aus der Gruppe der Organo-
phosphate, z. B. E 605, Vergiftungen mit Nerven-Kampfstoffen
(Tabun, Soman u.a.)

Dosierung:
Nur nach Gabe von Atropin!
1 Amp. langsam i.v.

Wirkung:
Cholinesteraseaktivierung

Nebenwirkung:
Hitzegefühl, Kopfschmerzen

Kontraindikation:
Carbamatintoxikation (da spontan reversibel)

Orciprenalin

6

Präparat:
Alupent
1 Amp. =   1 ml = 0,5 mg
1 Amp. = 10 ml = 5 mg

Indikation:
bradykarde Herzrhythmusstörungen,
therapieresistenter Asthmaanfall,
Antidot bei Überdosierung von Betablockern

Dosierung:
0,5 mg mit NaCl 0,9 % auf 10 ml verdünnen,
fraktionierte i.v. Gabe nach Wirkung,
z. B. 3–5–10 ml der verdünnten Lösung i.v.

Wirkung:
β_1-Rezeptoren-Stimulation:
positiv inotrop, chronotrop, dromotrop
β_2-Rezeptoren-Stimulation:
Bronchodilatation, Blutdruckabfall

Nebenwirkung:
Rhythmusstörungen (Tachykardie, Kammerflimmern);
Stenokardien, Blutdruckabfall

Kontraindikation:
Herz-Kreislauf-Stillstand (Reanimation)

Pentazocin

Präparat: Fortral
1 Amp. = 1 ml = 30 mg

Indikation: schwerste Schmerzzustände

Dosierung: 15–30 mg langsam i.v.

Wirkung: zentrale Analgesie

Nebenwirkung: Atemdepression, Blutdruckabfall, Übelkeit,
Bradykardie, Erhöhung des Pulmonalisdrucks
(Vorsicht bei kardialen Notfällen!)

Kontraindikation: Säuglinge, Kleinkinder

Pethidin s. S. 86

Phenobarbital

Präparat: Luminal
1 Amp. = 1 ml = 200 mg

Indikation: Epilepsie (Grand mal), Status epilepticus

Dosierung: Erwachsene: 1 ml langsam i.v.
größere Kinder: 0,75 ml langsam i.v.
Kleinkinder: 0,3–0,5 ml langsam i.v.
Säuglinge: 0,1–0,3 ml langsam i.v.

Wirkung: sedierend, hypnotisch, krampflösend

Nebenwirkung: Schläfrigkeit, Bewußtlosigkeit, Atemdepression

Kontraindikation: Benzodiazepin-, Alkohol- und Schmerzmittelintoxikation

Phenytoin

Präparat:	Phenhydan 1 Amp. = 5 ml = 250 mg
Indikation:	Grand-mal-Epilepsie, Grand-mal-Status, digitalisinduzierte Herzrhythmusstörungen
Dosierung:	125–250–500 mg sehr langsam (max. 25 mg/min) unter ständiger EKG- und Blutdrucküberwachung i.v.
Wirkung:	antikonvulsiv, antiarrhythmisch
Nebenwirkung:	Blutdruckabfall, Herzrhythmusstörungen
Kontraindikation:	AV-Block II. und III. Grades

Physostigmin

Präparat:	Anticholium 1 Amp. = 5 ml = 2 mg
Indikation:	Antidot bei Vergiftungen mit Atropin, Amphetamina, tri- zyklischen Antidepressiva u.a.
Dosierung:	Erwachsene: initial 2 mg i.v. Kinder: 0,5–1 mg i.v.
Wirkung:	Cholinesterasehemmer, Wirkungseintritt nach 5–15 min
Nebenwirkung:	Bradykardie, Asystolie, Übelkeit, Erbrechen, Speichelfluß, Bronchospastik
Kontraindikation:	Asthma bronchiale

Prednisolon

Präparat:	Solu-Decortin-H 250 mg/1 g 1 Trockenamp. bzw. Fl. mit Trockensubstanz enth. 250 mg bzw. 1000 mg
Indikation:	Allergien, anaphylaktischer Schock, Status asthmaticus, Lungen- und Hirnödem, Reizgasvergiftung, Schock
Dosierung:	250 mg – 1 g – 2 g i.v.
Wirkung:	antiallergisch, entzündungshemmend, stabilisiert Zellmembran
Nebenwirkung:	in Notfällen nicht von Bedeutung, bei schneller Injektion Übelkeit, Hitzegefühl
Kontraindikation:	in Notfällen keine

6

Prednison

Präparat:	Rectodelt 30 mg/100 mg 1 Supp. enth. 30 mg/100 mg
Indikation:	Allergien, Asthma bronchiale, asthmoide Bronchitis, bei Kindern stenosierende Laryngotracheitis (Kruppsyndrom)
Dosierung:	100–200 mg
Wirkung:	antiallergisch, entzündungshemmend, stabilisiert Zellmembran
Nebenwirkung:	in Notfällen nicht von Bedeutung
Kontraindikation:	in Notfällen keine

Promethazin

Präparat:	Atosil 1 Amp. = 2 ml = 50 mg
Indikation:	Unruhezustände, spastische Bronchitis, Gastritis
Dosierung:	25–50 mg i.v.
Wirkung:	leichte psychomotorische Dämpfung, gering antiemetisch
Nebenwirkung:	in Notfällen nicht von Bedeutung
Kontraindikation:	in Notfällen keine

Salbutamol

Präparat:	Sultanol Dosier-Aerosol 1 Hub = 0,1 mg
Indikation:	Asthma bronchiale, Bronchospastik
Dosierung:	1–2 Hübe Sultanol-Aerosol
Wirkung:	Parasympathikolyse, Spasmolyse
Nebenwirkung:	Tachykardie, Unruhe, evtl. Blutdruckabfall
Kontraindikation:	Tachykardie, Arrhythmie, frischer Herzinfarkt

Sirup Ipecacuanhae s. S. 269

Suxamethoniumchlorid

Präparat:	Lysthenon 1 % 1 Amp. = 5 ml = 50 mg Pantolax 1 % 1 Amp. = 10 ml = 100 mg Succicuran 1 Amp. = 5 ml = 100 mg	Lysthenon 2 % 1 Amp. = 5 ml = 100 mg Pantolax 2 % 1 Amp. = 5 ml = 100 mg

Indikation: kurzwirkende Muskelrelaxierung, Intubation
(Wirkungseintritt nach 30–45 s, Wirkungsdauer 5–10 min)

Dosierung: 1 mg/kg KG langsam i.v., evtl. vorher Atropingabe

Wirkung: depolarisierendes Muskelrelaxans

Nebenwirkung: Herzrhythmusstörungen, Hyperkaliämie, Muskelzuckungen

Kontraindikation: fehlende Intubations- und Beatmungsmöglichkeit,
Hyperkaliämie

6

Theophyllin

Präparat: Euphylong 200
1 Amp. = 10 ml = 200 mg Theophyllin
Solosin
1 Amp. = 5 ml = 208 mg Theophyllin

Indikation: bronchospastische Zustände, Asthma bronchiale und cardiale

Dosierung: 4–6 mg/kg KG,
d. h. ½–1 Amp. langsam i.v., evtl. Wiederholung;
als Infusion z. B. 500 ml Ringer-Lactat-Lsg. und 200 mg
Theophyllin, ca. 25–50 Tr./min (nach Wirkung!)

Wirkung: Erweiterung der Bronchien, Senkung des Atemwegswider
stands, Stimulierung des Atemzentrums, Senkung des venösen
Rückstroms, Senkung des Drucks im kleinen Kreislauf

Nebenwirkung: Übelkeit, Erbrechen, Tachykardie, zentrale Erregung

Kontraindikation: Schock, Tachykardie, frischer Herzinfarkt

Theophyllinderivat

Präparat: Akrinor
                       1 Amp. = 2 ml = 200 mg

Indikation: Hypotonie durch vegetative Störungen (z. B. vasovagale
                       Synkope), Hitzeohnmacht

Dosierung: ½–1 ml i.v.

Wirkung: Tonisierung besonders des venösen Gefäßsystems

Nebenwirkung: Tachykardie, pektanginöse Beschwerden

Kontraindikation: Volumenmangel, Hypertonus, Glaukom

Bemerkungen: Liegt ein echter Volumenmangel vor, so hat Akrinor nur eine
                       „blutdruckkosmetische" Wirkung und verschleiert den wirk-
                       lichen Volumenmangel!

Thiopental

Präparat: Trapanal
                       1 Trockenamp. zu 20 ml enthält 500 mg, zu lösen mit 20 ml
                       Aqua dest.
                       1 ml = 25 mg

Indikation: Narkoseeinleitung, Krampfanfälle, Status epilepticus,
                       Hirndrucksenkung beim Schädel-Hirn-Trauma

Dosierung: Narkoseeinleitung: 3–7 mg/kg KG (jedoch nicht mehr als
                       500 mg)
                       Krampfdurchbrechung: 1–3 mg/kg KG

Wirkung: Dämpfung bzw. Ausschaltung zentralnervöser Funktionen,
                       Verminderung des Hirnstoffwechsels
                       (Wirkungseintritt nach 20–45 s, Wirkungsdauer 5–15 min)

Nebenwirkung: dosisabhängige Atemdepression, Apnoe,
                       dosisabhängige kardiovaskuläre Depression,
                       Histaminfreisetzung, Laryngo- und Bronchospasmus

Kontraindikation: Status asthmaticus, schwerer Schock, Porphyrie, frischer
                       Herzinfarkt

Tramadol

Präparat:	Tramal 1 Amp. = 1 ml = 50 mg 1 Amp. = 2 ml = 100 mg
Indikation:	mittelstarke Schmerzen
Dosierung:	50–100 mg langsam i.v.
Wirkung:	schmerzdämpfend
Nebenwirkung:	Übelkeit, Erbrechen, Schwitzen, Schwindel; Atem-, Kreislaufdepression (insgesamt gering, vor allem bei zu schneller Injektion)
Kontraindikation:	Alkohol-, Analgetikavergiftung

Triamcinolonacetonid

6

Präparat:	Volon A solubile 1 Amp. = 1 ml = 40 mg 1 Amp. = 2 ml = 80 mg 1 Amp. = 5 ml = 200 mg
Indikation:	Allergien, anaphylaktischer Schock, Status asthmaticus, Lungen- und Hirnödem, Reizgasvergiftung, Schock
Dosierung:	40–200 mg i.v.
Wirkung:	antiallergisch, entzündungshemmend, stabilisiert die Zellmembran
Nebenwirkung:	in Notfällen nicht von Bedeutung, bei schneller Injektion Übelkeit, Hitzegefühl
Kontraindikation:	in Notfällen keine

Triflupromazin

Präparat:	Psyquil 1 Amp. = 1 ml = 10 mg 1 Amp. = 1 ml = 20 mg
Indikation:	psychomotorische Unruhe, Sedierung, Übelkeit, Erbrechen
Dosierung:	0,1 mg/kg KG i.v., d. h. beim Erwachsenen 5–10 mg i.v.
Wirkung:	zentral dämpfend, angstlösend, antiemetisch
Nebenwirkung:	Blutdruckabfall, Dyskinesien
Kontraindikation:	Alkohol- und Schlafmittelvergiftung, Epilepsie

Urapidil

Präparat:	Ebrantil 1 Amp. = 10 ml = 50 mg 1 Amp. = 5 ml = 25 mg
Indikation:	Hypertonie/hypertensive Krise
Dosierung:	25–50 mg langsam i.v., evtl. nach 2–5 min wiederholen
Wirkung:	periphere α-Blockade, dadurch Gefäßweitstellung, zentrale Sympathtikolyse
Nebenwirkung:	Schwindel, Kopfschmerzen, Herzklopfen
Kontraindikation:	Schwangerschaft, Aortenisthmusstenose

Vecuroniumbromid s. S. 91

Verapamil

Präparat:	Isoptin 1 Amp. = 2 ml = 5 mg
Indikation:	tachykarde Rhythmusstörungen (supraventrikuläre Tachykardie, absolute Tachyarrhythmie), Vorhofflattern und -flimmern
Dosierung:	2,5–5 mg langsam i.v. (unter EKG-Kontrolle!)
Wirkung:	Kalziumantagonist, Verlängerung der AV-Überleitungszeit, periphere Gefäßerweiterung
Nebenwirkung:	AV-Block, Asystolie, Blutdruckabfall
Kontraindikation:	Herzinsuffizienz, AV-Block, kardiogener Schock, gleichzeitige Gabe von Betablockern

Infusionslösungen

Elektrolytlösungen

Die Elektrolytlösungen werden als Standardinfusionen in der Notfallmedizin angesehen. Sie dienen zum einen als Trägerlösung für Medikamente, zum anderen können sie einen extrazellulären Flüssigkeitsverlust zumindest kurzfristig ausgleichen. Allergische Reaktionen treten nicht auf.

Nebenwirkung: Überwässerung, Lungenödem

Kontraindikation: Herzinsuffizienz, Lungenödem, Überwässerung

Bemerkungen: Auch bei den Krankheitsbildern, bei denen eine weitere Volumenzufuhr kontraindiziert ist, kann eine Elektrolytlösung zum „Offenhalten" des venösen Zugangs verwendet werden, Dosierung dann nur entsprechend niedrig wählen.
Beim Volumenmangelschock ist die Kombination von Elektrolytlösungen mit Volumenersatzmitteln sinnvoll und problemlos möglich.

Präparate: – Ringer-Lactat DAB 7 Braun
– Sterofundin
– Ringer-Lactat-Lösung
– Thomaejonin
– Tutofusin

6

Dextrane

In Abhängigkeit von ihrem mittleren Molekulargewicht werden die Dextrane in 2 Hauptklassen eingeteilt.

Die 1. Klasse beinhaltet die Dextranlösungen mit einem mittleren Molekulargewicht von 40 000, die 2. Klasse die mit einem mittleren Molekulargewicht von 60 000–85 000.

Allen Dextranen gemeinsam ist, daß sie eine erheblich längere intravasale Verweildauer als Elektrolytlösungen haben. Sie sind deshalb für die Volumensubstitution bei größeren intravasalen Flüssigkeitsverlusten (z. B. Polytrauma) gut geeignet. Weiterhin können insbesondere die Dextrane mit dem geringeren Molekulargewicht die Mikrozirkulation verbessern.

INFUSIONSLÖSUNGEN

Der Nachteil der Dextrane liegt darin, daß sie gelegentlich allergische und sogar anaphylaktische Reaktionen hervorrufen.
Weitgehend ausschalten läßt sich diese Gefahr durch Vorspritzen eines Medikaments, das eventuell vorhandene, im Blut zirkulierende Dextranantikörper bindet, nämlich Dextran 1 (Promit, 1 Fl. = 20 ml = 3 g).

Eine Gesamtmenge von 1,5 g Dextran/kg KG pro Tag sollte nur bei vitaler Indikation überschritten werden (sonst Gefahr von Gerinnungsstörungen).

Dextrane mit einem mittleren Molekulargewicht von 40 000

Präparate:
- Rheomacrodex 10 %
- Longasteril 40
- Onkovertin N
- Thomaedex 40

Dextrane mit einem mittleren Molekulargewicht von 60 000–85 000

Präparate:
- Macrodex 6 %
- Longasteril 70
- Onkovertin 6 %
- Thomaedex 60

Gelatine und -derivate

Die intravasale Verweildauer der Gelatinepräparate liegt bei ca. 3 h. Zudem binden sie über ihren onkotischen Druck weitere Flüssigkeit. Aufgrund dieser Eigenschaften sind sie als Volumenersatz gut geeignet. Ebenso wie die Dextrane können die Gelatine-präparate in seltenen Fällen eine anaphylaktoide Reaktion hervorrufen.

Präparate: – Gelafundin
                      – Gelifundol
                      – Haemaccel 35
                      – Thomaegelin 4 %

Stärkederivate (Hydroxyethylstärke)

Das mittlere Molekulargewicht der Stärkederivate liegt zwischen 40 000 und 450 000. Sie sind – in Abhängigkeit von ihrem Molekulargewicht – deshalb entweder zur Behandlung von Störungen der Mikrozirkulation oder als Volumenersatz gut geeignet. Anaphylaktoide Reaktionen sind (selten) möglich.

Präparate	Mittleres Molekulargewicht
HAES-steril 3 %, 6 %, 10 %	200 000
Plasmasteril	450 000
Rheohes	70 000
Haemofusin	200 000
Expafusin	40 000

Humanalbumin

Die Indikationen zum Einsatz von Humanalbumin sind Hypovolämie, Blut- und Plasmaverluste bei Verbrennungen sowie Hypoproteinämie. Aufgrund der hohen Kosten und der relativ kurzen Haltbarkeit (Verfallsdatum beachten!) stellt das Humanalbumin jedoch nicht die Infusionslösung der Wahl bei Volumenmangel dar. Ausnahmen sind Notfälle bei Säuglingen und Kleinkindern.
Auch die Infusion von Humanalbumin kann anaphylaktoide Reaktionen hervorrufen.

Präparate: – Albumin 5 % human
                      – Humanalbin
                      – Human Albumin 5 %

Ausstattung der Rettungsfahrzeuge (RTW, NAW, NEF)

In den Rettungsdienstgesetzen der Länder geht man davon aus, daß für den Transport von Notfallpatienten nur noch Rettungswagen (RTW) oder Notarztwagen (NAW) eingesetzt werden, die mit 2 ausgebildeten Rettungssanitätern/Rettungsassistenten (RTW) und Notarzt (NAW) besetzt sind.
Zum Transport des Notarztes an die Notfallstelle sollten neben dem NAW nur Notarzteinsatzfahrzeuge (NEF) oder Rettungshubschrauber (RTH) verwendet werden.

Für alle diese Fahrzeuge/Transportmittel existieren DIN-Normen, die ihre konstruktive und apparative Ausrüstung festlegen.

Zur Mindestausstattung der Notarztfahrzeuge gehören demnach z. B.:

Beatmungseinheit
– Sekretabsaugpumpe, tragbar
– Sauerstoffgerät, tragbar (2-l-Flasche, 200 bar Fülldruck)
– Oropharyngealtuben
– Nasopharyngealtuben
– Mundkeile
– Beatmungsmasken
– Beatmungsbeutel
– Laryngoskop
– Endotrachealtuben
– Stethoskop

Kreislaufeinheit
– Blutdruckmeßgerät
– Staubinde
– Venenverweilkanülen
– Infusionslösungen und -besteck
– Starre Unterlage für Herzdruckmassage

Ärztliches Gerät
– Notfall-Arztkoffer
– Notfall-Arztkoffer für Säuglinge und Kleinkinder
– PEEP-Ventil für Beatmungsbeutel
– Defibrillator
– EKG-Sichtgerät
– Spritzenpumpe (Perfusor)

Verbandmaterial
Pflegegerät

Warn- und Rettungsgerät
– Rettungswerkzeug (Brecheisen, Blechschere)
– Klapphackspaten
– Handscheinwerfer
– Feuerlöscher
– Warnwesten
– Schutzhelm und -handschuhe

Ausstattung der Notarztkoffer

Die Basisausstattung der „Notfall-Arztkoffer" bzw. der „Notfall-Arztkoffer für
Säuglinge und Kleinkinder" ist in DIN-Normen festgelegt. Diese Koffer müssen von
jedem NEF, RTW und NAW mitgeführt werden und sollen eine Kompatibilität der
verwendeten Geräte sichern.
Eine darüber hinausgehende Ausstattung, die die örtlichen Gegebenheiten berück-
sichtigt (z. B. spezielle Vergiftungs- oder Verletzungsgefahren durch Industrie), ist
natürlich möglich und sinnvoll.

Basisausstattung Notfall-Arztkoffer nach DIN 13232
(Die Aufteilung auf 2 Koffer, z. B. Atmung und Kreislauf, ist möglich.)

Respiratorisches System
– Tragbare Sekretabsaugpumpe, Absaugkatheter
– Beatmungsbeutel mit Nicht-Rückatemventil, Beatmungsmasken
– Oropharyngealtuben, Nasopharyngealtuben
– Punktionskanülen für Spannungspneumothorax
– Laryngoskope
– Endotrachealtuben (mit und ohne Blockung)
– Führungsstäbe für Endotrachealtuben
– Magill-Zangen
– Tubusklemme, Blockerspritze
– Gleitmittel
– Stethoskop
– Heftpflaster

Herz-Kreislauf-System
– Blutdruckmeßgerät
– Elastische Staubinde
– Periphere Venenverweilkanülen
– Kavakathetersets
– Infusionslösungen, Volumenersatzmittel
– Natriumbikarbonat
– Infusionsgerät
– Einmalspritzen, Einmalkanülen

Chirurgisches Instrumentarium
– Sterile Handschuhe
– Verbandstücher, Wundschnellverband
– Skalpelle
– Arterienklemme
– Mullbinden, Heftpflaster

Sonstiges
– Händedesinfektionsmittel, Hautdesinfektionsmittel
– Metallfolie (Rettungsdecke)
– Diagnostikleuchte, Reflexhammer
– Blutzuckerteststreifen

7

Arzneimittel

Die Auswahl der Arzneimittel erfolgt nach der Maßgabe des verantwortlichen Arztes, die DIN-Norm gibt lediglich die Arzneigruppen vor, wie z. B. Arzneimittel mit vorwiegender Wirkung auf das respiratorische/auf das kardio-zirkulatorische System, Antikonvulsiva, Antiallergika, Analgetika, Spasmolytika, Sedativa, Arzneimittel zur Intubation und Durchführung einer Narkose, Arzneimittel zur Therapie von Vergiftungen (Antidote).

Vorschlag für Medikamenten- und Infusionsliste

Handelsname	Wirkstoff	Darreichungsform	Dosis
Adalat	Nifedipin	Kapsel	10 mg
Alupent	Orciprenalin	Ampulle 1 ml Ampulle 10 ml	0,5 mg 50 mg
Atropin 0,5 mg	Atropinsulfat	Ampulle 1 ml	0,5 mg
Aspisol	Acetylsalizylsäure	Injektionsflasche	0,5 g
Auxiloson	Dexamethason	Dosieraerosol	1 Hub = 125 µg
Beloc	Metoprolol	Ampulle	5 mg
ben-u-ron	Paracetamol	Suppositorien 125/250/500	125 mg/ 250 mg/500 mg
Berotec 200	Fenoterol	Dosieraerosol	1 Hub = 0,2 mg
Brevibloc	Esmolol	Ampulle 10 ml	100 mg
Bricanyl	Terbutalin	Ampulle	0,5 mg
Buscopan	Butylscopolamin	Ampulle 1 ml	20 mg
Calcium 10 %	Calcium	Ampulle	0,23 mmol
Valium	Diazepam	Ampulle	10 mg
Dopamin	Dopamin	Ampulle 10 ml	200 mg
Dobutrex	Dobutamin	Trockensubstanz	250 mg
Dormicum	Midazolam	Ampulle 3 ml	15 mg
Ebrantil	Uradipil	Ampulle 10 ml	50 mg
Effortil	Etilefrin	Ampulle	10 mg
Euphylong	Theophyllin	Ampulle 10 ml	200 mg
Fenistil	Dimentinden	Ampulle 4 ml	4 mg
Fortecortin	Dexamethason	Fertigspritze 10 ml	100 mg
Glucose 40 %	Glukose	Ampulle 10 ml	4 g
Haldol	Haloperidol	Ampulle 1 ml	5 mg
Heparin	Heparin-Natrium	Ampulle 1 ml	5000 IE
Hypnomidate	Etomidat	Ampulle 10 ml	20 mg

Handelsname	Wirkstoff	Darreichungsform	Dosis
Isoptin	Verapamil	Ampulle 2 ml	5 mg
Ketantest/ Ketanest S	Ketamin/(S)-Ketamin	Ampulle 5 ml Ampulle 2 ml Stechflasche 10 ml	50 mg/25 mg 100 mg/50 mg 500 mg/250 mg
Lasix	Furosemid	Ampulle 2 ml	20 mg
Lysthenon 1 %	Suxamethoniumchlorid	Ampulle 5 ml	50 mg
Morphin	Morphin	Ampulle 1 ml	10 mg
Narcanti	Naloxon	Ampulle 1 ml	0,4 mg
Nitrolingual-Spray	Nitroglycerin	Spray	1 Hub = 0,4 mg
Norcuron	Vecuronium	Trockensubstanz 4 mg	4 mg
Novodigal	Acetyldigoxin	Ampulle	
Paspertin	Metoclopramid	Ampulle 2 ml	10 mg
Psyquil	Triflupromazin	Ampulle 1 ml	10 mg
Rectodelt Supp.	Prednison	Rectiole	30 mg/100 mg
Suprarenin	Epinephrin	Ampulle	
Ultracarbon	Kohle, medizinische	Granulat zur Herstellung von 400 ml Suspension	50 g
Tramal	Tramadol	Ampulle 2 ml	100 mg
Trapanal	Thiopental	Trockenampulle zu lösen in 20 ml	500 mg
Xylocain 2 %	Lidocain	Ampulle 5 ml	100 mg

7

Basisausstattung Notfall-Arztkoffer für Säuglinge und Kleinkinder nach DIN 13233

Absaugung
1 Sekret-Handabsaugpumpe
Absaugkatheter (3×4 mm; je 2×3 mm; 2 mm, 1,3 mm)

Beatmung
– 1 Baby-Beatmungsbeutel
– je 1 Rendell-Baker-Beatmungsmaske Gr. 0,1 und 2
– je 1 Oropharyngealtubus nach Guedel für Säuglinge, Kleinkinder, Kinder und Jugendliche

Intubation
– 1 Laryngoskop mit 2 Spateln
– 1 Magill-Intubationszange, klein
– je 1 Trachealtubus mit Konnektor, ohne Cuff, Charr 8, 10, 12, 14, 16 und 18
– 1 Einführungsmandrin Gr. 1 für Trachealtuben, Charr 16–20
– 1 Gleitmittel

Diagnostik
– 1 Blutdruckmeßgerät mit je 1 Manschette für Kleinkinder und Kinder
– 1 Stethoskop für Kinder
– 1 Lämpchen zur Pupillendiagnostik

Infusion
– 500 ml Volumenersatzflüssigkeit
– 250 ml Natriumhydrogencarbonat 8,4 %
– 1 Einhandvenenstauer
– je 2 Flügelkanülen 25, 23 und 21 G
– je 2 Venenverweilkanülen 22 und 20 G

Ge- und Verbrauchsmaterial
– 1 Pinzette DIN 58238-A 145×2
– 1 Pinzette DIN 58237-115
– 1 Klemme B DIN 58252-B
– 1 Schere DIN 58252-B 145
– 3 Rettungsdecken Gold/Silber 160×220 cm
– 2 Einmalskalpelle
– 1 Verbandpäckchen M DIN 13151
– 1 Brandwunden-Verbandtuch A DIN 13152
– 1 Wundschnellverband E1 $\times 6$ DIN 13019
– 1 Pflasterstrip-Sortiment
– 1 Rolle Heftpflaster A5 $\times 2,5$ DIN 13019
– 2 elastische Binden E6 DIN 61632
– 12 Mullkompressen 100×100 mm
– je 1 Paar sterile Gummihandschuhe Gr. 8,5 und 7,5
– 250 ml Hautdesinfektionsmittel
– 5 Einmalspritzen 2 ml
– 3 Einmalspritzen 5 ml
– 1 Einmalspritze 10 ml
– je 5 Einmalkanülen Gr. 17 und 20

Zusatzausstattung Abnabelungsset
– 2 Einmalskalpelle
– 1 Nabelschnurschere
– 2 Nabelschnurklemmen
– 1 Nabelbinde

In der täglichen Praxis stellt sich der Notfall-Arztkoffer für Säuglinge und Kleinkinder nach DIN-Norm nicht als optimale Lösung dar, da er primär als Neugeborenen-
und Kleinkindkoffer konzipiert ist. Da das Alter des Kindes bei der Notfallmeldung
häufig nicht bekannt ist, muß im Zweifelsfall immer auch der Erwachsenen-Notfall-
koffer mitgeführt werden.
Sinnvoll ist deshalb die Zusammenstellung eines „echten" Kinderkoffers für alle
Altersstufen. Die Ausstattung sei am Beispiel des Kinder-Notfallkoffers des RTH
„Christoph 16" (Standort: Saarbrücken) dargestellt:

Atmung
- 1 Beatmungsbeutel Baby
- 1 Beatmungsbeutel Erwachsene
- 1 Maske Gr. 00, 0/1, 2 und 3
- 1 Guedel-Tubus Gr. 000, 00, 0,1 und 2
- 1 Laryngoskopgriff
- je 1 Laryngoskopspatel Gr. 0, 1
  gerade, 1, 2 und 3 gebogen
- je 1 Endotrachealtubus Gr. 2,5 bis 7,5
- 1 Magill-Zange, klein
- 1 Führungsstab 2,0, 3,3 und 5,6 mm
- 2 Absaugkatheter 6, 12 und 16 Charr
- 2 Thoraxdrainagen 16 Charr
- 2 Einmalskalpelle
- 1 Paar sterile Handschuhe Gr. 6,5, 7,5
  und 8,5

Kreislauf
- 4 Venenkanülen 0,6, 0,8, 1,0 und
  1,2 mm
- 1 Nabelvenenkatheter 4, 6 und 8 Charr
- 1 Intraossärkanüle 14 und 16 G
- Venenkanülenpflaster
- 1 Desinfektionsspray
- Tupfer, unsteril
- 1 Einmalspritze 20 ml
- 2 Einmalspritzen 10 und 5 ml
- 5 Einmalspritzen 2 ml
- 2 Einmalspritzen 1 ml
- 5 Kanülen 1,2 mm
- 2 Infusionsbestecke
- 1 Venenstauer

Diagnostik
- 1 Stethoskop, klein
- 1 Blutdruckmeßgerät mit Manschette
  5 und 10 cm
- 1 Fieberthermometer
- Blutzuckertest

Sonstiges
- 1 Abnabelungsschere
- 4 sterile Einmalklemmen
- sterile Kompressen
- 1 Rolle Pflaster
- 2 Metallfolien

Medikamente
- 2 Amp. Adrenalin 1 mg
- 2 Amp. Atropin 0,5 mg
- 2 Supp. ben-u-ron 125, 250 und
  500 mg
- 1 Sultanol-Spray
- 2 Rectiolen Chloralhydrat 0,6 g
- 4 Rectiolen Diazepam-Desitin 5 mg
- 2 Amp. Diazepam 10 mg
- 2 Amp. Dormicum V5 5 mg
- 1 Amp. Euphylong 200 mg
- 1 Amp. Fortecortin 100 mg
- 2 Amp. Glukose 40 % 10 ml
- 1 Fl. HAES 6 % 500 ml
- 2 Amp. Ketanest 100 mg
- 2 Amp. Lasix 20 mg
- 1 Fl. Natriumbicarbonat 8,4 % 100 ml
- 2 Supp. Rectodelt 100 mg
- 1 Fl. Ringer-Lactat-Lsg. 500 ml
- 1 Amp. Trapanal 500 mg
- 1 Amp. Xylocain 100 mg

Informations- und Behandlungszentren für Vergiftungen

(Zentren mit durchgehendem 24-Stunden-Dienst)

In folgenden Kliniken bestehen offizielle Informationszentrem für Vergiftungsfälle.
Ihnen liegt die vom BGA zusammengestellte Informationskartei über toxische Stoffe vor,
die in Haushalts-, Pflanzenschutz- und Schädlingsbekämpfungsmitteln enthalten sind.
Als bundeseinheitliche Giftnotrufnummer (nach der jeweiligen Vorwahl) ist die
Tel.-Nr. 1 92 40 in der Mehrzahl der Bundesländer bereits eingeführt.

Ort	Anschrift	Telefon
Berlin	13353 Berlin, Augustenburger Platz 1, Virchow-Klinikum	Tel.: 0 30/4 50-5 35 55 Fax: 0 30/4 50-5 39 09
Bonn	53113 Bonn, Adenauerallee 119, Zentrum für Kinderheilkunde der Universität Bonn	Tel.: 02 28/2 87 32 11 Fax: 02 28/2 87-33 14
Erfurt	99089 Erfurt, Nordhäuser Str. 74, Klinikum Erfurt, Gemeinsames Giftinformationszentrum der Länder Mecklenburg-Vorpommern, Sachsen, Sachsen-Anhalt und Thüringen	Tel.: 03 61/7 30 73-0 Fax: 03 61/7 30 73 17
Freiburg	79106 Freiburg, Mathildenstr. 1, Universitätskinderklinik	Tel.: 07 61/2 70 43 61 07 61/1 92 40 Fax: 07 61/2 70 44 57
Göttingen	37075 Göttingen, Robert-Koch-Str. 40, Giftinformationszentrale Nord, zuständig für Schleswig-Holstein, Hamburg, Bremen, Niedersachsen	Tel.: 05 51/1 92 40 Fax: 05 51/3 83 18 81
Homburg/Saar	66421 Homburg/Saar, Universitätsklinik für Kinder- und Jugendmedizin	Tel.: 0 68 41/1 92 40 Fax: 0 68 41/16 83 14
Mainz	55131 Mainz, Langenbeckstr. 1, Med. Universitätsklinik	Tel.: 0 61 31/23 24 66 0 61 31/1 92 40 Fax: 0 61 31/17 66 05
München	81675 München, Ismaninger Str. 22, Toxikolog. Abtlg. der II. Med. Klinik der TU München	Tel.: 0 89/1 92 40 Fax: 0 89/41 40-24 67
Nürnberg	90419 Nürnberg, Flurstr. 17, 2. Med. Klinik der Städt. Krankenanstalten	Tel.: 09 11/3 98 24 51 Fax: 09 11/3 98 22 05
Saarbrücken	66119 Saarbrücken, Theodor-Heuss-Str., Klinik für Anästhesiologie, Kliniken Winterberg	Tel.: 06 81/9 63 26 43 Fax: 06 81/9 63 24 76
Österreich **Wien**	A-1090 Wien Vergiftungsinformationszentrale AKH	Tel.: 01/40 64 34 30 Tel. aus dem Ausland 00 43/1/40 64 34 30
Schweiz **Zürich**	CH-8030 Zürich Tox-Zentrum Schweiz, Klosbachstr. 107	Tel.: 01/2 51-51 51 Tel. aus dem Ausland 00 41/1/2 51-51 51

8

Rettungshubschrauberstationen
in der Bundesrepublik Deutschland

Stand: 1999

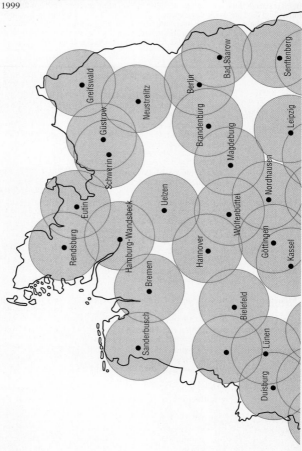

RETTUNGSHUBSCHRAUBERSTATIONEN

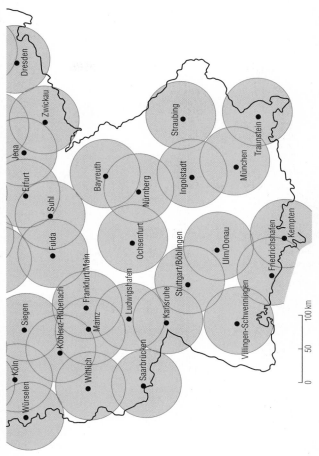

Zentren für Schwerbrandverletzte

Zentrale Anlaufstelle für die Vermittlung von Betten für Schwerbrandverletzte

Telefon	040 / 28 82-39 98
	040 / 28 82-39 99
Telefax	040 / 24 86-56 47

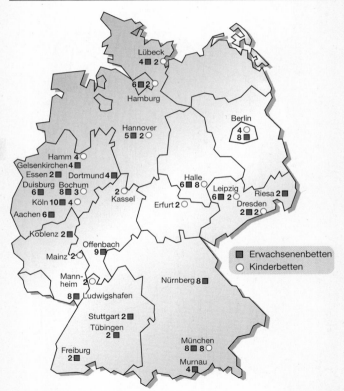

Zentren für Schwerbrandverletzte (Anzahl der Betten)

Stand: August 98

Liste der am Vermittlungsverfahren der ZA-Schwerbrandverletzte beteiligten Krankenhäuser (Stand März 1997)

Land	Krankenhäuser	Ansprechpartner Tel.-Durchwahl	Betten-zahl
Baden-Württemberg	Marienhospital Stuttgart, eine Einrichtung der Vinzenz-von-Paul-Kliniken GmbH Böheimstr. 37 70199 Stuttgart Tel. 07 11/64 89-0	Dr. W. Junginger Chefarzt der Anästhesie-Abteilung Tel. 07 11/64 89-24 01, Chefarzt PD Dr. Dittel, Dr. Uhlig Unfallchirurg. Abteilung Tel. 07 11/64 89-22 11	2
	Olgahospital Päd. Zentrum der Landeshauptstadt Stuttgart Bismarckstr. 8 70176 Stuttgart Tel. 07 11/9 92-0	PD Dr. Lochbühler Kinderchirurgische Klinik Tel. 07 11/9 92-30 21	1 Kinder-bett
	Berufsgenossenschaftliche Unfallklinik Tübingen Schnarrenbergstr. 95 72076 Tübingen Tel. 0 70 71/6 06-1	Prof. Dr. H.-E. Schaller Tel. 0 70 71/6 06-22 77 oder diensth. Oberarzt der Anästhesie-Abt. Tel. 0 70 71/6 06-22 04 6 06-22 05	2
	Chirurgische Universitäts-klinik Freiburg Hugstetterstr. 55 89106 Freiburg Tel. 07 61/2 70-0	Prof. Dr. Farthmann oder diensth. Arzt Tel. 07 61/2 70-25 92 2 70-25 91	2
	Kinderchirurgische Univer-sitätsklinik im Klinikum der Stadt Mannheim Theodor-Kutzer-Ufer 68167 Mannheim Tel. 06 21/3 83-1	Prof. Dr. Waag oder diensth. Arzt Tel. 06 21/3 83-23 16 Intensivstation: Tel. 06 21/3 83-26 59	2 Kinder-betten
Bayern	Berufsgenossenschaftliche Unfallklinik Murnau Prof.-Küntscher-Str. 8 82418 Murnau/Staffelsee Tel. 0 88 41/48-0	Prof. Dr. V. Bühren Tel. 0 88 41/48-22 01 oder Ltd. Arzt Dr. H. E. Mentzel Tel. 0 88 41/48-27 10 Direktdurchwahl Zen-trum für Brandverletzte Tel. 0 88 41/48-26 30	4

8

(Fortsetzung)

Land	Krankenhäuser	Ansprechpartner Tel.-Durchwahl	Betten-zahl
Bayern	Klinikum Nürnberg-Süd Breslauer Str. 201 90471 Nürnberg Tel. 09 11/3 98-0	PD Dr. von Rauffer oder Dr. Sawczuk, Zentrum für Schwerbrandverletzte Tel. 09 11/3 98-56 03 -56 04	8
	Städt. Krankenhaus München-Schwabing Kölner Platz 1 80804 München Tel. 0 89/30 68-1	Prof. Dr. F.-U. Höpner Tel. 0 89/30 68-25 10 Kinderchirurg. Nothilfe Tel. 0 89/30 68-24 59 Wachstation -23 96 Sekretariat -25 83	6 Kinder-betten
	Städt. Krankenhaus München-Bogenhausen Englschalkringer Str. 77 81925 München Tel. 0 89/92 70-0	Prof. Dr. Mühlbauer Tel. 0 89/92 70-20 31 Oberarzt Dr. Henckel von Donnersmarck Tel. 0 89/92 70-21 60 Brandverletztenstation 08 Tel. 0 89/92 70-21 60	8
	Ludwig-Maximilians-Universität Klinikum Innenstadt Dr.-von-Haunersches-Kinderspital Lindwurmstr. 4 80337 München 0 89/51 60-0	PD Dr. Nicolai Tel. 0 89/51 60-28 74 oder 0 89/51 60-28 41 Interne Intensivstation	2 Kinder-betten
Berlin	Unfallkrankenhaus Berlin Krankenhaus Berlin-Marzahn mit BG Unfallklinik e.V. Zentrum für Brandverletzte Brebacher Weg 15 12683 Berlin Tel. 0 30 56 81-0	Chefarzt Dr. Herbert Haller oder diensthabender Oberarzt des Schwerbrandverletzten-zentrums Tel. 0 30/56 81-27 27 Station 0 30/56 81-27 20 Fax: 0 30/56 81-27 24	8 Erwach-sene und Kinder
Brandenburg	–	–	Keine Betten
Hamburg	Berufsgenossenschaftliches Unfallkrankenhaus Hamburg Bergedorfer Str. 10 21033 Hamburg Tel. 0 40/73 06-0	Oberarzt Dr. Lönnecker, Oberarzt Dr. Pitzler oder diensth. Anästhesist der Intensivstation für Brandverletzte Tel. 0 40/73 06-39 16	6

(Fortsetzung)

Land	Krankenhäuser	Ansprechpartner Tel.-Durchwahl	Betten- zahl
Hamburg	Kinderkrankenhaus Wilhelmsstift Liliencronstr. 130 22149 Hamburg Tel. 0 40/6 73 77-0	Priv.-Doz. Dr. H.-D. Frank oder diensth. Arzt Tel. 0 40/6 73 77-2 60	2 Kinder- betten
Hessen	Städtische Kliniken Offenbach/Main Starkenburgring 66 63069 Offenbach/Main Tel. 0 69/8 40 50	Oberarzt Dr. Avalos Abt. f. Schwerverbrannte Tel. 0 69/84 05-41 64 Vertreter Oberarzt Dr. Büttner	9
	Kinderkrankenhaus Park-Schönfeld Frankfurter Str. 167 34121 Kassel Tel. 05 61/9 28 50	Dr. Tekin Kinderchirurg. Abteilung oder diensth. Oberarzt Tel. 05 61/92 85-124 oder 92 85-0	2 Kinder- betten
Mecklenburg- Vorpommern	–	–	Keine Betten
Nieder- sachsen	Klinik für Plastische, Hand- und Wiederherstellungs- chirurgie, Zentrum für Schwerbrandverletzte der Med. Hochschule Hannover im Krankenhaus Oststadt Podbielskistr. 380 30659 Hannover Tel. 05 11/9 06-0	Prof. Dr. A. Berger oder diensth. Arzt Tel. 05 11/9 06 37 69 oder 9 06 37 68	5
	Kinderkrankenhaus Auf der Bult Kinderchirurgische Abt. Janusz-Korczak-Allee 12 30173 Hannover Tel. 05 11/81 15-0	Dr. Hofmann oder diensth. Oberarzt Tel. 05 11/81 15-0	2 Kinder- betten
Nordrhein- Westfalen	Rheinisch-Westfälische Hochschule Aachen, Klinik f. Verbrennungs- und plastische Wiederherstel- lungschirurgie Pauwelsstr. 52074 Aachen Tel. 02 41/8 08 97 00	Prof. Dr. Pallua oder diensth. Oberarzt Tel. 02 41/80 89-7 77 oder 02 41/80 89-7 06	6

8

(Fortsetzung)

Land	Krankenhäuser	Ansprechpartner Tel.-Durchwahl	Betten-zahl
Nordrhein-Westfalen	Städt. Kliniken Dortmund Klinikzentrum Nord Münsterstr. 240 44145 Dortmund Tel. 02 31/8 48-1	Oberarzt Dr. Lemke, St. UN 8 oder diensth. Arzt Tel. 02 31/8 48-24 81 oder 02 31/8 48-24 82-24 86	4
	Berufsgenossenschaftliche Unfallklinik Duisburg-Buchholz Großenbaumer Allee 250 47249 Duisburg Tel. 02 03/76 88-1	Dr. Brandt oder diensth. Arzt der Intensivabteilung für Schwerbrandverletzte Tel. 02 03/76 88-32 86 oder 76 88-32 87	6
	Universitätsklinikum Essen Abt. für Unfallchirurgie Hufelandstr. 55 45122 Essen Tel. 02 01/7 23-0	PD Dr. Waydhas Intensivstation f. Schwerbrandverletzte St. UC 1-Int. oder diensth. Arzt Tel. 02 01/72 31-3 42 (Pförtner Notaufnahme)	2
	Knappschafts-Krankenhaus Bergmannsheil Buer Klinik f. Plastische Chirurgie/Handchirurgie Scherner Weg 4 45894 Gelsenkirchen-Buer Tel. 02 09/5 90 20	Dr. Dietrich oder diensth. Arzt, Tel. 02 09/59 02-0 oder 5 90 22 72 oder Intensivstation f. Schwerbrandverletzte Tel. 02 09/5 90 25 47	4
	Klinikum Köln/Merheim Klinik für Plastische Chirurgie, Hand- und Wiederherstellungschirurgie Schwerstverbrannten-zentrum Ostmerheimer Str. 200 51109 Köln Tel. 02 21/8 90 70	Prof. Dr. G. Spilker Tel. 02 21/89 07-28 18 oder diensth. Arzt Tel. 89 07-0, Funk 987 oder Funk 044	10
	Kinderchirurgische Klinik des Städt. Kinderkranken-hauses Köln, Akademisches Lehrkrankenhaus der Universität Köln Amsterdamer Str. 59 50735 Köln Tel. 02 21/77 74-1	Chefarzt Prof. Dr. A. M. Holschneider oder diensth. chirurg. Arzt oder Anästhesist Tel. 02 21/77 74-2 22	4 Kinder-betten

(Fortsetzung)

Land	Krankenhäuser	Ansprechpartner Tel.-Durchwahl	Betten-zahl
Nordrhein-Westfalen	Berufsgenossenschaftliche Kliniken Bergmannsheil Bochum Universitäts-Klinik Klinik f. Plastische Chirurgie u. Schwerbrand-verletztenzentrum Bürke-de-la-Camp-Platz 1 44789 Bochum Tel. 02 34/3 02-0	Prof. Dr. H. U. Steinau Tel. 02 34/3 02 68 41-43 oder diensth. Arzt der Station C 14 Tel. 02 34/3 02-68 58 3 02-68 59 Fax: 02 34/3 02 63 79	8
	St.-Josef-Hospital Universitätskinderklinik Alexandrinenstr. 5 44791 Bochum Tel. 02 34/5 09-6 00	Oberarzt Dr. Kurunci Tel. 02 34/5 09-20 33 oder 02 34/5 09-26 31/30/20	3 Kinder-betten
	St.-Marien-Hospital Hamm GmbH Kinderklink St. Elisabeth Norderwall 22 59065 Hamm Tel. 0 23 81/18 10 34	Intensivstation Tel. 0 23 81/18-13 00 Dr. G. Tewes Tel. 0 23 81/18-18 36 Prof. Dr. L. Reinken Tel. 0 23 81/18-19 06	4 Kinder-betten
Rheinland-Pfalz	Bundeswehr-Zentralkrankenhaus Rübenacher Str. 170 56072 Koblenz Tel. 02 61/2 81-1	Dr. Gritze Abt. XIV Unfall- u. Verbrennungsmedizin Tel. 02 61/2 81-24 13 und 2 81-24 16	2
	Berufsgen. Unfallklinik Ludwigshafen Ludwig-Gutmann-Str. 13 67071 Ludwigshafen-Oggersheim	Prof. Dr. Germann oder diensth. Arzt d. Abt. f. Schwerbrandverletzte Tel. 06 21/68 10-23 68	8
	Klinikum der Johannes-Gutenberg-Universität Kinderklinik und Kinder-Poliklinik Langenbeckstr. 1 55131 Mainz Tel. 0 61 31/17-1	Dr. Huth Tel. 0 61 31/17-27 86	2 Kinder-betten
Saarland	–	–	Keine Betten

8

(Fortsetzung)

Land	Krankenhäuser	Ansprechpartner Tel.-Durchwahl	Betten-zahl
Sachsen	Städt. Klinik St. Georg/ Leipzig Klinik f. Plastische und Handchirugie/ Brandverletztenstation Delitzscher Str. 141 04129 Leipzig Tel. 03 41/56 50	Diensth. Arzt der Brandverletztenstation Tel. 03 41/9 09-25 91 (Intensivstation)	6
	Universität Leipzig Klinik f. Kinderchirurgie Oststr. 21–25 04317 Leipzig Tel. 03 41/9 72 64 00	Prof. Dr. Bennek oder diensth. Oberarzt Tel. 03 41/97 26-4 21 Intensivtherapiestation Tel. 03 41/97 26-4 24	2 Kinder-betten
	Kreiskrankenhaus Riesa Intensivtherapiestation Weinberg 8 01589 Riesa Tel. 0 35 25/75 40	Dr. Schröfel oder diensth. Arzt Tel. 0 35 25/75-36 00 (Intensivtherapiestation)	2
	Universitätsklinikum Carl-Gustav Carus Klinik für Anästhesie Fetscherstr. 74 01307 Dresden Tel. 03 51/4 58 27 85	Prof. Dr. Albrecht oder diensth. Arzt der Intensivtherapiestation Tel. 03 51/4 58 24 16 Fax: 03 51/4 58 45 72	1
	Universitätsklinikum Carl-Gustav Carus Klinik für Unfall- und Wiederherstellungschirurgie Fetscherstr. 74 01307 Dresden Tel. 03 51/4 58 37 77	Prof. Dr. Zwipp oder diensthabender Arzt der Station N IV Tel. 03 51/4 58 29 89 03 51/4 58 38 39 Prof. Roesner Tel. 03 51/458-38 00	1 2 Kinder-betten
Sachsen-Anhalt	Berufsgenossenschaftliche Kliniken Stadt Halle Bergmannstrost Klinik für Plastische und Handchirurgie/ Brandverletztenzentrum Merseburger Str. 165 06112 Halle/Saale Klinikumzentrale Tel. 03 45/1 32-60	Priv.-Doz. Dr. med Michael Steen oder diensth. Arzt Plastische Chirurgie Tel. 03 45/132-62 12 oder 63 06 Fax: 03 45/1 32-64 70	8

(Fortsetzung)

Land	Krankenhäuser	Ansprechpartner Tel.-Durchwahl	Bettenzahl
Sachsen-Anhalt	Medizinische Fakultät der Martin-Luther-Universität Halle-Wittenberg Klinik für Kinderchirurgie Ernst-Gruber-Str. 40 06120 Halle Tel. 03 45/5 57-0	Dr. Finke Tel. 03 45/6 72-57 25 33 oder Kinderintensivstation Tel. 03 45/5 57-24 94 -24 95	4 Kinderbetten
	St.-Barbara-Krankenhaus Halle/Saale Barbarastr. 2a–5 06110 Halle/Saale Tel. 03 45-4 82 50	Prof. Dr. Hofmann Chefarzt für Kinderchirurgie Tel. 03 45/48 25 51 62 oder diensth. Arzt Tel. 03 45/48 25 50 12 Fax: 03 45/48 25 54 44	2 Kinderbetten
Schleswig-Holstein	Klinik für Plastische Chirurgie der Medizinischen Universität Lübeck Ratzeburger Allee 160 23538 Lübeck Tel. 04 51/5 00-0	Dr. W. Eisenbeiß oder diensth. Arzt Intensivbereich Tel. 04 51/5 00-30 38 Fax: 04 51/5 00-35 55	4
	Klinik für Kinderchirurgie der Medizinischen Universität Lübeck Klinik 9 Ratzeburger Allee 160 23538 Lübeck Tel. 04 51/5 00-0	Prof. Dr. H. Halsband oder diensth. Arzt Tel. 04 51/5 00-21 47	2 Kinderbetten
Thüringen	Klinikum Erfurt GmbH Nordhäuser Str. 74 99089 Erfurt Tel. 03 61/7 81 12 00/ 7 81 12 01	Prof. Dr. Gottschalk Chefarzt der Kinderchirurg. Abt. Tel. 03 61/7 81-33 00	2 Kinderbetten

8

Regionale Strahlenschutzzentren

Regionale Strahlenschutzzentren sind Leitstellen für alle Fragen einer strahlenschutz-medizinischen Betreuung, Versorgung und ambulanten Überwachung bei erhöhter Strahleneinwirkung. Sie verfügen entweder selbst über alle erforderlichen Einrichtungen zur diagnostischen, meßtechnischen Untersuchung und ambulanten Behandlung oder ergänzen sie, soweit erforderlich, durch Zusammenarbeit mit anderen Stellen.

Berlin
Uniklinikum Benjamin Franklin
Abteilung für Nuklearmedizin
Hindenburgdamm 30
12200 Berlin
Tel.: 0 30/84 45-21 71 (-39 92*)

Dresden
Uniklinikum „Carl-Gustav Carus"
der TU Dresden
Klinik für Nuklearmedizin
Fetscherstraße 74
01307 Dresden
Tel.: 03 51/4 58-22 26

Greifswald
Ernst-Moritz-Arndt-Universität
Klinik und Poliklinik für Nuklarmedizin
Fleischmannstraße 42/44
17487 Greifswald
Tel.: 0 38 34/86-69 75

Hamburg
Allgemeines Krankenhaus St. Georg
Abt. für Nuklearmedizin
Lohmühlenstraße 5
20099 Hamburg
Tel.: 0 40/24 88-23 71 (-22 56*)

Hannover
Medizinische Hochschule
Abt. für Nuklearmedizin/Biophysik
Postfach 61 01 80
30623 Hannover
Tel.: 05 11/5 32-31 97

Homburg
Unikliniken des Saarlandes
Abt. für Nuklearmedizin – Gebäude 50 –
66421 Homburg/Saar
Tel.: 0 68 41/16-22 01 (-33 05*)

Jülich
Heinrich-Heine-Universität Düsseldorf
Nuklearmedizinische Klinik
Postfach 17 30
52407 Jülich
Tel.: 0 24 61/61-57 63

Karlsruhe
Forschungszentrum Karlsruhe
Medizinische Abteilung
Postfach 36 40
76021 Karlsruhe
Tel.: 0 72 47/82-33 33

München
Städt. Krankenhaus Schwabing
Institut für Medizinische Physik
Kölner Platz 1
80804 München
Tel.: 0 89/30 68-5 41

Neuherberg
GSF Forschungszentrum
Institut für Strahlenschutz
Postfach 11 29
85758 Oberschleißheim
Tel.: 0 89/31 87-3 33

Würzburg
Uni Würzburg
Klinik und Poliklinik für Nuklear-medizin
Luitpoldkrankenhaus, Bau 9
Josef-Schneider-Straße 2
97080 Würzburg
Tel.: 09 31/2 01-58 77

Druckkammern mit gesicherter 24-h-Bereitschaft

Institut für Hyperbare Sauerstofftherapie
(IHS) am Martha-Maria-Krankenhaus
Halle-Dölau
Röntgenstraße 12
06120 Halle
Tel. 03 45/5 40 04 56
n.D.: 01 72/3 41 31 09

Institut für Hyperbare Medizin und
Tauchmedizin an der Orthopädischen
Klinik und Poliklinik der Freien
Universität Berlin
Oskar-Helene-Heim
Clayallee 223
14195 Berlin
Tel. 0 30/8 10 04-1

DLT-Druckkammer-Therapiezentrum
Lüneburg GmbH
Käthe-Krüger-Str. 10
21337 Lüneburg
Tel. 0 41 31/86 00 66
n.D. über Rettungsleitstelle Lüneburg

Druckkammerzentrum Hamburg
Institut für hyperbare Sauerstofftherapie-
HBO-GmbH
Rübenkamp 148
22307 Barmbek
Tel. 0 40/63 27 34 34
n.D.: 0 40/28 82 47 77

Schiffahrtmedizinisches Institut der
Marine
Kopperpahler Allee 120
24119 Kronshagen/Kiel
Tel. 04 31/54 09-0

Zentrum für Tauch- und Überdruck-
medizin Bremen (ZETÜM)
Ermlandstr. 55
28777 Bremen
Tel. 04 21/6 00 75 77
n.D.: 01 72/4 29 74 84 bzw.
01 72/4 30 04 53

Druckkammerzentrum Hannover
Lister-Krankenhaus
Lister Kirchweg 43
30163 Hannover
Tel. 05 11/9 65 61-0
n.D.: 05 11/1 92 22

Druckkammerzentrum Kassel am
Roten-Kreuz-Krankenhaus
Hansteinstr. 29
34121 Kassel
Tel. 05 61/9 32 47 00

Sauerstoff-Therapiezentrum Düsseldorf
Hansaallee 30
40547 Düsseldorf
Tel. 02 11/57 05 83
n.D.: 01 71/3 86 70 99 bzw.
01 71/3 86 63 48

St.-Joseph-Hospital Duisburg-Laar
Zentrum für Hyperbare Medizin
Ahrstr. 100
47139 Duisburg
Tel. 02 03/80 01-0

Zentrum für Hyperbare Medizin
Moers an der St.-Josef-Krankenhaus-
GmbH
Josefstr. 22
47441 Moers
Tel. 0 28 41/9 37 20
n.D.: 0 28 41/10 70

Druckkammerzentrum Köln am ev.
Krankenhaus Weyertal
Weyertal 76
50931 Köln
Tel. 02 21/4 20 10 51
n.D.: 02 21/47 90

HBO-Zentrum Euregio Aachen
Kackertstr. 11
52072 Aachen
Tel. 02 41/8 40 44
n.D.: 01 80-5 23 42 34

8

Universitätsklinik Mainz
Institut für Anästhesiologie
Langenbeckstr. 1
55131 Mainz
Tel. 0 61 31-17-0

Druckkammerzentrum Hagen
im St.-Marien-Hospital
Bergstr. 56
58095 Hagen
Tel. 0 23 31/9 15 10
n.D.: Rettungsleitstelle Hagen

HBO-Zentrum Rhein-Main
Reifenberger Str. 6
65719 Hofheim/Ts.
Tel. 0 61 92/50 62
n.D.: 0 61 92/50 95

Ambulantes OP-Zentrum und Hyperbare
Sauerstofftherapie Dr. Fritz
König-Karl-Straße 66
70372 Stuttgart
Tel. 07 11/5 09 44 53
n.D.: 07 11/28 02 11

Druckkammer-Centrum Stuttgart DCS 1
Heilbronner Str. 300
70469 Stuttgart
Tel. 07 11/85 10 32
n.D.: 07 11/1 92 22

HBO-Zentrum Neckar-Franken
Thalheimer Str. 32
74223 Flein/Heilbronn
Tel. 0 71 31/5 96 70

Branddirektion München, Feuerw. 5
Arbeitsgr. Hyperbare Med. der TU-
München
Anzinger Str. 41
81671 München
Tel. 08 98/40 66 55

Druckkammerzentrum Traunstein am
Kreiskrankenhaus Traunstein
Cuno-Niggl-Straße 3
83278 Traunstein
Tel. 08 61/1 59 67
n.D.: 08 61/70 50 bzw. 08 61/1 92 22

Städt. Krankenhaus Überlingen
Härlenweg 1
88662 Überlingen
Tel. 0 75 51/9 90

Bundeswehrkrankenhaus Ulm
Anästhesieabteilung
Oberer Eselsberg 40
89081 Ulm
Tel. 07 31/22 85 bzw. 22 86

Kennzeichnung gefährlicher Güter

Gefährliche Güter müssen bei ihrem Transport nach den Vorschriften der Gefahrgut-Verordnung gekennzeichnet sein.
Dazu dienen die Gefahrensymbole, die Gefahrzettel und die Warntafeln.

Gefahrensymbole

Behälter und Versandstücke (z. B. Fässer, Säcke, Container), die Gefahrgut enthalten, müssen Gefahrensymbole tragen. Diese sind auf quadratischen Zetteln mit schwarzer Farbe auf orangefarbenem Grund abgebildet.

Gefahrensymbol	Gefahrenbezeichnung	Gefahrensymbol	Gefahrenbezeichnung
E	Explosionsgefährlich	O	Brandfördernd
F+	Hochentzündlich	F	Leichtentzündlich
T+	Sehr giftig	T	Giftig
C	Ätzend	Xi	Reizend
		Xn	Mindergiftig

Außer den Gefahrensymbolen müßten sich an den Gefahrgütern Zettel befinden, die neben den chemischen Bezeichnungen des Inhalts auch „Hinweise auf besondere Gefahren" (R-Sätze) und die „Sicherheitsratschläge" (S-Sätze) enthalten.

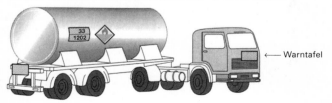

←— Warntafel

Gefahrzettel (Gefahrgutkennzeichen)

Beim Transport im öffentlichen Verkehrsraum (Straße, Eisenbahn, Luft-, See-, Binnenschiffahrt) müssen die Versandstücke, aber auch die Transportmittel (z. B. Eisenbahnwagen, Lastkraftwagen, Tankzüge) durch Gefahrzettel (Label) in Form eines auf die Spitze gestellten Quadrats gut sichtbar sein.
Die Gefahrenkennzeichen orientieren sich nach der Klassifizierung der Güter.

Gefahrgutklasse	Eigenschaften	Gefahrgutklasse	Eigenschaften
1	Explosive Stoffe	5.2	Organische Peroxide
2	Verdichtete, verflüssigte oder unter Druck gelöste Gase	6.1	Giftige Stoffe
3	Entzündbare feste Stoffe	6.2	Ansteckungsgefährliche Stoffe
4.1	Entzündbare flüssige Stoffe	7	Radioaktive Stoffe
4.2	Selbstentzündliche Stoffe	8	Ätzende Stoffe
4.3	Stoffe, die in Berührung mit Wasser entzündliche Gase entwickeln	9	Verschiedene gefährliche Stoffe und Gegenstände
5.1	Entzündend (oxidierend) wirkende Stoffe		

Warntafeln

Mit Hilfe der Warntafeln, die sich an mehreren Stellen am Transportfahrzeug befinden müssen (Front- und Heckseite, direkt am Versandstück bzw. Tank), kann man exakte Informationen über die Art des Gefahrguts und seine besonderen Gefahren erhalten. Die obere Ziffer auf der Warntafel ist die Nummer zur Kennzeichnung der Gefahr, die direkt entschlüsselt werden kann (s. unten). Die untere Ziffer kodiert die chemische Bezeichnung des Stoffes (beispielsweise bedeutet 1203 Benzin), sie muß in speziellen Nachschlagewerken entschlüsselt werden, eine Aufgabe, die in der Regel die Leitstelle übernimmt.

Kennzeichnung von Fahrzeugen beim Transport gefährlicher Güter in Tanks

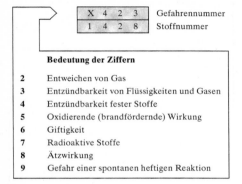

X 4 2 3   Gefahrennummer
1 4 2 8   Stoffnummer

Bedeutung der Ziffern

2	Entweichen von Gas
3	Entzündbarkeit von Flüssigkeiten und Gasen
4	Entzündbarkeit fester Stoffe
5	Oxidierende (brandfördernde) Wirkung
6	Giftigkeit
7	Radioaktive Stoffe
8	Ätzwirkung
9	Gefahr einer spontanen heftigen Reaktion

9

Besonderheiten
X Stoff reagiert in gefährlicher Weise mit Wasser
O wird angefügt, wenn keine zusätzliche Gefahr

Die **Verdoppelung** einer Ziffer weist auf die Zunahme der entsprechenden Gefahr hin.

Nahezu alle großen Berufsfeuerwehren besitzen Informationsmaterialien/Datenbanken über gefährliche Güter. Ebenso besitzen große Chemiewerke (z. B. BASF in Ludwigshafen) eigene Informationssysteme bzw. halten sogar spezielle „Feuerwehr-Eingreiftruppen" zum unterstützenden Einsatz vor Ort in Bereitschaft.

Meditox Info-System

Die Alarmzentrale der Deutschen Rettungsflugwacht (DRF) betreibt ein Informationssystem für Gefahrstoffunfälle. Die aktuelle Datensammlung erlaubt es, bei einem Gefahrgutunfall detailliert Auskunft über Auswirkungen der Stoffe auf Mensch und Umwelt zu erhalten.
Jeder Einsatzleiter vor Ort kann direkt von der Einsatzstelle aus direkt mit der DRF-Einsatzzentrale (Tel. 07 11/7 00 70) Kontakt aufnehmen.

Todesfeststellung

Die Todesfeststellung darf nur durch einen Arzt durchgeführt werden. Dieser darf die Todesbescheinigung nur dann ausfüllen, wenn er sichere Todeszeichen diagnostizieren kann.

Sichere Todeszeichen:

Totenflecken
Sie bilden sich bereits in der 1. h nach dem Herzstillstand und sind nach 6–12 h voll ausgeprägt.
Druck auf die Haut bewirkt eine Kompression der Gefäße, deshalb finden sich an diesen Stellen keine Flecken.
Die Totenflecken bleiben etwa 12 h wegdrückbar.

Totenstarre
Sie fängt in der 1. h (spätestens in der 3. h) nach Todeseintritt am Kiefer an und breitet sich dann über den Körper abwärts aus.
Das Maximum der Totenstarre ist nach 6–12 h erreicht, sie löst sich vom 3. Tag an.

Leichenfäulnis
Sie beginnt – in Abhängigkeit von Außentemperatur, Luftfeuchtigkeit, Lage und körperlichem Zustand – nach ca. 2 Tagen nach Todeseintritt.

Leichenschau

Für Notärzte besteht in der Regel über den meist öffentlich-rechtlichen Träger des Notarztsystems die Verpflichtung, die Leichenschau vorzunehmen.
Das Ziel der Leichenschau ist die Feststellung
– des Todes,
– des Todeszeitpunkts,
– der Todesart,
– der Todesursache.

Da die Leichenschau im Hinblick auf Verbrechen sowie zur Sicherung von Ansprüchen von Angehörigen auf Versicherungen und Unfallrenten eine erhebliche Bedeutung hat, kann sich bei fahrlässiger Durchführung oder falsch ausgestellten Leichenschaubescheinigungen für den Arzt der juristische Tatbestand der Strafvereitelung oder der Falschbeurkundung ergeben.
Werden Todesursachen (z. B. Intoxikationen, Elektrotraumen) übersehen, die bei anderen Personen später zu Verletzungen oder Tod führen, so kann der Strafvorwurf der fahrlässigen Körperverletzung oder der fahrlässigen Tötung erhoben werden.

Voraussetzung für eine korrekte Leichenschau ist deshalb die vollständige Inspektion des Verstorbenen. Dazu sollte die Leiche komplett ausgezogen und nach Abnahme aller Verbände von allen Seiten bei ausreichender Beleuchtung untersucht werden. Besonderes Augenmerk ist auf versteckte Verletzungen (z. B. Strommarken, Injektionsstellen) zu richten.

Als **Todesursache** ist die bekannte oder vermutete Erkrankung oder Störung anzugeben, die den Tod unmittelbar hervorgerufen hat.

Ist die Todesursache nicht sicher und eindeutig zu klären, so ist grundsätzlich auf dem Leichenschauschein die Rubrik „nicht natürlicher Tod" anzukreuzen oder handschriftlich einzufügen „Todesursache nicht geklärt". In diesem Fall wird die Polizei zur weiteren Klärung hinzugezogen.

Kann der **Todeszeitpunkt** durch den Arzt nicht sicher ermittelt werden, so wird in der Todesbescheinigung vor die Angabe der Uhrzeit der Zusatz: „festgestellt um ...." vermerkt.

Bei vergeblichen Reanimationen gilt das Ende der Reanimation als Todeszeitpunkt.

Der Notarzt ist dazu verpflichtet den Tod, nicht jedoch die Todesursache endgültig festzustellen, ggf. müssen andere Institutionen (z. B. Gerichtsmedizin) eingeschaltet werden.

9

Übersicht Algorithmen

Algorithmen zur kardiopulmonalen Reanimation (CPR)

Auf den folgenden Seiten werden Algorithmen zur kardiopulmonalen Reanimation bei Erwachsenen (S. 418–S. 422) und bei Kindern (S. 423–S. 426) wiedergegeben.
Es handelt sich dabei um die offiziellen Standards, beruhend auf den Empfehlungen des *European Resuscitation Council* von 1998 sowie den aktuellen Empfehlungen des *Deutschen Beirats für Erste Hilfe und Reanimation der Bundesärztekammer 1996.*
Die Unterschiede in den beiden Empfehlungen sind in bezug auf die Basismaßnahmen und die elektrischen Maßnahmen (Defibrillation) nur gering, jedoch sind in den deutschen Empfehlungen der „diagnostische Block" als Ausdruck der möglichst schnellen und umfassenden Primärdiagnostik sowie die „3er-Serie" bei der Defibrillation zum festen Begriff geworden.
Größere Diskussionen gibt es immer wieder hinsichtlich der medikamentösen Maßnahmen. So steht die Höhe der Dosierung von Adrenalin im Verlauf einer Reanimation oder die Gabe von Atropin bei der Asystolie häufig zur Debatte.
Des weiteren scheint sich eine Vereinheitlichung des Vorgehens bei Asystolie und elektromechanischer Entkoppelung zu ergeben.

Algorithmus bei Atem- und Kreislauf-Stillstand

Kardiopulmonale Reanimation (CPR)
(gem. Empfehlungen Deutscher Beirat EH und Reanimation der BÄK 1996)

Schema zum Vorgehen bei Atem- und Kreilauf-Stillstand

Diagnostischer Block:
1. Feststellen der Bewußlosigkeit
(Ansprechen des Patienten, Schütteln an den Schultern)
2. Feststellen des Atem-Stillstands
(Fehlen von Thoraxbewegungen, Luftstrom und Atemgeräusch)
3. Feststellen des Kreislauf-Stillstands
(kein tastbarer Karotispuls an beiden Karotiden [weite lichtstarre Pupillen])

Bei der Diagnose Atem- und Kreislauf-Stillstand sofort

EKG-Diagnostik mit den Paddels!
Wenn kein EKG verfügbar: Beginn der CPR (Atemspende und Herzdruckmassage)

Das weitere Vorgehen richtet sich nun nach der Diagnose

Asystolie	Kammerflimmern
bzw. elektromechanische Dissoziation	bzw. pulslose Tachykardie
s. Algorithmus Asystolie	s. Algorithmus Kammerflimmern

9

Algorithmus bei Asystolie

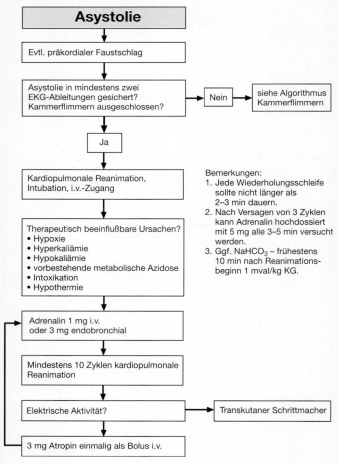

Asystolie

Evtl. präkordialer Faustschlag

Asystolie in mindestens zwei
EKG-Ableitungen gesichert?
Kammerflimmern ausgeschlossen? → Nein → siehe Algorithmus Kammerflimmern

Ja

Kardiopulmonale Reanimation,
Intubation, i.v.-Zugang

Therapeutisch beeinflußbare Ursachen?
• Hypoxie
• Hyperkaliämie
• Hypokaliämie
• vorbestehende metabolische Azidose
• Intoxikation
• Hypothermie

Adrenalin 1 mg i.v.
oder 3 mg endobronchial

Mindestens 10 Zyklen kardiopulmonale
Reanimation

Elektrische Aktivität? → Transkutaner Schrittmacher

3 mg Atropin einmalig als Bolus i.v.

Bemerkungen:
1. Jede Wiederholungsschleife
   sollte nicht länger als
   2–3 min dauern.
2. Nach Versagen von 3 Zyklen
   kann Adrenalin hochdosiert
   mit 5 mg alle 3–5 min versucht
   werden.
3. Ggf. $NaHCO_3$ – frühestens
   10 min nach Reanimationsbeginn 1 mval/kg KG.

Algorithmus bei Kammerflimmern

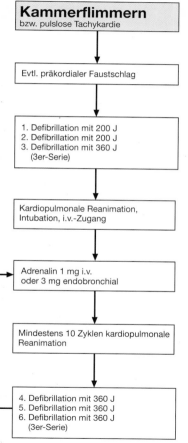

Bemerkungen:
1. Das Intervall zwischen der 3. und 4. Defibrillation sollte nicht länger als 2 min betragen.
2. Nach Versagen von 3 Zyklen kann Adrenalin hochdossiert mit 5 mg alle 3–5 min versucht werden.
   Ebenfalls kann der Einsatz von Antiarrhythmika (z. B. 100 mg Lidocain) erwogen werden.
3. Ggf. $NaHCO_3$ – frühestens 10 min nach Reanimationsbeginn 1 mval/kg KG.

9

Algorithmus bei elektromechanischer Entkopplung

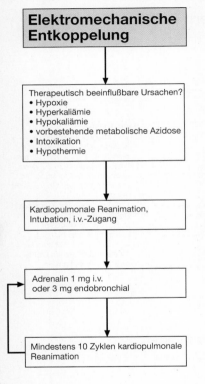

Elektromechanische Entkoppelung

Therapeutisch beeinflußbare Ursachen?
- Hypoxie
- Hyperkaliämie
- Hypokaliämie
- vorbestehende metabolische Azidose
- Intoxikation
- Hypothermie

Kardiopulmonale Reanimation, Intubation, i.v.-Zugang

Adrenalin 1 mg i.v. oder 3 mg endobronchial

Mindestens 10 Zyklen kardiopulmonale Reanimation

Bemerkungen:
1. Jede Wiederholungsschleife sollte nicht länger als 2–3 min dauern.
2. Nach Versagen von 3 Zyklen kann Adrenalin hochdosiert mit 5 mg alle 3–5 min versucht werden.
3. Ggf. NaHCO$_3$ – frühestens 10 min nach Reanimationsbeginn 1 mval/kg KG.

Algorithmus bei Tachykardie
(pulslose Tachykardie s. Algorithmus S. 419)

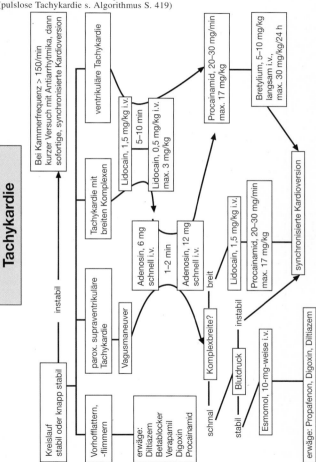

Algorithmus bei Bradykardie

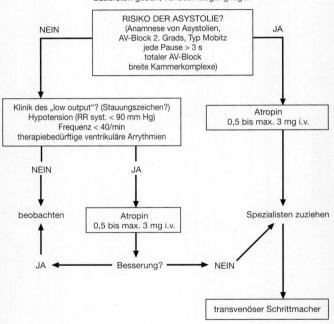

Bradykardie

Sauerstoff geben, venösen Zugang legen

NEIN

RISIKO DER ASYSTOLIE?
(Anamnese von Asystolien,
AV-Block 2. Grads, Typ Mobitz
jede Pause > 3 s
totaler AV-Block
breite Kammerkomplexe)

JA

Klinik des „low output"? (Stauungszeichen?)
Hypotension (RR syst. < 90 mm Hg)
Frequenz < 40/min
therapiebedürftige ventrikuläre Arrhythmien

Atropin
0,5 bis max. 3 mg i.v.

NEIN

JA

beobachten

Atropin
0,5 bis max. 3 mg i.v.

Spezialisten zuziehen

JA ◄— Besserung? —► NEIN

transvenöser Schrittmacher

als Übergangsmaßnahme:
externer Schrittmacher
Orciprenalin 0,5–1,0 mg
initial i.v., dann 5–50 µg/min
als Dauerinfusion
Adrenalin 2–20 µg/min i.v.

Algorithmus bei Atem- und Kreislauf-Stillstand bei Kindern

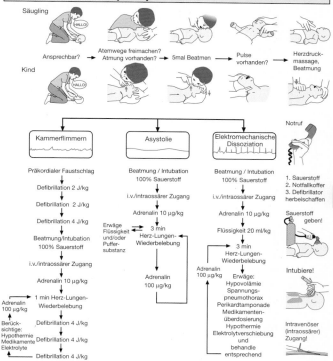

Erweiterte lebensrettende Maßnahmen bei Kindern (BLS)

Säugling

Kind

Ansprechbar? → Atemwege freimachen? Atmung vorhanden? → 5mal Beatmen → Pulse vorhanden? → Herzdruckmassage, Beatmung

Kammerflimmern

Präkordialer Faustschlag

Defibrillation 2 J/kg

Defibrillation 2 J/kg

Defibrillation 4 J/kg

Beatmung/Intubation 100% Sauerstoff

i.v./intraossärer Zugang

Adrenalin 10 μg/kg

Adrenalin 100 μg/kg → 1 min Herz-Lungen-Wiederbelebung

Berücksichtige: Hypothermie Medikamente Elektrolyte

Defibrillation 4 J/kg

Defibrillation 4 J/kg

Defibrillation 4 J/kg

Asystolie

Beatmung / Intubation 100% Sauerstoff

i.v./intraossärer Zugang

Adrenalin 10 μg/kg

Erwäge Flüssigkeit und/oder Puffersubstanz → 3 min Herz-Lungen-Wiederbelebung

Adrenalin 100 μg/kg

Elektromechanische Dissoziation

Beatmung / Intubation 100% Sauerstoff

i.v./intraossärer Zugang

Adrenalin 10 μg/kg

Flüssigkeit 20 ml/kg

3 min Herz-Lungen-Wiederbelebung

Adrenalin 100 μg/kg

Erwäge: Hypovolämie Spannungspneumothorax Perikardtamponade Medikamentenüberdosierung Hypothermie Elektrolytverschiebung und behandle entsprechend

Notruf

1. Sauerstoff
2. Notfallkoffer
3. Defibrillator herbeischaffen

9

Sauerstoff geben!

Intubiere!

Intravenöser (intraossärer) Zugang!

1. Endotracheales Adrenalin in der zehnfachen Dosierung, wenn ein i.v. oder intraossärer Zugang nicht gelegt werden kann.
2. Erwäge nach 3 Zyklen die Gabe einer Puffersubstanz und/oder eines Antiarrhythmikums.

Endotracheales Adrenalin in der zehnfachen Dosierung, wenn ein i.v. oder intraossärer Zugang nicht gelegt werden kann.

Endotracheales Adrenalin in der zehnfachen Dosierung, wenn ein i.v. oder intraossärer Zugang nicht gelegt werden kann.

Algorithmus bei Kammerflimmern bei Kindern

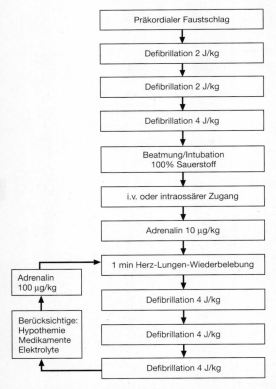

Kammerflimmern bei Kindern

Präkordialer Faustschlag

Defibrillation 2 J/kg

Defibrillation 2 J/kg

Defibrillation 4 J/kg

Beatmung/Intubation
100% Sauerstoff

i.v. oder intraossärer Zugang

Adrenalin 10 µg/kg

1 min Herz-Lungen-Wiederbelebung

Adrenalin
100 µg/kg

Berücksichtige:
Hypothemie
Medikamente
Elektrolyte

Defibrillation 4 J/kg

Defibrillation 4 J/kg

Defibrillation 4 J/kg

1. Endotracheales Adrenalin in der zehnfachen Dosierung, wenn ein i.v. oder intraossärer Zugang nicht gelegt werden kann.
2. Erwäge nach 3 Zyklen die Gabe einer Puffersubstanz und/oder eines Antiarrhythmikums.

Algorithmus bei Asystolie bei Kindern

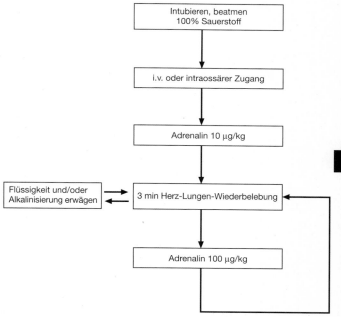

Asystolie bei Kindern

Intubieren, beatmen
100% Sauerstoff

↓

i.v. oder intraossärer Zugang

↓

Adrenalin 10 µg/kg

↓

Flüssigkeit und/oder Alkalinisierung erwägen ⟷ 3 min Herz-Lungen-Wiederbelebung

↓

Adrenalin 100 µg/kg

9

Endotracheales Adrenalin (Dosis mal 10), wenn i.v. oder intraossärer Zugang nicht innerhalb von 90 s gelegt werden kann.

Algorithmus bei elektromechanischer Entkopplung (EMD) bei Kindern

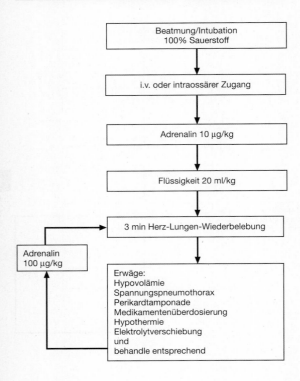

Elektromechanische Dissoziation bei Kindern

Beatmung/Intubation
100% Sauerstoff

i.v. oder intraossärer Zugang

Adrenalin 10 µg/kg

Flüssigkeit 20 ml/kg

3 min Herz-Lungen-Wiederbelebung

Adrenalin
100 µg/kg

Erwäge:
Hypovolämie
Spannungspneumothorax
Perikardtamponade
Medikamentenüberdosierung
Hypothermie
Elektrolytverschiebung
und
behandle entsprechend

Endotracheales Adrenalin (Dosis mal 10), wenn i.v. oder intraossärer Zugang nicht innerhalb von 90 s gelegt werden kann.

10

10

10

Übersicht über die im Buch verwendeten **Handelsnamen** von Medikamenten und Zuordnung zu den dazugehörigen Freinamen (Generic names).

Handelsname	Freiname	Seite
Actilyse	Alteplas	161
Adalat	Nifedipin	377
Adrekar	Adenosin	359
Akrinor	Theophyllinderivat, Cafedrin + Theodrenalin	361, 384
Alupent	Orciprenalin	379
Amylnitrit-Brechampullen	Amylnitrit	360
Anexate	Flumazenil	369
Anticholium	Physostigmin	381
Aspisol	Acetylsalicylsäure	360
Atosil	Promethazin	382
Atropin	Atropin	72
Auxiloson Aerosol	Dexamethason	363
Bayotensin	Nitrendipin	378
Beloc	Metoprolol	376
Berotec	Fenoterol	368
Brevibloc	Esmolol	366
Buscopan	Butylscopolaminiumbromid	361
Calcium 10 %	Calciumgluconat	362
Cormagnesin	Magnesiumsulfat	374
Diazepam-ratiopharm	Diazepam	364
Dipidolor	Piritramid	86
4-DMAP	4-Dimethylaminophenol	301
Dobutrex	Dobutamin	157
Dolantin	Pethidin	86
Dopamin	Dopamin	157
Dormicum	Midazolam	376
Ebrantil	Urapidil	386
Effortil	Etilefrin	367
Eminase	Anistreptase	161
Euphylong	Theophyllin	383
Fenistil	Dimetinden	365
Fentanyl	Fentanyl	368
Fortecortin	Dexamethason	363
Fortral	Pentazocin	380
Gilurytmal	Ajmalin	359
Glucose	Glukose	370

10

Handelsname	Freiname	Seite
Haldol	Haloperidol	372
Heparin-Natrium/-Kalium	Heparin	371
Hypnomidate	Etomidat	357
Infecto Krupp Inhal	Epinephrin	343
Isoptin	Verapamil	386
Itrop	Ipratropiumbromid	372
Ketanest	Ketamin	88
Ketanest S	S-Ketamin	373
Lanitop	Metildigoxin	364
Lasix	Furosemid	370
Lidocain	Lidocain	74
Luminal	Phenobarbital	380
Lysthenon	Suxamethoniumchlorid	383
Magnesium-Diasporal	Magnesiumsulfat	374
Morphin Merck	Morphin	377
Narcanti	Naloxon	301
Natriumbikarbonat	Natriumbikarbonat	73
Natriumthiosulfat 10 %	Natriumthiosulfat	301
Nepresol	Dihydralazin	365
Nitramyl	Amylnitrit	300
Nitrolingual-Spray/-Kapseln	Gylceroltrinitrat	371
Norcuron	Vencuronium	91
Novadral	Norfenefrin	378
Novalgin	Metamizol	374
Novodigal	Acetyldigoxin	364
Orpec-Sirup	Sirup Ipecacuanhae	269
Partusisten	Fenotevol	305
Paspertin	Metoclopramid	375
Phenhydan	Phenytoin	381
Psyquil	Triflupromazin	386
Rectodelt	Prednison	382
Rivotril	Clonazepam	362
sab-simplex	Dimeticon	365
Solosin	Theophyllin	383
Solu-Decortin H	Prednisolon	381
Streptase	Streptokinase	161
Sultanol	Salbutamol	382
Suprarenin	Epinephrin	71

10

10

10